U0113980

四库全书

中医眼科证方药类注

（上）

主　编　庞　荣　魏琛琳

副主编　魏顺利　李　慧

编　委　赵婉婷　刘江英　赵力瑶　尹诗涵　谢欣然　杨斯钫　郑可璇　邓倩倩　许墨芃菲　李文静　吴　俊　李锦华　杨克鹜　阳馨慧　郑东方　朱　怿　林祥棋　高　辉　李焕丽　杨介川　路阿慧

全国百佳图书出版单位

中国中医药出版社

·北　京·

图书在版编目（CIP）数据

四库全书中医眼科证方药类注 . 上 / 庞荣，魏琛琳主编 . —北京：
中国中医药出版社，2023.4
ISBN 978-7-5132-7927-7

Ⅰ . ①四…　Ⅱ . ①庞…　②魏…　Ⅲ . ①眼病—中草药
Ⅳ . ① R988.1

中国版本图书馆 CIP 数据核字（2022）第 224258 号

中国中医药出版社出版
北京经济技术开发区科创十三街 31 号院二区 8 号楼
邮政编码　100176
传真　010-64405721
三河市同力彩印有限公司印刷
各地新华书店经销

开本 710 × 1000　1/16　印张 20.5　字数 315 千字
2023 年 4 月第 1 版　2023 年 4 月第 1 次印刷
书号　ISBN 978 - 7 - 5132 - 7927 - 7

定价　129.00 元
网址　www.cptcm.com

服务热线　010-64405510
购书热线　010-89535836
维权打假　010-64405753

微信服务号　zgzyycbs
微商城网址　https://kdt.im/LIdUGr
官方微博　http://e.weibo.com/cptcm
天猫旗舰店网址　https://zgzyycbs.tmall.com

如有印装质量问题请与本社出版部联系（010-64405510）

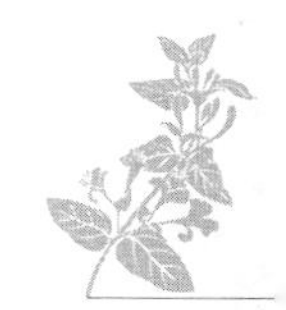

整理说明

本书以《四库全书》《续修四库全书》子部医家类中医眼科文献证、方、药内容为主，整理所用底本为台湾商务印书馆出版之《景印文渊阁四库全书》及上海古籍出版社印行之《续修四库全书》所收中医眼科古籍文献影印本。其中，《银海精微》二卷，据清内府藏本抄录而成，业经太医院医官姜晟、编修仓圣脉等人校勘；《秘传眼科龙木医书总论》十卷，据辽宁图书馆藏明万历三年（1575）刻本影印，不题撰著之人，前有万历三年广东按察司佥事王问所撰《龙木集序》，后附《葆光道人秘传眼科》一卷；《秘传眼科全书》六卷，据上海图书馆藏日本宽政三年（1791）刻本影印，题为"武夷精眼科后学晴峰袁学渊辑著"；《一草亭目科全书》一卷，据上海图书馆藏清康熙五十一年（1712）颍川鹿氏刻本影印，题为"清江博望邓苑自撰"；《傅氏眼科审视瑶函》六卷、卷首一卷、医案一卷，据湖南图书馆藏明崇祯十七年（1644）刻本影印，题为"秣陵傅仁宇允科纂辑"；《校刊目经大成》三卷、卷首一卷，据山东图书馆藏清嘉庆二十二年（1817）达道堂刻本影印，题为"卢汀不尘子黄庭镜燕台氏笔乘"。

《银海精微》旧题为唐孙思邈撰，但《四库全书总目提要》谓其"唐、宋艺文志皆不著录，思邈本传亦不言有是书"，兼以考论"银海"之典故，或出于苏轼《雪诗》"冻合玉楼寒起粟，光摇银海眩生花"句，而据王安石之说，谓道书以肩为玉楼，目为银海，故该书"为宋以后书明矣"。后世持此论者颇众，并据《银海精微》内容、著录情况及与《医方大成论》《明目至宝》《秘传眼科龙木医书总论》的关系进行详细论证，认为是书成于宋元间或元末明初。然而，《银海精微》内容驳杂，观点亦时或矛盾，似非出于一时一人之手，应为世代累积而成。《秘传眼科龙木医书总论》异名颇多，后人常以《龙木论》称之，其内容与北宋《崇文总目》、元代脱脱《宋史·艺文志》著录之一卷本《龙树眼论》及晁公武《读书后志》卷二著录之三卷本《龙树眼论》关系匪浅，当是宋元间医家基于两书并借鉴唐代刘皓《眼论审的歌》、宋陈言《三因极一病证方论》、许叔微《普济本事方》、王璆《是斋百一选方》、王惟一《铜人腧穴针灸图经》及《太平惠民和剂局方》等书内容增辑而成，亦非一时一人而成，这与《银海精微》的成书过程颇为类似。《银海精微》与《龙木论》不仅在眼科证名上颇多重复、相近之处，呈现出明显的学术渊源关系，而且《银海精微》多次提及"龙木"，犹足见其与《龙木论》的继承关系。《秘传眼科全书》的内容乃是承袭《龙木论》和《银海精微》两书而成，其中关于七十二证的分法即本乎《龙木论》，在具体病证的论述上则多取自《银海精微》。

《傅氏眼科审视瑶函》(简称《审视瑶函》)《校刊目经大成》(简称《目经大成》)都是撰者结合自己的临床实践，对此前中医眼科学的成就详加辨析后而成的眼科专著。两者不仅在编写体例、证名归纳等方面有着明显的学术渊源，而且关于病证的论述亦颇多相似者。两者更为明显的学术继承关系还体现于《目经大成》的作者黄庭镜对《审视瑶函》内容的批评纠谬上。如"暴风客热"条谓："《瑶函》既曰暴风，却从轻论，又曰客热，不教人急治，意欲将医病两家，皆勒令无目，可谓忍矣。""黄液上冲"条谓："是证诸书皆曰黄膜上冲，傅氏本专家，所辑眼科曰《瑶函》，曰《大全》，似无出其右者，曷亦相因称膜？不尘特正之曰液，盖液类浆水，比喻恰切。"黄氏对《审视瑶函》虽有所批驳，然亦承认"事贵先资，《瑶函》其可诋毁乎哉"。此外，黄氏对《审视瑶函》所持"五运六气"说及自《龙木论》以来诸眼科文献秉承之"五论八廓"说亦多有发挥。他还创新地运用明代张景岳所列"八阵"方，将治眼方药分为补、和、攻、散、寒、热、固、因等八类，并主张根据病证具体表现选择八阵药方"删易合式"，从而对证下药。《目经大成》继承了《审视瑶函》及此前中医眼科发展的成就，并加以发挥，对中医眼科学的发展有着不可忽视的作用。

综上，《银海精微》《秘传眼科龙木医书总论》《秘传眼科全书》《审视瑶函》《目经大成》有着明显的学术传承关系，对考察中医眼科学流变脉络大有裨益。此次出版分为上、下两册。上册收录《银海精微》《秘传眼科龙木医书总论》《秘传眼科全书》，下册收录《审视瑶函》《目经大成》。而

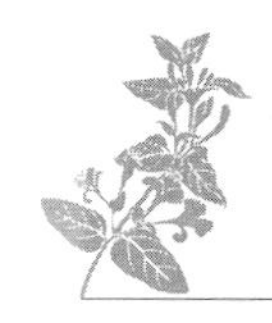

《一草亭目科全书》以其主于方药的汇编而对眼科病证少有论述，且与其他五书学术渊源不大，故单独编排，将其编入上册。据此，通过对上下册进行前后汇编，对照阅读，既可以互为考订文本之依据，又可以明见其内容异同，彰显着“辨章学术，考镜源流”的文献学价值。

现将上册《银海精微》《秘传眼科龙木医书总论》《秘传眼科全书》《一草亭目科全书》的内容和学术特点分别介绍如下：

一、《银海精微》

《银海精微》共二卷，自明代刊刻流传后，清代翻刻时多托名孙思邈所著，撰年不详。全书共分为三个部分。第一部分为序及卷之上眼论的内容。第二部分为主体病证内容眼病 81 证，包括肉轮胞睑病 12 种，血轮大小眦病 2 种等。81 证之下，有 80 证分别配有一图，标示病位或病态。第三部分为眼科诸方等。书中除内服方药外，尚有洗、点、针劆等外治法。并附眼科诸病治疗方剂、金针拨翳障法、药方歌诀，以及眼科常用药的药性论等。

《银海精微》具有较深的学术渊源，与李东垣思想有紧密联系，书中引用了不少李东垣的眼科方剂，在药物的选择及组成配伍上，受到东垣眼科学术思想的影响。并且继承了丹溪学说的理论与思想，以“相火论”思想为指导，诊治眼科诸疾，以阴阳升降论病源。《银海精微》辨证细致入微，立法平正不偏，选方实用有效，在中医科学的发展历史中起到了不可磨灭的作用。

二、《秘传眼科龙木医书总论》

《秘传眼科龙木医书总论》(简称《龙木论》)是我国现存最早的眼科专著，被认为是在唐代《龙树菩萨眼论》(简称《龙树论》)的基础上，经宋元医家补充或辑录其他医著内容后，形成于明万历（1575）年间，由黄毅所刊行，至此流传于世。《龙木论》问世后曾多次传抄翻印，存世已无宋元版本，唯有明代以后之抄本、刻本。黄刻本中，将葆光道人《秘传眼科龙术论集》一卷附于《龙术论》卷首，秦伯未校正本（1926）则附于卷末。葆光道人姓甚名谁，于史无据，但将二书合刊当系黄氏缀合而成。

《龙木论》记录了唐代《龙树论》《眼论审的歌》等书籍的内容，系统地记述了眼科常见的内外障眼病 72 证。《龙木论》共十卷（一说八卷）。卷一至卷六，前十二节总论眼科理论；后列 72 证方论，据病证类分，剖析其证因病治。间附歌诀77首，出自唐朝刘皓《眼论审的歌》。卷七为诸家秘要名方，辑录“巢氏论针眼候”及《三因方》《本事方》《百一选方》《和剂方》中治眼病名方，共38首。卷八针灸经，介绍眼科针灸常用71穴。卷九、卷十辨论药性，列眼科常用药物155种。《龙木论》首记五轮学说；对眼病分类较准确，辨证论治合理；外治方法较完备，开中医眼科手术学先河。并且提出中医眼科内外障分类72证分类方法，奠定了中医眼病分类命名的基本原则，为后世眼科著作提供了编写体例，是一部承前启后的重要中医眼科著作。

三、《秘传眼科全书》

《秘传眼科全书》，又名《秘传眼科七十二症全书》，是明代袁学渊撰写的一部眼科类中医著作。现存主要版本包括日本贞享三年癸亥（1686）刻本、日本宽政三年辛亥（1791）刻本、日本文政七年甲申（1824）刻本等。全书共六卷。卷一博采众家之言，介绍眼科辨证论治基本方法，有孙真人医眼法、张仲安治眼法等；卷二主要介绍“五轮八廓”学说，后载眼科用药16类；卷三至卷五，论述眼科72证，内障24证，各有图说；外障48证，实列图50幅，一图一说，病证方治赋以歌诀，条理清晰，便于记诵；卷六为外治方89首，包括点眼、敷贴、摩顶、搐鼻、吹鼻、缚手、洗眼7种外治法，备极其详。

书中对中医眼科药方进行系统总结与大胆创新，阐述眼科疾病的病因、病机、症状、治法、用药等；编撰五脏冷热虚实分经诀、五脏补泻歌、泻五胜六腑之火、温五脏六腑之寒、补五脏之虚，泻五脏之实、引经药歌七节，相当本草序例内容；对各种内障的金针拨障手法阐述详尽，诸如进针部位、角度、分寸和停针时间、针后调摄以及翳膜的颜色、形状、厚薄、大小、粘连程度等都做了介绍，为后世中医眼科发展做出重要贡献。

四、《一草亭目科全书》

《一草亭目科全书》共一卷，为明代邓苑所撰。邓苑，字博望，江西清江县人，长于眼科。邓氏对常见眼病“广采群方，论次精微”。此书初为抄本，在民间流传。历经二百余载，至清代胡之樵氏，从友人家获得抄本，始印刷刊行于世。现存主要版本有清康熙五十一年壬辰（1712）颖川鹿氏刻本、《艺海珠尘》本和《中国医学大成》本。内容分为五个部分：目论、目议、外障眼病及证治、内障眼病及证治、小儿眼病及治疗。书末附薛氏选方 13 方。首为议论叙述生理病理；次为治法，备载眼病方药。并附小儿眼病治法。

书中于“目论”“目议”中探讨眼病的病因病机，并列述外障、内障、小儿痘毒眼等治法，择选临证验方 60 余首，分述方剂组成，炮制和服法，大多系作者经过临床实践。邓氏殚精医学，立论列方，皆从病的内损外因，分剖详悉，组方精专明备。

本书《四库全书中医眼科证方药类注》以标点、考订、注释为主，前二者意在理清文本、辨析文义，而以考订为主；后者主于分析概念、疏解疑难，而以注释为宗。具体言之，凡诸错疏易致误处，皆考证以前后文义、行文规范及他书有所著录者而订正之，故谓之“考订”；凡诸中医相关概念、疑难须疏解处、典故须释义处、引用诸书之出处及部分歌诀所用词曲牌名须特别注明处，皆参考古今书籍详加阐释，故谓之“注释”。除此之外，本书于难字、僻字处，均酌情加以注音及解释。

鄙陋浅识，难免于穿凿附会，敢效献曝之忱，用博大方一粲。倘有舛讹，敬祈明教！

《四库全书中医眼科证方药类注》编委会

2023年2月

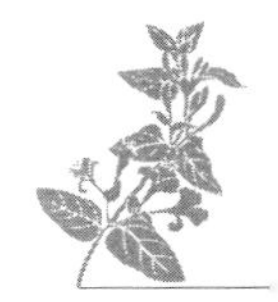

凡例

一、凡诸中药名与今通行有异者，主要依据《中华人民共和国药典（2020年版）》，并参照《中药大辞典（第二版）》（上海科学技术出版社2006年版）、《全国中草药汇编（第二版）》（人民卫生出版社1996年版）加以规范，不再出注。

二、凡诸繁体字、异体字、古今字、通假字、错别字，主要依据《通用规范汉字表》，并参考历代韵书、字书及今通用字形加以规范。除个别有必要备陈考订以规范之依据者，余皆径改，不再出注。

三、凡诸原文损泐致阙、漫漶不辨处，权以□为标识，如考订后足资增补者，则径以补正，并出注备陈考订依据，语如“原文‘某’字漫漶，据某校补”。

四、凡诸原文讹误、脱略、衍出、颠倒处，能定其是非则于正文径改，并出注以存原文及说明考订依据，语如“原文作‘某’，据某，当作‘某’”“原文脱‘某’字，据某补”“原文‘某’前后衍‘某’字，据某删”“原文‘某’字倒入‘某’前后，据某改”；存疑则保留原文，亦出注以详列质疑依据及略陈一己之见，语如“据某，疑作‘某’”“某云：‘某’，疑作‘某’”。

五、凡诸原文病症内所言宜服之方与本症所附方异名处，据各医籍同方方名及今通行方名加以规范，并出注以存原文，语如“原文作‘某’，据某，当作‘某’”。

六、凡诸关于文字的考订，除参考同类古籍文献、前后文义加以论证外，亦必依据字书、韵书详加考证，是者正之、疑者阙如；关于文义的考订，则以前后文义、行文规范及他书有所著录者为依据加以订正。

七、凡诸原文与他书可资考订之文句互异而无碍于理解处，皆以本书原文为正而留存之。凡诸原文引句与引文原出处句有别处，保留本书引文，并出注备陈引文原出处句，以明其间异同。

八、凡诸原文竖排作“右”以标识前文者，皆依横排规范径改为“上”字。

九、凡诸考释皆详其出处，力求信而有征；如所注之考订依据一致而次第相承者，仅于首次详出来历，而其后皆以“据上”略言之。

十、凡诸考释所引书籍，如为古刻本，则于注中首次出现时详列编著者、书名、卷数、条目，后之同书不再列编著者，余如故；如为现代出版物，除前述所列项目，还将于考释所引句后加列版权信息、页码等，并以圆括号标识之。

十一、凡诸原文事涉迷信鬼神，而与眼科证方药关系不紧要者，径删之。

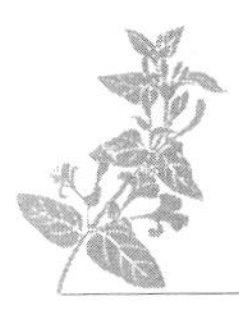

目　录

银海精微

秘传眼科龙木医书总论

秘传眼科全书

一草亭目科全书

银海[1]精微

旧题　唐·孙思邈

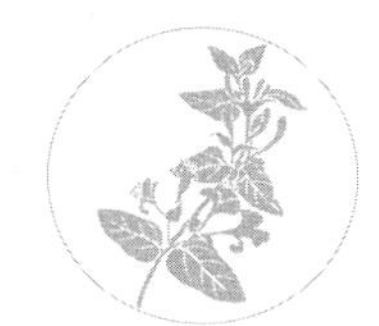

① 银海：道家以目为银海，故后世医家以“银海”代称眼睛。《四库全书总目提要》卷一百三十三“子部十三”之“医家类”下“银海精微二卷”条：“其曰银海者，盖取目为银海之义。”（《景印文渊阁四库全书》第3册，台湾商务印书馆1986年影印版，第205页）

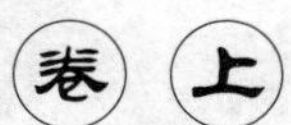

卷上

大眦赤脉[①]传睛

赤脉传睛之症起于大眦[②]者，心之实也，此心邪之侵肝也。心属火主血，肝属木主筋，筋得血灌引，渐至黑睛，蔓延瞳仁，甚则看物如同隔绢，是三焦[③]相火[④]炎上[⑤]，或劳心事太过，或夜观书史，或能饮酒，及好食五辛、煎炒热物。法宜泻火退热，老少不同治。日积月累筋脉大者，宜用小锋针挑断，毒血流出，赤脉断矣。若是乍发赤脉，不用挑发，点以阴二阳四药[⑥]，服以四顺、八正、当归散，凉肝之剂，其病无不苏矣。又有暴横之人，

---

① 赤脉：眼内白睛上出现之赤丝血脉。明代沈子禄、徐师曾《经络全书·前编·分野》第十一“目”条下注云：“赤脉，乃赤筋在目也。”

② 大眦：内眦，靠近鼻侧的眼角。《灵枢·癫狂》云：“目眦外决于面者，为锐眦；在内近鼻者，为内眦；上为外眦，下为内眦。”元代滑寿《十四经发挥·十四经脉气所发》之“手太阳小肠之经”条云：“目外角为锐眦。”又：“目大角为内眦。”清代《御纂医宗金鉴》卷七十七“八廓部位歌”注云：“内眦，大眦也。”又：“外眦，小眦也。”卷八十“周身名位骨度”条下“目内眦”注云：“目内眦者，乃近鼻之内眼角，以其大而圆，故又名大眦也。”又“目外眦”注云：“目外眦者，乃近鬓前之眼角也。以其小而尖，故称目锐眦也。”

③ 三焦：六腑之一，别称外腑、是孤之腑，简称孤腑。就其部位而言，有上、中、下三焦，上焦位于胸膈以上，包心、肺等器官；中焦位于膈之下、脐之上，包脾、胃等器官；下焦位于脐之下、二阴之上，包肾、膀胱、大肠、小肠等器官，而从病理生理角度，还应将处在较高位置的肝、胆纳入，是以言下焦者常肝肾并举。就其功能而言，三焦有受纳水谷、化生精微、传输营养、排泄废料之用。六腑乃传化水谷之所在，此则三焦所本。三焦形实之论久而夥矣，然聚讼纷纭，莫衷一是，实难定于一尊，故于此存而不论。

④ 相火：火有君、相之分，心为一身之主，故心火谓君火；而相火分寄于肝、肾、心包络、膀胱、三焦、胆等脏腑，其根源则在命门。君火、相火相辅相成，荣卫脏腑，维持人身机体正常运转。《素问·天元纪大论》云：“君火以明，相火以位。”金代刘完素《素问玄机原病式·火类》下“聋”条云：“然右肾命门小心，为手厥阴包络之脏，故与手少阳三焦合为表里，神脉同出，见手右尺也。二经俱是相火，相行君命，故曰命门尔。”元代滑寿《难经本义·二十五难》云：“心主与三焦为表里。”注云：“手厥阴代君火行事，以用而言，故曰手心主；以经而言，则曰心包络。一经而二名，实相火也。”宋代李驷《黄帝八十一难经纂图句解·七十九难》注云：“心为五脏之君，法不受病。受病者，心包络也。”《御纂医宗金鉴》卷二十七“六味地黄丸”条下按语：“君火为心经之火，君主一身之火也；相火为肾中之火，宣布一身之火也。使君火无相火，则不能宣布诸火，以奉生身之本；相火无君火，则不能君主诸火，以制其妄行之灾。”三焦、心包络相表里，是以三焦相火上炎而妄行，乃失其位，则心包络受病；心包络受病，则心内火邪过盛而实，乃至侵肝，遂有赤脉起于大眦。

⑤ 炎上：火盛而升上，形容火气上冲目睛。

⑥ 阴二阳四药：阴谓阴丹，阳谓阳丹，二、四谓匙量，阴二阳四乃言调配此点用丹药需二匙阴丹、四匙阳丹，其后所谓阴一阳三、阴二阳十、阴三阳五、阴三阳二等皆以此类推，对交丹则阴阳各半；阴丹所用片脑、麝香、硼砂随病情轻重临时加减，具体调配之法可参看《银海精微》卷下“丹药和论”“合丹功要法”条所载相关内容。另，明代王肯堂《证治准绳》卷三十五“类方”下“七窍门”之“目”门“外治阳丹”及“阴丹”条亦有相关记载，内容大同小异，可并参照。

赤脉灌睛者，此生相[①]也，非同前症治之。

问曰：人之患目大眦赤脉传睛，大眦常壅涩，看物不准者，何也？答曰：乃心经之实热；况心或因思虑劳神，或饮食太过，致使三焦发热，心火愈炽，故目常赤也。治之虽攻少阴经心胞阳火廓[②]，先服三黄丸泻其心火，次以洗心散去其病，肝连丸常镇三黄丸[③]，点用清源散；服用清心、利小肠经、降火为主，用八正散。

八正散

大黄　瞿麦　木通　栀子　滑石　甘草　车前子　萹蓄

上各等分为末，每服五钱，水一钟煎，或入竹叶、灯心、葱头，食后服。

导赤散

木通　甘草　栀子　黄柏　生地黄　知母

上每服细末四五钱，水一钟，入竹叶、灯心草同煎，食后服。

七宝洗心散

当归　赤芍药　大黄各一两　麻黄二两　荆芥五钱　黄连一两　栀子

上为末，每服三四钱，水煎，食后服。

三黄丸

黄连　黄芩各一两　大黄三两，酒浸过炒

上为末，炼蜜为丸，如桐子大，每服三十丸，热水下。

肝连丸

白羊子肝一副，勿令下水，以线结定总筋，吊起高处，滤干血水，轻轻剥去外膜，可将肝置于平木板上，以竹刀割下肝粉，筋膜不用，肝粉和为丸。每服五十丸，茶送下。

---

① 生相：天然自生自长之相貌。人或有长相凶狠而血管、筋脉暴起者，其血脉延生目中，虽与“赤脉灌睛”之状颇相同，然此乃天然生就，非病也，故不能作此症而治。

② 心胞阳火廓：心在上与手少阴经为互名，在下引带胞阳廓、火廓；胞阳廓、火廓，同廓而两名，于五脏应心离火，乃兼而称之。火廓，眼科八廓之一，中医将外眼划分为八个部位，对应八卦之位；廓者，譬如城郭守卫之意。八廓者，天廓、地廓、水廓、火廓、风廓、山廓、雷廓、泽廓。

③ 肝连丸常镇三黄丸：谓肝连丸有补肝之效，三黄丸有泻心火之功，且肝属木、心属火，五行木生火，是以补肝可以济心；肝连丸、三黄丸同用，即以肝连丸补肝之效抑制三黄丸泻心火之功，防止三黄丸泻太过而致心虚遂病，正合乎补泻之法。

小眦[①]赤脉传睛

小眦赤脉传睛者，心之虚也，与大眦不同，治法分二症治之。五脏之主，六腑之宗，且属南方[②]，候阳，象德之君[③]。火生土，火乃土之母，脾土实则心火虚矣。治先泻其脾土之实，后补其心之虚。多因夜近灯火，劳伤心经，致使心虚气弱，血运不行，积在小眦之间。故引此二者，以为后之学者识。然此症宜吃药，不必挑剪。

泻肝散

桔梗　黄芩　大黄　芒硝　栀子　车前子

九仙散

黄芩　荆芥　甘草　赤芍药　菊花　川芎　当归　木通　白芷

上等分，为末，每服三钱，用水煎，食后服。

驻景丸　治心肾俱虚，血气不足，下元[④]衰惫，服。

楮实微炒　枸杞子　五味子　人参各一两　熟地酒浸，焙干，二两　乳香一两，制过　肉苁蓉酒浸，焙干，四两　川椒去目，炒干，一两　菟丝子淘净去沙土，酒浸三宿，蒸过焙干，四两　一方加当归

上为末，炼蜜为丸，梧桐子大，每服三十丸，空心盐汤下。

补劳人参丸　治心神恍惚。

人参　白茯苓　白附子　续断　远志　菊花　甘草

上为末，炼蜜为丸，弹子大，每服一丸，细嚼，食后桔梗汤下，日三次。

---

① 小眦：外眼角，靠近鬓角一侧的眼角；详见前“大眦”条注。

② 南方：心五行属火，方位属南方。

③ 象德之君：以有德之人君象征心在五脏六腑中的地位和作用，谓心为一身之主宰。清代朱彬《礼记训纂·乐记第十九》卷十九云：“然则先王之为乐也，以法治也，善则行象德矣。”汉代郑玄注曰：“象德，民之行顺君之德也。”唐代孔颖达《五经正义》曰：“人君教化美善，则下民法象君之德也。”皆以人君之有德行，足堪垂范，乃能治理万民，为天下主。

④ 下元：下焦元气，主要就肝肾之元气而言，以肝肾居于下焦，故称“下元”。明代孙一奎《赤水玄珠》卷二十五“行迟”条云：“盖肾主骨、肝主筋，下元不足则筋骨痿弱，不能行动。”清代叶天士著、徐灵胎评批《徐批叶天士晚年方案真本》卷下于“桂苓甘味汤”条列“申衙前俞氏医案”评批“下元先亏”云：“人到中年，生气日浅，肾、肝精血因真阳衰而不生，不必戕贼生阳，有去无来，故下元先亏也。”又谓下焦之火。张锡纯《医学衷中参西录·医论》下“论火不归原治法”条云：“下焦之火为先天之元阳，生于气海之元气。盖就其能撑持全身论，则为元气；就其能温暖全身论，则为元阳。”

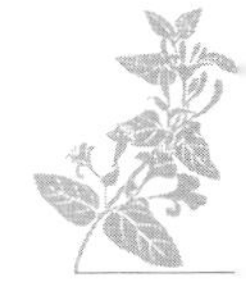

补虚人参丸

茯苓　人参　续断　远志各一两　白附子三钱　甘草　白僵蚕各五钱

上为末，炼蜜为丸，如弹子大，每服一丸，细嚼，桔梗汤送下。

胬肉攀睛

胬肉攀睛者，与大眦赤脉之症同，然此症者，脾胃热毒，脾受肝邪。多是七情郁结之人，或夜思寻，家筵无歇，或饮酒乐欲[①]，致使三焦壅热；或肥壮之人，血滞于大眦。胬肉发端之时多痒，因乎擦摩，胬肉渐渐生侵黑睛。日积月累者为实，乍发乍痛者为虚。治法：实者，小钩为钩，钩起剪断些宽，三五日剪痕[②]收满，方可点阴二阳四药，吹点[③]，余翳渐清，避风忌口，斋戒可也。若乍发不宜钩剪，宜服药，点以淡丹药可也。三焦、心火俱炎，亦能生此疾，治之须钩割后，宜服泻脾除热饮。

泻脾除热饮

黄芪　防风　茺蔚子　桔梗　大黄　黄芩　黄连　车前子　芒硝各一两

每服六钱，水煎服。

此症脾胃积热，相火、胃火旺也。若经久翳厚施[④]实乌睛者，宜钩剪。剪讫，次日用退翳卷云散调津液点之，日一次；三黄汤加寒剂；常点用对交丹加清凉散。若筋肿厚大者，宜剪；剪毕，头处用火烙之，使其再不复生，愈后仍用三黄丸收功，镇其上炎之火。

三黄汤　治脾胃积热，致生此疾，宜服，加芍药、宣连。

黄连　黄芩　大黄各一两

若热甚者、脉红盛者，加黄柏、石膏、山栀子之类，水煎，食后温服。

金花丸

黄连　黄柏各四两　黄芩　人参各三两　桔梗三两半　半夏二两　栀子仁

---

① 乐欲：高兴、兴奋；饮酒乐甚，至于无所节制，过则伤肝。又，乐欲谓人之欲望，常见于佛经；欲望太过亦会有伤脏腑，遂至生病。

② 痕：原文作“痕”，乃目斜视不能正观之义。然据下文“撞刺生翳”条“痕伤”及“拳毛倒睫”条“疤痕”等同误者，则此处当为“伤痕”之义，或以二字形近致误，今据文义校改，下同。

③ 吹点：兼用吹药和点药之法。吹药者，谓以管状物吹药末于七窍患处，如明代孙志宏《简明医彀》卷之六“停耳”条“吹药”所附方法：“吹以芦管或鹅毛管。”点药者，谓以药点患处。所以吹点兼用者，以眼目为人体敏感之处，药粉散乱或药汁过量皆能伤及眼目中其他部位，而以芦管或鹅毛管等器具吹点，可以有效防止药粉散乱和控制药汁的分量。

④ 厚施：犹厚积。

二两

上为末，炼蜜为丸，梧桐子大，每服五十丸，茶下。

鸡冠蚬肉

鸡冠蚬肉者，心之热、酒之毒也。脾胃壅滞，肝脏积热，肉翳渐渐而长，侵至黑睛，发来高大，形似鸡冠、蚬肉，壅蔽大眦，皆因相火、胃火郁结，致生红肉，碜涩[①]泪出。治法：初发之时，用小锋针破，使恶血流出，以输[②]其肉，二三日又可针一次。又法可鼻孔内，剪竹叶卷作小筒，弹进放血，或小锋针亦可，右眼右孔，左眼左孔，服三黄加朴硝丸如弹子大，夜卧噙化，以沃上焦火，正为扬汤止沸莫若去薪息火。肉翳者，可烙三五度，其效甚速；烙可用软皮剪孔，湿按[③]眼眶，烙则不伤四弦[④]眦肉。有虚有实，虚切不可用剪，剪则流血汪汪，变为利害，或壅如桃李之状，难治。

问曰：眼内[⑤]生虚肉，形似鸡冠蚬肉者，何也？脾胃受风热，火旺脾土，燥热也。治法：年少者只宜泻脾胃本脏，若脾胃衰不受寒凉者，宜泻子泻母之法[⑥]。泻本脏用三黄汤加寒凉剂，泄子用泻肺汤，泻母用八正散、泻心汤主之，点用清凉散加凉药[⑦]，仍服三黄丸收功。若积久大者亦宜剪，剪后宜烙；新发小者，宜挑不用烙，宜用退翳卷云散点之一二次。

三黄丸　八正散　二方前症条下

泻肺汤　治肺经得脾热，白仁变生鸡冠蚬肉，宜服。

桑白皮一两，去皮　地骨皮一两，去骨　甘草七钱　黄芩一两　桔梗一两

上为末，每服三四钱，水煎，食后服。

泻心汤　治心热伤脾土，燥热，宜服。

---

① 碜（chěn）涩：眼觉沙涩有异物。
② 输：输泻，谓血流出以减少肿涩之感。
③ 湿按：将有孔的软皮打湿按在眼上，使患处缘孔而裸露于外，以便烙之。
④ 四弦：眼睑边缘四周。弦，目弦，又称睑缘，指上下眼睑的游离缘，生有睫毛。
⑤ 内：原文作“肉”，据后“胞肉胶凝”条“眼久注不开，内生虚肉”句，当作“内”。
⑥ 泻子泻母之法：中医五脏应五行，心应火、肺应金、肝应木、肾应水、脾应土，根据生我者为母、我生者为子的原则，五脏互补互泻。本症中脾胃相表里，合于五行之土。五行相生，火生土，火为土之母，对应五脏则心为脾之母，泻心以去脾胃之热，是泻母之法；土生金，金为土之子，对应五脏则心为脾之母，泻肺以夺脾胃之热，是泻子之法。宋代李驷《黄帝八十一难经纂图句解·七十九难》云：“迎而夺之者，泻其子也。随而济之者，补其母也。”注云：“五脏实则泻其子。”又：“五脏虚则补其母。”
⑦ 凉药：谓药性凉寒之中药，有清热燥湿、泻火败毒之功效，以下诸方所用桑白皮、地骨皮、大黄、黄芪等皆属凉药。

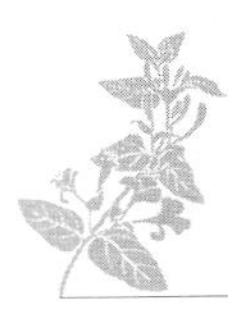

大黄　黄芩　桔梗　知母　黑参　马兜铃　防风

上等分，水煎，食后服。

两睑[①]粘睛

两睑粘睛者，脾胃风虚冷弱，邪气聚于睑，致胞睑风赤湿烂；肝膈虚热，眵[②]粘四眦，夜睡，上下胞睑胶凝粘紧，血滞不散，久则渐生翳膜。治法：宜阴一阳三吹点，若发年久，眼皮渐长，虽不是拳毛倒睫，亦可夹起眼皮，使露黑睛，消散血气，睑积有瘀血，可劆[③]可洗。烂痒者洗以碧天丹，每日侵晨用桑白皮入盐熏洗；或大寒后不落桑叶，名为铁扇子，煎洗极妙；或菊花叶煎汤洗亦可。此乃发年久有此症，初发者无此病症耳。

问曰：眼患年久，两睑粘而不开明者，何也？答曰：脾胃受风冷所伤，邪气久积不散，致血气凝滞，久注不开[④]，时自眵泪含糊[⑤]。治法：年久，宜当归活血煎、神清散主之；近患，蝉花散、密蒙花散主之。若经久不愈，久注不开眼皮长者，虽不是拳毛倒睫，亦可夹起眼皮，点用重药，片脑不用。

久患虚冷：

当归活血煎　治风冷久积，两睑粘眼，服之。

当归　黄芪[⑥]　没药　川芎血气旺者勿用　苍术　荆芥　薄荷　熟地黄　羌活　菊花　麻黄

---

① 睑：原文作“脸”，乃“脸”之繁体，盖以“睑”之繁体“瞼”与“臉”形近致讹，据此及文义当作“睑”，下同。

② 眵（chī）：眼垢，俗谓眼眵、眼屎，或谓目蔽垢。

③ 劆：用针或灯心草刮刺患处。《康熙字典》子集下“刀”部“劆”条云：“音廉，轻刺也。”《御纂医宗金鉴》卷七十八“暴赤生翳歌”注云：“劆，音廉。劆者，或以针锋微刺之，或以灯心草微刮之。”

④ 久注不开：谓血气长时间凝聚不散，即上文言之“血滞不散，久则渐生翳膜”者。注，凝聚、聚集。汉代郑玄注、唐代贾公彦疏《周礼注疏》卷四“天官冢宰第一”之“兽人”条：“及弊田，令禽注于虞中。”贾疏云：“‘令禽注于虞中’者，田止，虞人致旌旗于田处之中央。注，犹聚也。兽人则令所田之众，大兽公之，小禽私之者，输之，聚于旌旗之所，故言注于虞中。”《康熙字典》巳集上“水”部“注”条引之同。

⑤ 含糊：犹言眵泪相杂而成糊状。

⑥ 芪：原文作“茋”，或以“茋”“芪”形近致误，当作“芪”。明李时珍《本草纲目》卷十二“草之一”部“山草类上”下“黄耆”条云：“今俗通作黄芪。”又：“有白水耆、赤水耆、木耆，功用并同。”《正字通》申集上“艸”部“芪”条引《本草纲目》云：“有白水芪、赤水芪、木芪，功用皆同。”《康熙字典》申集上“艸”部“芪”条云：“黄芪，药名。”并引《本草纲目》“黄耆”条内容为证，则“黄耆”作“黄芪”明矣。又《康熙字典》申集上“艸”部“茋”条云：“《唐韵》同蔗，与芪别。”则“茋”“芪”不同，非一字之异体，是以“黄芪”不能写作“黄茋”，而《本草纲目》及其他医书中多有以“黄茋”为“黄芪”者，皆误矣；所以致误者，盖因两字形近而已。

上等分为末，炼蜜为丸如弹子大，每食后细嚼一丸，清茶送下，日进三次。

久受风邪：

神清散　治风毒伤胞睑，眼生翳膜，日渐细小，服之。

川芎　薄荷　羌活　附米　藁本　防风　荆芥　川乌　枳壳　石膏　白芷　甘草　细辛　麻黄各等分

上为末，每服三四钱，食后清茶、葱白汤送下。

无时疼痛：

蝉花散　治肝经蕴积热毒伤肝，上攻于目，赤肿多泪羞明，一切风毒伤肝，并皆治之。

谷精草　菊花　蝉蜕　羌活　甘草　蔓荆子　蒺藜　草决明　防风　川芎　栀子仁　密蒙花　黄芩　荆芥穗　木贼

上各等分为末，每服二钱，食后用清茶调服，或荆芥汤调服。

无痛有羞明时服：

密蒙花散　治眼羞明怕日，肝胆虚损，瞳仁不清，服之。

密蒙花　羌活　菊花　蔓荆子　青葙子　木贼　石决明　蒺藜　枸杞子

上各等分为末，每服三钱，食后清茶送下，脾胃虚者加白术五分。

眵泪粘浓

问曰：眵泪粘浓，出而不绝者，何也？答曰：此肺之虚也。肺受心火之邪热所克，金得心火而衰，故眵泪而不绝也。宜先服艾煎丸以去肺与大肠经天廓[①]之邪热，后用阿胶散而补之。

① 天廓：按《银海精微》"八廓图式"即传送之廓，位在白睛，属肺金，络大肠；详见前"心胞阳火廓"条注。

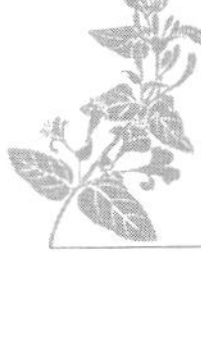

艾煎丸

艾叶醋蒸焙干　薄荷　当归　地骨皮　晚蚕沙即蚕屎　糯米　秦艽[①]　黄柏　桔梗　绵黄芪

上为末，炼蜜为丸，每服十五丸，食后服，桑白皮汤下，或薄荷汤下。

阿胶散

阿胶蛤粉炒，一两　鼠黏子炒，一两　甘草五钱　糯米一两　马兜铃　款冬花　紫菀各一两

上为末，每服六钱，水煎服。

眵泪净明

问曰：人患眼白仁常泪红壅热，眵泪出而不绝者，何也？答曰：此肺之实热也。肺属金，金生水，金旺则水溢，泪本通肝，亦是肺之精华，肺经实热故目眵泪出而不绝也。治之须用泻肺汤泄肺经之实热，后用省味金花丸治其肺火，则与大肠传导流利，而天廓目经于度[②]，无上炎之火，眵泪净明矣。

泻肺汤

地骨皮　大黄　芒硝　桔梗　甘草各一两

上每服五钱，水煎。

省味金花丸

川黄柏二两　黄芩　知母　桔梗　连翘各一两　薄荷五钱　地骨皮

上炼蜜为丸，每服五十丸，桑白皮汤下，或薄荷汤下。

---

① 艽：原文作“艽”，误，当为“艽”字之讹，“艽”同“芁”，“芁”又同“艽”。《宋本玉篇》中卷十三“艸部第一百六十二”之“芁”条：“居包切，秦芁，药。”又下“艽”条：“同上。”谓“艽”同“芁”。又元刻《玉篇》卷十三“艸部一百六十二”作“芁”为“茸”。《集韵》卷三“爻第五”韵“𦬁”条云：“秦𦬁，药草，俗作艽，非是。”《正字通》申集上“艸”部“芁”条云：“同艽。”又：“俗误作艽，又讹作艽，非。按芁不当作艽、通作艽，书故必从芁废艽，泥。《唐本草》作秦糺，糺纠同，芁即糺，义音虽别，其为秦艽则一也。”《康熙字典》申集上“艸”部“艽”条云：“秦艽，药名。《本草》出秦中，以根作罗纹交纠者佳，故名。”又“芁”条：“按芁字亦作艽，亦作艽，本作𦬁，《本草》又作秦糺，李时珍曰‘根作罗纹交纠者佳’则芁字颇合意义，但沿俗从艽，芁艽不妨并存。”又“𦬁”条：“《集韵》《类篇》并同芁。”盖“秦艽”之“艽”，本字当为“𦬁”，“芁”“茸”“艽”皆“𦬁”字异体，后讹作“艽”，积习日久，遂成定例；至如作“艽”为“芃”者，乃以“艽”“芃”二字形近致误也，是后凡作“秦芃”者，皆据此订正。

② 天廓目经于度：谓眼内天廓有御卫之效，经络运行有度而血气通畅，机体可以正常发挥作用，是以眵泪遂去而眼内净明矣。

蝇翅黑花

问曰：人之患眼目有黑花，茫茫如蝇翅者，何也？答曰：此肾水衰，肾乃肝之母，肾水不能济于肝木则虚热，胆乃生于肝之侵[①]，肝木焦枯，胆气不足，故行动举止则眼中神水[②]之中荡漾有黑影如蝇翅者。治之须用猪苓散顺其肝肾之邪热，次用黑参汤以凉其肝，则胆经清净之廓[③]无邪热之所侵，后用补肾丸，黑花自消。

猪苓散

木猪苓一两　车前子五钱　木通　大黄　栀子　滑石　黑狗脊[④]　萹蓄各一两　苍术

上为末，每服三钱，盐汤下。

黑参汤

黑参　黄芩　生地黄　赤芍药　菊花　青葙子　白蒺藜

上为末，每服四钱，水煎服。

补肾丸

石菖蒲　枸杞子　白茯苓　人参　山药　泽泻　菟丝子　肉苁蓉各一两

上炼蜜为丸，每服五十丸，盐汤下。

目暗生花与“起坐生花”同

目暗生花不能久视者，何也？此乃肾之虚也，眼虽属于窍门，乃归肾

---

① 胆乃生于肝之侵：据上下文义，此句当谓胆位在肝之近旁，肝胆相表里，是以“肝木焦枯”，遂致“胆气不足”，是知“侵”字或讹，原字应有“近、旁”之义，盖以“傍”字形近致误者哉。

② 神水：眼中透明津液，在目内犹今之房水、目外则为泪液。明代王肯堂《证治准绳·准绳》下“七窍门”之“目”条：“目形类丸，瞳神居中而前，如日月之丽东南而晚西北也。内有大络六，谓心、肺、脾、肝、肾、命门，各主其一；中络八，谓胆、胃、大小肠、三焦、膀胱，各主其一。外有旁支细络，莫知其数，皆悬贯于脑下，连脏腑，通畅血气往来，以滋于目。故凡病发则有形色丝络显见，而可验内之何脏腑受病也。外有二窍以通其气，内有诸液出而为泪。有神膏、神水、神光、真气、真血、真精，此皆滋目之源液也。”又：“神水者，由三焦而发源，先天真一之气所化。在目之内，虽不可见，然使触物损破，则见黑膏之外有似稠痰者是也；在目之外，则目上润泽之水是也。水衰则有火胜燥暴之患，水竭则有目轮大小之疾，耗涩则有昏眇之危。亏者多，盈者少，是以世无全精之目。”又：“五轮之中，四轮不鉴，唯瞳神乃照物者。风轮则有包卫涵养之功，风轮有损，瞳神不久留矣。或曰，瞳神，水也？气也？血也？膏也？曰非也，非血、非气、非水、非膏，乃先天之气所生，后天之气所成，阴阳之妙蕴，水火之精华。血养水，水养膏，膏护瞳神，气为运用，神则维持。”华元化者，华佗也。

③ 胆经清净之廓：此按《银海精微》“八廓图式”即山廓，位在瞳仁。详见前“心胞阳火廓”条注释。

④ 脊：原文“脊”字下部之“月”作“目”，误，今据改。

而为主，肾虚则眼昏。或贪淫乐欲、酒色过度，使肾脏衰惫，禀受天真①不全，精神短少，致瞳仁神水不清，眼目无力，故目生花，不能久视。治之须用还精补肾丸，使阴水足，无不还矣。

还精补肾丸

人参　白术　茯苓　蒺藜　羌活　木贼　菊花　防风　甘草　川芎　山药　肉苁蓉　密蒙花　青葙子　牛膝　菟丝子各一两

上为细末，炼蜜为丸，或煎服亦妙。

热极眵睛

眼目热极，珠碜泪出者也。此阴阳不和，五脏壅热，肝膈毒风上充，忽然肿痛难忍，五轮振起②，乃五脏热极致使也。宜服救睛散，次用凉膈连翘散，先点清凉散，用九一丹。

救睛散

川芎　防风　羌活　甘草　木贼　石膏　薄荷　菊花　石决明

上为末，每服三钱，清茶下。

凉膈连翘散

连翘　大黄　黄连各二两　薄荷　栀子　甘草　黄芩　朴硝各一两

上水煎服。

胞肉胶凝

胞肉胶凝与两睑粘睛颇同，两睑粘睛，睑之病；此症，胞之病。睑热则眵粘，病之浅；胞热则胶粘，病之深，故分作两症治之。脾胃壅热，肝膈风充，胞睑内蠹肉壅起烂湿，眵粘胶凝，气血壅滞，不能疏散，积之年久，黑睛生翳，朦昧不明，羞明怕日。治法：以阴二阳四吹点，有瘀血可劆洗以桑白皮、铁扇子、菊花、当归、防风、荆芥、木贼、薄荷、盐花之

① 天真：前“神水”条引《证治准绳》所谓之“先天真一之气”。由于神水化生自先天真一之气，故“禀受天真不足”，遂有“瞳人神水不清”之患。又《灵枢·刺节真邪》云：“真气者，所受于天，与谷气并而充身也。”

② 五轮振起：五轮，指眼有血、风、气、水、肉五轮，故以五轮代指眼睛；五轮应五行、五脏。诸医书对五轮的记载大体相同，即血轮位在大小眦，应心火；风轮位在乌睛，应肝木；气轮位在白睛，应肺金；水轮位在瞳仁，应肾水；肉轮外在上下胞睑，上胞应脾土，下睑应胃土，脾胃相表里。振者，奋也、迅也。五轮振起，犹言病发之迅猛竟致全睛快速肿胀鼓起。

类；胞肉积久坚硬厚实者，翻转烙二三度，而实其肉可也。

问曰：眼久注不开，内生虚肉，眵泪胶凝者，何也？答曰：胃中有伏热郁于内也。治宜通脾泻胃汤加寒剂；降火、凉血、去风宜点坚药；内肉结厚[①]实者，宜劆洗，至肉平净方止；坚厚者亦烙无妨，烙后清凉消毒膏敷之。

通脾泻胃汤

麦门冬　茺蔚子　防风　大黄　知母　天门冬　黄芩　热甚者加黄柏、石膏、朴硝、栀子仁，一方又加黑参

上等分为末，每服五钱，水煎，食前服。

胞肉生疮

胞肉生疮与胞肉胶凝、睑生风粟、两睑粘睛四症大同小异，此皆上胞下睑之病，然中间分析[②]，治法各有轻重深浅、劆洗针烙不同。胞肉生疮者，此脾胃热毒，胞肉疙瘩或风粟变而为疮，血热化脓，腐烂腥臊，流汁流脓，浸渍黑睛生翳，眼如朱砂之色。此症虽少，不可不知。治用阴二阳十药，日用[③]桑白皮煎汤，入枯矾盐化，翻转眼皮，以鸭翎刷洗有疮处，以血竭、乳香、没药、轻粉、密陀僧，或有疮处烙二三下无妨。

问曰：胞肉生疮，碍涩睛珠者，何也？答曰：胃得心热也，治宜泻心火、解胃热，用八正散、三黄汤之类，痛者用没药散，有疮处仍用劆洗，点以清凉及重药，肉虚者宜烙，外用清凉消毒膏敷之。

八正散　在前“大眦赤脉条”下

三黄汤　在前“胬肉”条下

血滞疼甚服。

没药散　治心脾胃得热，致胞肉生疮，宜服。

大黄多用　真血竭破积血、止痛、去赤　没药少　朴硝多

上照多少加减为末，每服二三钱，食后用茶清调下。

---

① 厚：原文作“原”，据文义当作“厚”。

② 分析：析，原文作“折”，误；据文义当作“析”。分析，犹言分开、分别，谓四症具体病因略有不同，是以治法有异。

③ 用：原文作“月”，据文义当作“用”。

睑生风粟

睑生风粟者，睑间积血年久，致生风粟，与眵粘症同，眵粘者无风粟，故又作一症。胞者，上胞也；睑者，下睑也。此脾胃壅热，致令胞睑之间渐生风粟如米，甚如杨梅之状，摩擦瞳仁，黑睛有翳。治法：翻转睑，风粟逐个用锋针密针三五度，亦烙更妙；睛有翳者，用阴三阳五药吹点，二三夜吹一次，忌口，动风动血①之物莫吃，可也。

问曰：下睑生风粟如杨梅之状者，何也？答曰：脾得邪热，血滞不行，致生风粟，红蠹不平②。宜劆洗，脾热用泻脾汤，久患宜烙，点用清凉可也。

泻脾汤

人参　黄芩　大黄　桔梗　白茯苓　芒硝　茺蔚子二两　白芍药一两　黑参两半　细辛　白芷各一两

上各等分加减，每服四五钱，水煎服。

天行赤眼

天行赤眼者，谓天地流行毒气能传染于人，一人害眼，传于一家，不约大小皆传一遍，是谓天行赤眼。肿痛沙涩难开，或五日而愈，此一候③之气，其病安矣。治法：此症再不可劆洗，只用童子小便煎黄连，露宿④，温洗，日进五遍，以解恶毒之气，更用胡宣二连、矾、雄黄共研细，调姜汁点二眦，通其恶泪，其痛立止，或酒调散服之二三贴无妨。此症只气候瘴毒之染，虽肿痛之重，终不伤黑睛瞳仁也。

问曰：一人患眼，传于一家者，何也？答曰：天时流行瘴毒之气相染，治宜解毒、凉血、清热；痛甚者，服用洗肝散、七宝洗心散，点用清凉散加解毒。但此症与内无损，极甚者，二七不疗自愈，切不可劆洗去血。

七宝洗心散　方在“大眦赤脉”条下

洗肝散　治暴发赤肿，天行赤眼时常眼痛，宜服。

---

① 动风动血：引致肝风内动及迫血妄行。

② 红蠹不平：眼睑发红损伤呈不平之状。

③ 一候：五日。《素问·六节藏象论》曰：“五日谓之候，三候谓之气，六气谓之时，四时谓之岁，而各从其主治焉。”

④ 露宿：将药汤露一宿备用，至用时则温汤以洗。

大黄　栀子　防风　薄荷　当归　川芎　羌活　甘草

上一两为末，食后热水调二三钱服之。

大患后生翳

大患后生翳者，与天行赤眼同一症也，何分两症治之？天行赤眼只一候或七日愈矣，虽同，无生翳之患。大患者，初起陡然而起，肿痛发来甚重，沙涩难忍，憎寒作热，坐卧不安，或通夜行至达旦，羞明怕日，泪出如汤，鼻涕溏流[①]，两眼肿起如桃，日夜呻吟，饮食无味，二七不愈，遂生翳如黄脓疥疮，占在风轮，其脑牵痛。治宜治胡宣二连药，照前研细调姜汁点，用苦桃叶、侧柏叶、菊叶、柳叶熏洗，服宜四顺、八正、导赤散，虽疗痊，可赤昏昧三个月方得复旧，失于调治，丧明必矣。

问曰：天行赤眼后生白翳者，何也？答曰：邪气甚伤经络也，外邪甚则伤肝，肝受伤则生翳。治宜四顺散、细辛汤，点用熊胆膏，翳厚者用九一丹点。

四顺汤　治经络得热，大患后生翳，宜服。

大黄　当归　甘草　赤芍药

上各等分，每服四五钱，水煎，食后服。

细辛汤　治风邪伤肝，致眼生翳。

茺蔚子　黑参　黄芩　桔梗　大黄　车前子　木通　生地黄　甘草

上各等分，水煎，食后服。

暴露赤眼生翳

暴露赤眼生翳者，与天行赤眼同理。天行赤眼者，能传染于人；暴露赤眼，但患于一人，而无传染之症。天行者，虽痛肿而无翳；暴露者，痛而生翳，故此有别治法。即其所因，量其老少虚实，热则清凉之，气结则调顺之。此眼纵有瘀血，切不可劆洗，亦不可峻补[②]。药宜酒煎散发散，内有麻黄、苍术，或大黄当归散疏通血气，点以淡药九一丹；如翳厚，珍珠

① 溏流：鼻涕稀薄无以凝固而流出不已。《广雅·释言》云："淂、溏，淖也。"《康熙字典》巳集上"水"部"溏"条引《博雅》亦谓"溏，淖也"。《说文解字》第十一上"水"部"淖"条："泥也，从水卓声，奴教切。"故溏谓物有稀薄如泥浆之状者。

② 峻补：以峻猛大补之药进行治疗。

散点之，洗以黄连、当归、防风、菊花、侧柏叶、赤芍药、薄荷、荆芥之类。

酒煎散

汉防己　防风　甘草　荆芥　当归　赤芍药　牛蒡子　干菊花

上各等分，酒煎，食后温服。

大黄当归散　治眼壅肿，瘀血凝滞不散，攻发生翳，服。

当归酒浸，二钱　菊花三钱　大黄酒蒸　黄芩各一两　红花炙用　苏木　栀子酒炒　木贼

上水煎，食后服。

暴风客热

暴风客[1]热，与暴露赤眼同也。暴露者，肝、心二经病也，故赤而痛，致黑睛[2]生翳；暴风客热者，肝、肺二经病，故白[3]仁生虚翳，四围壅绕，朝伏黑睛，凹入白仁，红翳壅起，痛涩难开，故分暴露与暴风之症有别。暴者，乍也，骤也，陡然而起。治法疏通退热，凉膈、泻肝，增减酒调之剂，发散风热。俗云热眼忌酒，孰知酒能引血，药无酒不能及于头目也。此眼不可劆洗，不可点凉药。暴客之邪来之速、去之亦速耳，非比五脏六腑蕴积发歇不时之症同，俗为伤寒眼也。

问曰：白仁壅起，包小乌睛，疼痛难开者，何也？此时肺经受毒风不散，久则发热攻人眼中，致令白睛浮肿，名曰暴风客热。宜服酒调散、补肝汤，用搜风煎洗服。

泻肝散　治眼发歇不时。

羌活　黄芩　黑参各两半　桔梗　大黄　芒硝　地骨皮各一两

上每服六钱，水煎服。

补肝汤

藁本一两　白芷　车前子　石决明　天麻　赤芍药　防风　细辛各一两

上每服三钱，米汤调下。

---

① 客：谓外邪侵体凝滞不去致病。《灵枢·邪客》云：“黄帝问于伯高曰，夫邪气之客人也，或令人目不瞑、不卧出者，何气使然？”即以邪气外来而犯体为客。

② 睛：原文作“暗”，据上下文义当作“睛”，本症下同。

③ 白：原文作“曰”，据上下文义当作“白”。

搜风煎 洗眼，治眼中有黑花。

陈皮 秦艽 防风 细辛各一两 黄连 木香各五钱

上为末，水一钟浸一宿，去渣，入龙脑一钱、蜜四两浸，火熬成膏，点之；不用蜜，煎汤熏亦可。

又以当归活血煎主之，肿痛甚，亦用双解散、酒调散发表[1]之，点用重药加姜粉，以辛散之。

双解散

防风 川芎 归尾 赤芍药 大黄 麻黄 薄荷 连翘 芒硝 黄芩 桔梗 石膏 滑石 荆芥 甘草 山栀 白术实者去之

上等分，水煎，食后温服，如暴发加葱三根。

风甚眼痛：

桑螵蛸酒调散 治眼红痛，痛有血翳壅肿，服之。

当归 甘草 大黄 赤芍药 菊花 苍术 桑螵蛸 羌活 麻黄 茺蔚子

上各等分，用水煎，食后加酒温服，如热甚，加大黄、朴硝；或为末温服，酒调服三钱。

痛如神祟

痛如神祟，旧无根基，只依痛得怪异，或日痛而夜愈，或夜痛而日愈，如艾之灸[2]、针之刺，忽来忽往，无踪无迹，号曰痛如神祟。岂有神祟为祸而害眼？孰知阴阳偏胜，动静气血攻击使然，亦有信巫之地，因所祷厌痕作福而愈者有之，孰知病势将除，偶因而愈，曰神祟眼，非也。治法：痛时只将艾、葱熨之，服酒煎散一二帖住痛，点以时药[3]，洗以归尾、白芷、防风、芍药、川芎、生地黄，止痛散血，可也。

问曰：眼内不红、不赤、不肿，乍痛如神祟者，何也？答曰：阴阳升降不和，气血偏胜，相攻使然。或有血虚者下午痛，或有气旺太甚者上昼

---

① 发表：发散表邪，即上文所言“发散风热”者也。

② 灸：原文作“炙”，乃“炙”之异体，非“灸”字，据下文“风牵㖞斜”条“灸夹车、耳门穴”“拳毛倒睫”条“灸四五壮”及“充风泪出”条“灸法”“宜灸睛明耳穴”等同误者，或以形近致误，今据文义改正；本书凡“炙”处为“灸”字之误者皆依此条正之，为“炙”字异体者则改为本字。

③ 时药：时俗常备之药。盖以此症“忽来忽往，无踪无迹”，或不及就医，可先点以常备眼药止痛。

痛。下昼痛者宜服助阳和血汤，上昼痛者宜服酒调洗肝散、明目流气饮，点清凉之药。又有一样眼，时时痛如针刺[①]，此是新血与旧血相攻击，治法亦同。

血气虚服：

助阳和血汤 治血气不调，如神祟痛如针刺，服之。

蔓荆子三分 香白芷三分 柴胡 黄芪 升麻各四两 甘草炙 当归身酒浸 防风各五分

上作一帖，水一钟半，煎八分，温服，临避风处睡可也，又并渣服。

热气攻痛：

酒调洗肝散 治眼热气上攻无时，黑睛痛者，服之。

黑参 大黄 桔梗 知母 朴硝 栀子 黄芩

热甚者，加生地黄、归尾之类。

上为末，每服二三钱，温酒调下，日服二次。

热气郁结：

明目流气饮 治气郁眼目赤肿，服之。

菊花 细辛 大黄 牛蒡子 川芎 蒺藜 荆芥 玄参 甘草 蔓荆子 防风 栀子 黄芩 木贼 苍术 草决明

上各等分，水煎，食后服。

痛如针刺

眼痛如针刺者，即是神祟症中如艾之灸、如针之刺痛同。然此症皆因心脏潜伏热毒，风壅在于膈间，目眩头痛，眼系[②]常急，夜卧涩痛，泪出难开，时时如针刺相似。急服泻心汤、八正散之剂，口含水，嗅以雄黄散；正其头，点以时药消散血气，洗以侧柏叶、防风、荆芥、薄荷、黄连、生地黄之类；黑睛有星如钉之钉凹进，痛如针刺，点以淡药可也。

泻心汤 方在前“鸡冠蚬肉”症内

八正汤 方在前“胞肉生疮”症内

---

① 刺：原文作“剌”，据上下文义当作“刺”，下同。

② 眼系：目系，眼球后方与脑相连的组织。《灵枢·寒热病》云：“其足太阳有通项入于脑者，正属目本，名曰眼系。”原文“系”误作“絲”。

伤寒热病后外障

伤寒热病外障者，盖由大病新瘥[①]出早，形骸羸瘦，脏腑未实，气血尚虚，阴阳偏胜未复，纵口多毒、五辛、油腻、煎炒一切热物之类，蓄积诸毒，众聚停留于内，热邪必表于外，攻冲于眼。眼者，五脏六腑之精华，其症各现于五轮。此症发时，赤肿泪出，痛涩难开，瞳仁阔大，黑花缭乱，不能远视，此血虚也。治法点以时药，洗以散风前证活血之药，不宜劆洗，只平补脏腑，损其有余，益其不足，是为活法也，宜忌三两月可也。

问曰：两目或发肿痛者，何也？答曰：气血不足，虚阳攻上故也。此症纵有疼痛，切不可服泻药、凉药，只宜和解之。痛肿甚者，明目细辛汤、熊胆丸、地黄汤之类，点三七丹，脑、麝不用，又不可劆洗。

风热作痛：

明目细辛汤　治热病后患肿痛，大便结，羞明，服。

川芎　生地黄　蔓荆子　归尾　白茯苓　藁本　荆芥　防风　麻黄根　羌活　川椒　细辛　密蒙花

上各等分。食后温服，日一次。

熊胆丸　治肝胆得热、火邪为病，用清热解毒。

熊胆一个　石决明　车前子　泽泻　细辛各一两　干地黄　茺蔚子　牛胆一个　龙胆草各一两　牛胆一个

上为细末，炼蜜丸，如梧桐子大。每服四十九丸，食后温酒送下。

地黄汤　治眼久病昏涩，因发而久不愈，宜服。

防风　羌活　人参　白茯苓　当归　熟地黄　黄连　黄芩

上各等分，水煎，温服。

风牵出睑

风牵出睑者，脾胃受风，壅毒出胞睑之间，睑受风而皮紧，脾受风则肉壅，此皮紧肉壅，风牵出睑，泪出汪汪，无分四季，此土陷不能堤水也。水渍于睑，湿烂之状。治法：先用摩风膏刮散皮外风邪，涂以白蔹膏消散

① 瘥（chài）：病愈。《说文解字》第七下“疒”部“瘥”条：“疾愈也。”

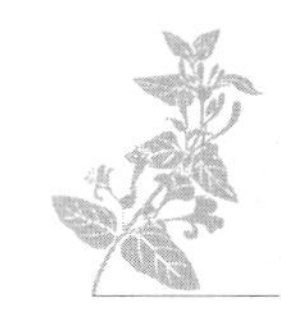

风毒，翻转睑皮，烙三五度无妨。此症一年半载易治，若年久肉坚难治。若眼有红筋，贯上黑睛，有翳有膜，吹以丹药；痒塌[①]洗以碧天丹。此症大抵眼弦之病也。此症大风瘷[②]㾶[③]之人，面部所牵多受是病症，难以调治，故名风牵出睑。

问曰：下睑翻出久不收，泪出汪汪者，何也？答曰：脾经受风邪所伤，致土壤不能堤水也。治法：肉坚厚者用火烙三五度，至皮转为度，服用夜光柳红丸，外用摩风膏摩擦之，点用重药少加凉。

夜光柳红丸　治风邪伤胞睑，致风牵出睑不收，宜服。

人参　川芎　荆芥　白芷　川乌火煨　南星　石膏各二两　石决明　草乌去火湿，炮，少用　藁本　雄黄　细辛　当归　蒲黄　苍术浸炒　防风　薄荷　藿香　全蝎各二两　何首乌一两　羌活三两　甘松二两

上为末，炼蜜为丸。每服三十丸，茶清下。

摩风膏　治胞睑受风，或疼痛，诸痛处可摩可贴。

木香　当归　白芷　防风　细辛　藁本　黑附子　没药　骨碎补各一两　川乌　赤芍药　肉桂各一两　猪脂　牛酥　鹅脂各四两

上为末，香油八两，浸一日，次一日砂锅内熬，入牛酥、鹅脂同熬成，以手摩擦于有疮处，或半身不遂，用砂弓刮之，使风气散。

风牵㖞斜

风牵㖞斜者，虽与风牵出睑同，㖞斜者脾胃虚，房事不节，脾胃有毒，夜卧多痰，或醉饱坐卧当风贪凉，左右忽受风牵㖞斜，眼内赤痒，时时颞[④]动，其眼血丝四起，瞳仁不开大，视物蒙蒙，甚至半身不遂。治法：急用摩风膏擦摩面部，更以刮沙弓，所患风一边手臂通刮，或通身一可刮，一

---

① 痒塌：谓患处瘙痒难耐且肌肉下垂如塌陷之状，此症搔之即破，易于溃烂；塌，堕也，极言皮肤无力下垂之状。明代王肯堂《证治准绳·幼科》下“心脏门”之“痒塌”条：“若痒甚不休，疮坏皮脱，其毒复陷，谓之痒塌。”（《景印文渊阁四库全书》第770册第468页）

② 瘷（sè）：或同“瘯”，读如刺；大风瘷，或即大风瘯之误，乃皮肤病之严重者。《集韵》卷十“麦第二十一”韵“瘯瘷”条：“色责切。瘆瘯，寒病，或从敕。”又卷七“寘第五”韵“瘯”条：“七赐切。风瘯，肤疾。”按，“瘯”有两音，而“瘆瘯”之“瘯”亦可作“瘷”，此盖以读如“色”之“瘯瘷”二字异体通用，遂致误以读如“刺”之“瘯”为“瘷”；如是，则大风瘷即大风瘯之误也。

③ 㾶（duó）：谓马胫骨受伤，此泛指受伤。东汉许慎《说文解字》第七下“疒”部“㾶”条：“马胫伤也，从疒兑声；一曰将伤。”

④ 颞：原文作“颥”，疑误；据《秘传眼科龙木总论》卷四“第四十三风牵㖞偏外障”之“睑中赤痒，时时颞之牵动”句，当作“颞”，谓耳前动貌，此言患是症者眼睑附近常颤动不止。

日一遍。用大磁青碗捣碎入磁石多寡搜[①]面糊为饼，烘热贴面对鼻一边，左㖞贴右，右㖞贴左，贴至扯口眼正，其药取起，又可灸颊车、耳门穴，开口取之，太阳、人中、承浆，㖞左灸右，㖞右灸左。近患者易治，若年久难治。

问曰：目睛斜视倒目者，何也？答曰：肝经受风邪所牵，使其筋缓缩不利。治法：宜灸火发散风邪，以加全蝎、白附子、南星、半夏、夜光柳红丸，外用摩风膏，导引发散，目睛必转。

灸火穴 太阳 颊车 耳门 听会 耳尖 风池各一穴

夜光柳红丸 方在前症内

摩风膏 方亦在前症内

被物撞破

被物撞破者，并无所患，而所因者三，此外因也。全然无事，误被物撞破，或打扑，或跌着，或撞破伤胞睑也，积血紫青。撞破白仁，外控硬

① 搜：揉和、搅拌、调和。《集韵》卷六“巧第三十一”韵“搜”条：“山巧切。搅搜，乱也。”《类篇》卷第十二上“手”部“挍搜觳”条同。《康熙字典》：“又《集韵》《韵会》并山巧切，音稍。搅搜，乱也。韩愈诗：‘炎风日搜搅。’注：搜上声。”则搜搅，又作搅搜。又《说文解字》十二上“手”部“搅”条：“乱也，从手，觉声。《诗》曰：‘只搅我心。’古巧切。”《广韵》卷三“巧第三十一”韵“搅”条：“手动。《说文》：‘乱也。’”《集韵》卷六“巧第三十一”韵“搅”条：“《说文》：‘乱也。’引《诗》：‘只搅我心。’或作捁”《类篇》同。《洪武正韵》卷九“十三巧”韵“搅”条：“乱之也。”《正字通》卯集中“手”部“搅”条：“挠也，扰也。”又：“《广韵》：‘手动也。’”《康熙字典》卯集中“手”部“搅”条：“又《广韵》：‘手动也。’方岳诗：‘搜搅平生书五车。’”搜搅者，手动使乱也；是以搅、搜义同，皆可谓手动而后乱也。引申言之，则搜面糊为饼，即谓入水于面，以手搅拌成糊状，然后制药饼备用；搜和为丸、搜匀为丸，则谓入水、蜜等于药末，以手调和均匀，然后制成药丸备用。考之他书则有元代韩奕《易牙遗意》卷下“笼造类”下“小酵”条：“用碱，以水或汤搜面如前法。其搜面，春秋二时用春烧沸滚汤，点水便搜。夏月滚汤，胆冷，大热用冷水。冬月百沸汤点水，冷时用沸汤便搜。”又同类“水明角儿”条：“白面一斤，滚汤内逐渐散下，不住手搅作稠糊，分作一二十分，冷水浸至雪白，放按上拥出水，入豆粉对半，搜作剂，薄皮。”明代高濂《遵生八笺》“饮馔服食笺上卷”下“类”之“百合面”条：“用百合捣为粉和面，搜为饼，为面食亦可。”明代周嘉胄《香乘》卷十五“法和众妙香”下“杨吉老龙涎香”条云：“更有苏合油、蔷薇水、龙涎别研，再搜为饼子；或搜匀入磁盒内，掘地坑深三尺余，窨一月取出，方作饼子。”据各书用法及文义，是知古人谓以手揉和水、粉为搜；读如稍，上声。又或搜通“溲”，谓以水调和面粉、药粉等粉末状物。《礼记·内则》卷十二：“为稻粉，糔溲之以为酏。”宋代黄震《黄氏日抄》卷十九“读礼记六”之“内则第十二”注：“溲，谓匀和。”释云：“以稻米溲和为酏。”东汉许慎《说文解字》十一上“水”部“涹”条：“浸沃也，从水妥声，疏有切。”清代朱骏声《说文通训定声》孚部第六“溲”条：“浸沃也，从水叟声，今苏俗言溲粉、溲面皆是。”《宋本玉篇》中卷十九“水部第二百八十五”之“涹”条：“疏有切，涹面也。”又下“溲”条：“同上。”谓溲同涹。宋代赵叔向《肯綮录》“俚俗字义”条：“以水和面曰溲。”《正字通》巳集上“水”部“溲”条：“疏偶切，音叟，浸沃也，水调粉面也。”又《康熙字典》巳集上“水”部“溲”条：“《广韵》：‘疏有切。’《集韵》《韵会》《正韵》：‘所九切。’并音醙。《玉篇》：‘与涹同。’浸沃也，又水调粉面也。”据此，溲作水调粉面之义当由浸沃之义引申而来；职是之故，溲音叟，上声。另，诸医书、药方皆有谓“溲和”“溲匀”“溲作”“溲为”者，则搜溲通假亦明矣。

壳，此不能为害。惟撞破三风轮，血灌瞳仁，五并轮混杂，最为利害之症，痛恶瞳，忍涩难开[①]。治法服以酒调散，熨以葱艾。或专以生地黄捣烂作饼烘热贴，一日一换，以散其血，如无生地黄用芙蓉叶，无叶用根，去泥粗皮，用白皮捣烂烘热贴亦可。若眼眶青黑，捣生萝卜护贴。切宜将息避风忌口，动风动血之物、诸般母肉莫吃。新撞者易治，若撞久血凝不散，无痛者难治也。

问曰：并无所患，误被物撞破，或生翳者何也？答曰：外伤也，与内无损。治法：初起者宜散血为主，痛甚者没药散止之，若至血散变生白翳，为不治之症也。

没药散 方在前“胞肉生疮”症内

撞刺生翳

被物撞刺生翳者，与撞破一理，然刺被竹木签刺，痕伤授血灌溉，遂生血翳，碜涩泪出，红筋满目，此症外伤，与患眼生翳不同。患眼者，五脏六腑之毒发出为有根病也；刺伤者，外伤与内无预。治法与前症同宽，一七之后，痕变成翳，可用轻丹少少吹点。忌淫欲嗔怒，避风将息，失于调治，溃痛发肿，伤于风轮，酿成大患，或至瞎，进无治法也。

血灌瞳仁

血灌瞳仁者，因毒血灌入金井瞳仁水内也，犹如水流入井中之状，清浊相混，时痛涩，红光满目，视物蒙蒙，如隔绢看物，若烟雾中然。先患一只，后乃相牵俱损。此症有三：肝症血热，日积月累，灌入瞳仁，血凝入水，此关乎肝肾二经病也，此血难退；撞破之血鲜而热，灌虽甚，退之速；又有开金针失手，拨着黄仁，亦有瘀血灌入瞳仁。举此三症，治法颇同。亦用大黄当归散、没药散、坠血明目丸。前被物刺破及撞刺生翳，并血灌瞳仁，皆可服前三料药，其效甚大，或生地黄、芙蓉根捣烂，每[②]帖三症，通呼用之。或葱艾熨亦可，或可方而或可圆，活法而行，不可拘执其

① 撞破白仁……忍涩难开：本书所引《秘传眼科全书》卷三“被物撞破外障”条：“撞破白仁，伤其硬壳，此不能为害。惟撞破黄仁风轮，血灌瞳仁，与水轮混杂为害，控痛恶肿，忍涩难开。”与此二句内容稍不同，可供参考。

② 每：原文作“母”，据上下文或当作“每”。

方焉，而获功哉！

问曰：人患眼目无内患，忽因物刺着胞睑睛珠，血积不散，或瘀血灌入瞳仁；或用针误损恶肿，痛难忍；或因恶拳打着睛珠，脱出一二分者，将何治法？答曰：打伤之时，捣烂生地黄敷之，以散其血，先服止痛末药散，后服坠翳明目丸。若因伤风服除风汤。若打着睛珠流出者，以手掌心搽进珠，亦以生地黄敷之，若无生地黄，用干地黄酒浸湿捣烂亦可，服止痛没药散。

没药散

没药　血竭　大黄　朴硝

上为末，每服二钱，酒调下，茶下亦可。

坠翳明目丸

石决明　川芎　五味子　知母　山药各一两　人参　细辛

上为末，炼蜜为丸，清茶送下。

除风汤

防风　车前子　藁本　五味子　细辛　川芎　桔梗

上每服三钱，白汤送下，或水煎服。

血翳包睛

问曰：人之患血翳遮两睛者，何也？答曰：皆因心经发热，肝脏虚劳，受邪热，致令眼中赤涩，肿痛泪出，渐有赤脉通睛，常时举发，久则发筋结厚，遮满乌睛，如赤肉之相，故名曰血翳包睛，宜服泻心汤，次以修肝活血汤。

泻心汤

黄连　黄芩　大黄　连翘　荆芥　赤芍药　车前子　薄荷　菊花各一两

上㕮咀[①]，每服四五钱，水煎服。

修肝活血汤

当归　生地黄　赤芍各两半　川芎　羌活各七钱　黄芪　防风　黄连　大黄　薄荷　连翘　菊花　白蒺藜各一两

上每服四五钱，水煎，入酒二盏，温服。

问曰：血翳包睛者，何也？答曰：心热血旺也。此病初患易治，若至血散尽难消，痛时用破血红花散、当归龙胆汤，点用清凉散。

当归龙胆汤

防风　石膏　柴胡　羌活　五味子　升麻　甘草　黄连酒洗　黄芪　黄芩酒洗　黄柏酒洗　当归　龙胆草　赤芍药各五钱

上㕮咀。每服五钱，水煎至二碗，去渣，入酒少许，临卧热服，忌言语。

破血红花散

当归梢　川芎　赤芍药　枳壳　苏叶　连翘　黄连　黄芪　栀子　大黄　苏木　红花　白芷　薄荷　升麻

上各等分。水煎，加酒三盏，温服。

---

① 㕮咀（fǔjǔ）：谓切药以备煎服。宋代唐慎微撰、曹孝忠校正《经史证类备急本草》卷一“陶隐居序”云：“凡汤酒膏药，旧方皆云㕮咀者，谓秤毕捣之如大豆，又使吹去细末，此于事殊不允当。药有易碎、难碎、多末、少末，秤两则不复均平，今皆细切之，较略令如㕮咀者，乃得无末，而片粒调和也。”注引《唐本草》云：“㕮咀正谓商量斟酌之。”掌禹锡按曰：“看详㕮咀即上文细切之义，非商量斟酌也。”宋寇宗奭《本草衍义》卷二“序例中”云：“‘㕮咀’两字，《唐本》注谓为‘商量斟酌’，非也。《嘉祐》复符陶隐居说为‘细切’，亦非也。儒家以谓有含味之意，如人以口齿咀啮，虽破而不尘，但使含味耳。张仲景方多言㕮咀，其义如此。”明李时珍《本草纲目》卷一“序例上”之“陶隐居名医别录合药分剂法则”条注引李杲语曰：“㕮咀，古制也。古无铁刃，以口咬细，令如麻豆，煎之；今人以刀剉细尔。”《正字通》丑集上“口”部“㕮”条云：㕮咀，小嚼不细也。”又引《方书》谓“药之粗齐为㕮咀”。按，㕮咀之为制药法，古今义殊，《正字通》之说过拘字义，而诸医家所言或其日用之法，自有其理。盖㕮咀之法初用口嚼，其药粗齐，后来医家以刀切药，变其法而存其辞，至若药之粗细依用而备，不必泥也。

睑生偷针

问曰：人之患目，睑生小节[①]，俗名“偷针”者，何也？答曰：阳明胃经之热毒也，或因食壅热之物，或饮酒太过，使胃经上充于眼目，故睑眦之间时发疮毒，俗名偷针。此症翻转睑皮，劆洗瘀血，点用清凉散，先宜服退赤散，后用通精散、泻脾饮。

退赤散

黄芩　黄连　白芷　当归　赤芍药　栀子　桑白皮　木通　桔梗　连翘

每服水煎，食后服。

通精散

防风　川芎　当归　赤芍药　大黄　芒硝　蒺藜　石膏　黄芩　甘草　桔梗　牙硝　黄连　羌活　滑石　荆芥

上用姜三片，食后服。

泻脾饮

茺蔚子　防风　黄芩　玄参　栀子　石膏　大黄炙　知母　黄柏

黑翳如珠

黑睛如珠者，肾肝俱劳，七情郁结之人，毒风攻充，热极泪出，难开疼痛，甚至水轮突起，黑翳，如豆如珠，大小不定，撑起眼胞，磣涩碍人眼睛，难以运动，寝食不安，先患一只，后乃相牵俱损。治法：用小锋针逐个横穿，破其黑翳，中有恶水流出即平，势若拾芥，瞬息痊安，眼即能开。设若不谙此疗，服凉剂，点凉药，靡有其功，小儿如此患者多是疳眼，其翳起来或如小香菰之状，不宜针，其治法载“小儿疳眼”条下，其针破

① 节：通“疖”。南朝梁顾野王撰、唐代孙强增、宋代陈彭年等重修《玉篇》中卷十一“疒部一百四十八”之“癤”条：“子结切，痈也，疮也。”又谓疖同癤。(《宋本玉篇》，中国书店 1983 年影印版，第 219 页)《广韵》《龙龛手鉴》解之以“疮疖”，《集韵》释之为“痈也”，且皆谓其音与节同。南宋戴侗《六书故》卷三十三“疒”部“痈”条：“今人又以疡之小者为节，气节而为疡也；俗作‘疖’。”《正字通》亦承戴说，且辨疖痈之不同。又日本宫内厅书陵部藏宋末元初建刊本《诸病源候论》卷三十二“痈疽诸病上”之“痈候”条“肿一寸二寸，疖也”及引《养生方》有“发痈疖”“丁疮痈疖”等句，皆作“疖”；“疽候”条“节疽发背”“起节，色不变”，皆作“节”，此则节疖相通之明例。盖节乃疖之本字，后俗以疖代之，谓“疡之小者”，亦即肤上所生颗粒状疱疹；疖丛聚而生，则谓之痈。

翳根处，宜淡丹药吹点消磨翳根。

问曰：风轮生翳，如珠、如蝇头、如蟹眼者，何也？答曰：肝、肾二经风热气郁也。治法：久积黑翳高者，宜挑破珠头，疼者宜拨云汤、明目细辛汤主之；热甚者，当归龙胆汤主之，点用二八丹调乳汁用。未成此症，以暴发推之。

拨云汤 治眼黑翳如珠，蟹睛，疼痛，风气伤肝肾二经，宜服之。

黄芪蜜炙 细辛 生姜干葛 川芎热者除之 柴胡 荆芥 藁本 甘草 升麻 当归 知母 羌活 防风 黄柏

上为末。每服六七钱，水煎服。

明目细辛汤 方在“伤寒热病后”症内

当归龙胆汤 方在前“血翳包睛”症内

蟹睛疼痛

蟹睛疼痛者，如黑翳同症，起于瞳仁，肝肾之病焉。其翳如豆、如珠、蟹睛者，其翳起占瞳仁，翳根小而苗大，此乃胆膈[①]之病，膈中壅毒，胆气伏热，赤涩泪出，疼痛难开，羞明怕日，其翳发起，尖高如蟹睛一般形状，治法与前症同，用小锋针针出恶水，流尽即平，吹点以淡淡丹药，消其翳根。其服药不同前症，宜用泻肝补肾之剂服之，空心服补肾之药，饭后服泻肝散。

泻肝散

补肾散

蝉蜕 防风 蒺藜炒 当归 密蒙花 木贼 川芎 菊花 荆芥 茯苓 石决明煅过 枸杞子 知母 黄柏 青盐

上各等分，水煎，空心服。

旋螺尖起

旋螺尖起者，热积于肝胆，毒壅于膈门，充攻睛珠疼痛，中央瞳仁渐变青白色，忽然凸起，血丝缠绕，此乃是膜入水轮，二家并热旋起尖来，

① 膈：胸腹腔之间膜状肌肉。

状若螺尾，遂号旋螺尖证。治法：宜阴二阳四丹吹点，或调鳝鱼血点尖处，若年久须有锋针对瞳仁中央针入半分，放出恶水，此乃取平之，就纸封将息，避风忌口，十数日可也。服用双解散、郁金酒调散。

郁金酒调散

黄芩　郁金　大黄　防风　栀子　当归　川芎　赤芍药　龙胆草

上为末。每服三钱，温酒调下，食后服二次。

突起睛高

突起睛高，险峻利害之症也，同前旋螺尖，大不祥矣，皆因五脏毒风所蕴，热极充眼者，内属五脏，外属五轮，五脏之气，毒攻五轮之瞳。初起麻木疼痛，汪汪泪出，病势汹涌，卒[①]暴之变莫测，非精于龙木[②]之奥旨，不能措手。全谚云：眼不医不瞎，正此也。苟非其人，殆有甚焉，非徒无益而反害之。治法：扬汤止沸，莫若去薪息火，急投酒调散、酒煎散，宣退五脏之毒热，捣葱、艾熨五轮之突起，消除疼痛，洗以白芷、细辛、当归、苍术、麻黄、防风、羌活，未可与点药。宜忌口荤腥，将息避风。治若稍迟，或控脓，或突出一寸高者，至此之际，须锋针针出恶水，疼痛方止，睛高取平耳，无尤之效也。

当归　甘草　赤芍药　菊花　羌活　桑螵蛸　茺蔚子　防风　荆芥　木贼

上各等分。水煎，食后加酒三盏，温服。

硬睑硬睛

硬睑硬睛者，胞睑睛珠俱木，痛涩难运，膈间积热，肝风上壅，气血凝滞，睛睑坚硬，血旺气虚。腻之人或饮酒，大肠坚结，多受是症，先患一眼，后乃相牵俱损，渐生翳膜。治法：初发时宜摩风膏，摩去风邪，散运血气；或煎生地黄、当归、川芎、赤芍、白芷、羌活熏洗，日三度；宜泻肝膈之热，点以时药。若积年久，睑有瘀血，宜劆洗；黑睛有翳有膜，可吹可点。

① 卒：通“猝”。

② 龙木：龙树菩萨，隋唐人假其名撰《龙树菩萨眼论》，后人遂以龙树或龙木代指治眼之法。

问曰：眼患经久，睑胞睛珠俱木不运者，何也？答曰：血气受邪，凝闭不行故也。治法：宜劆洗，服用当归活血煎、助阳和血汤，点用重药，加辛热姜粉之类。

当归活血煎 方在前“两睑粘睛”症内

助阳和血汤 方在前“伤寒热病”症内

白陷鱼鳞

白陷鱼鳞者，肝肺二经积热，充壅攻上，致黑睛遂生白翳，如鱼鳞铺砌之状，或如[1]枣花，中有白陷，发歇不时，或发或聚，疼痛泪出，然妇人多生此病，何也？苦乐不由己出，七情郁结不舒，毒蕴于肝肺者，血之室也。妇人以血为主，血伤则肝风，黑仁、风轮多生是翳，甚至白陷钉入黄仁，引血相授，渐成大患。额头兼痛，用摩顶膏摩擦，封贴于额头处；用阴二阳四丹吹点，或用青盐、黄泥固济[2]，包，煨熟研末，以鸭毛蘸点于鱼鳞中，日一次，又能除此翳耳。

问曰：黑睛生白翳，凹入不平成陷者，何也？答曰：肝虚血衰也。故肝虚则受风，风甚则作痛，血衰则成陷。治法：点用珍珠、二八丹之类。

痛甚宜服：

酒调散 方在前“突起睛高”症内

没药散 方在“血灌瞳仁”症内

羞明而不痛者宜服：

蝉花散 **密蒙花散** 二方在“两睑粘睛”症内

桑螵蛸酒调散 方在“暴风客热”症内

花翳白陷

人之患眼，生翳如萝卜花，或鱼鳞子，入陷如碎米者，此肝经热毒入脑，致眼中忽然肿痛，赤涩泪出不明，头痛鼻塞，乃是肝风热极、脑中风热极致使然也。宜服泻肝散、加味修肝散主之。

---

① 如：原文作“人”，据前“如鱼鳞铺砌之状”及《秘传眼科全书》卷五“白陷鱼鳞外障”之“或如枣花”句，当作“如”。

② 固济：粘连使固定，此谓将青盐、黄泥相粘结在一起。

泻肝散

黑参　大黄　黄芩　知母　桔梗　车前子各一两　羌活　龙胆草　当归　芒硝

上为末等分，水煎服。

加味修肝散

羌活　防风　桑螵蛸　栀子　薄荷　当归　赤芍药　甘草　麻黄　连翘　菊花　木贼　川芎　白蒺藜　大黄　黄芩　荆芥各一两

上为末，各等分，水煎，入酒温服。

蝉花散

蝉蜕　菊花　蒺藜　蔓荆子　草决明　车前子　防风　黄芩　甘草

上等分，水煎服。

补肾明目丸　方在前“蝇翅黑花”症内

密蒙花散　方在前“两睑粘睛”症内

冰虾翳深

冰虾翳深者，黑睛上生翳，如冰虾形状，因而名曰“冰虾”也，大抵与鱼鳞白陷同也。亦因肝经有热，微微小小，占在眼之风轮，黑睛含糊，清眵填粘于翳之低处，乍时赤涩泪出，眵满，蒙蔽瞳仁一重如鼻涕，或黄或白，看则如膜遮障一般，蘸却又生，日久能致损眼，发歇来往。治法：宜阴二阳四，二夜吹一次，稍退宜点，清晨用菊花、侧柏叶、黄连、归须、桑白皮之类煎汤，日洗二三次，服拨云退翳散。

拨云退翳散

楮实子　薄荷各五钱　川芎一两五钱　黄连　菊花　蝉蜕各五钱　瓜蒌根生用，三钱　蔓荆子　密蒙花　蛇蜕各五钱　荆芥穗　香白芷　木贼　防风　甘草各五钱

上为末，炼蜜为丸，如樱桃大，每一两作十丸，每服二丸，一日二服。

治眼引子于后：气障，木香煎汤下；眼当昏暗，菊花好茶下；眼睛无神懒视，当归汤送下；妇人血晕，当归汤下；虚弱之人，十全大补汤下。

玉翳浮满

玉翳者，风充入脑，积热肝膈，发歇疼痛，失于调治，日久积累，血凝不散，结成白翳，遮满瞳仁，如玉色相似，立名玉翳遮满。如此之状，有进有退，有红有泪，发歇未定。治法：用阴三阳二药吹[①]点一次，眼泪带药，汪汪流出。如此之状，其翳膜必能渐渐收卷，浑如磨镜，尘埃去净，明必复矣。若发年久，无进无退，不红不痛，纵有丹药之验，刀针之利，终无措手之处；拨云坠翳，服药之圣，功效不能施为。纵然公侯王孙，若受此疾，为废人矣。虽有千金之贵，天下之医，孰近莫能其出手也。

问曰：人之患眼翳，如玉色遮满乌睛者，何也？答曰：此同肝风攻充入脑，积热在于肝膈之间，久乃肾虚，致眼中常发热或赤痛，初则红肿，赤脉穿睛，渐渐生白翳膜，初起如碎米，久则成片，遮满乌睛，凝结如玉色，名曰玉翳遮睛。治之宜服泻肝散、明目菊花散、通明补肾丸。

泻肝散 治胃中热。

归尾 大黄 黄芩 知母 桔梗 茺蔚子 芒硝 车前子 防风 赤芍药 栀子 连翘 薄荷

上各等分，每服六钱，水煎服。

明目菊花散

菊花 车前子 熟地黄 木贼 蒙花 薄荷 连翘 白蒺藜 防风 川芎 荆芥穗 甘草

上各等分，水煎服。

通明补肾丸

楮实子 五味子 枸杞子各一两 人参 菟丝子 肉苁蓉 菊花 熟地黄 当归 牛膝 知母 黄柏 青盐各一两

上炼蜜为丸。每服五十丸，空心盐汤下。

膜入水[②]轮

膜入水轮者，肝脏积热，邪在肺经，此金克木之候也，故黄仁乍时生

① 吹：原文作“次”，据前后诸症“用某药吹点”句，当作“吹”。
② 水：原文作“氷”，“氷”之异体，据下文症状，“氷”当为“水”之误。

疮白色，可后又发，日往月[1]来，致膜渐入水轮，此翳之根也，如水之得土，变化异常，遂生疮不退，日积月累，久成大患，谓之膜入水轮。流汁流脓，痛涩难开，右患传左，左患传右。治法：宜明药之类，加以葱、艾，吹以丹药，服以汤散，无有不效。若伤日久，不痛不疼，不泪不红，如钉入木，如玉之有瑕玷，如玳环之有黑点，此黄仁与水轮变白定矣，虽使岐黄、龙木再世，亦不能为也。

问曰：风轮生疮或突起，愈后变成白翳，久不散者，何也？答曰：肝木衰、金气甚也。此病初患时，有疼有泪，治宜退血泻肺金，修肝活血，无疼无泪淡白色者，宜服补暖活血之剂治之。

泻肺散

当归　黄芩各一两　桔梗　麻黄　枳壳各半两　秦皮　葶苈　菊花　旋覆花　生地黄　防风　白芷　甘草　玄参　栀子各一两　地骨皮八钱

上为末。每服三钱，桑白皮煎汤下。

修肝活血汤

归尾　赤芍各一两五钱　川芎　羌活各七钱　黄芪　防风　黄连　大黄各三钱　薄荷　连翘　白蒺藜　菊花各一两

上每服四钱，水煎服。

风轮钉翳

钉翳根深者，与膜入水轮同也。此乃劳伤肝经、或性燥急促之人、啼哭含情之妇，欲强制郁伤于肝，赤涩难开，痛牵头脑，泪出羞明怕日，钉翳日深，接引黄仁，根深血援终不移。治法：宜用退热饮、去风散血之剂，或痛甚，服酒调散一二贴，头痛熨以葱、艾，洗以防风、川芎、菊花、归尾、白芷、麻黄、羌活、荆芥之类，量翳大小轻重吹以丹药，将息避风，大忌淫欲嗔怒，不疼不痛，亦为不治之症也。

问曰：风轮生翳如针、如麻米者，何也？答曰：肝虚火动也。此症多是性燥之人，或思虑太过所致。治法：疼痛甚者，宜服洗肝散、糖煎散，点用珍珠散加凉膈散。俱在前。

---

① 月：原文作“日”，据后“日积月累”及《秘传眼科全书》卷五“膜入水轮外障”之“日往月来”句，当作“月”。

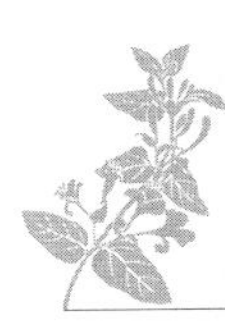

修肝散

栀子　薄荷　防风　当归　甘草　连翘　大黄　黄芩　苍术　羌活　菊花　木贼　赤芍药　麻黄

上依等分为末。每服二钱，食后蜜水调下，或煎，日进二三服。

糖煎散

龙胆草　防风　防已　大黄　荆芥　赤芍药　当归　甘草　川芎

上各等分为末。水煎，临时服入砂糖少许，同服。

黄膜下垂

黄膜下垂者，脾胃热风结，血凝气滞，膏脂窒塞，血运不能通，故生是疾。发歇无时，痛涩泪出，渐生黄膜下垂，发则膜舒，退则膜卷，胞皮下垂，羞明怕日，虽举不张，黄膜渐长，遮满瞳仁也，甚至满目皆黄，难辨人。治法：虽不是拳毛倒睫之症，亦可夹些眼皮，使露黑睛，黄膜气舒。发歇年久可夹，乍发不宜夹。治宜通脾、泻胃、拨云、八正之剂，以对充之丹，片脑少许。如有泪，退之速；无泪，退之迟。忌口斋戒，使衰其血，易于调理也。又有一症，黄膜从下生上，为之黄膜上充，大抵治同，厚者宜挑剪。

问曰：白睛黄赤生翳如赤膜者，何也？答曰：脾胃得肝木，克土之候也。治宜省味金花丸，去其黄膜，后用针砂平胃丸收功，点用重药，脑不可用，少下。

针砂平胃丸　久服平胃气，去肝邪。

苍术　厚朴　陈皮　甘草　针砂

上各等分，㕮咀为末，炼蜜为丸，如绿豆大。每服五十丸，空心米汤下。

省味金花丸　治脾胃积热，致生黄膜。

栀子　黄芩　黄柏　桑白皮　地骨皮　桔梗　知母　甘草

上为细末，炼蜜为丸，茶清送下。

赤膜下垂

眼胞下生赤膜垂下，遮于黑睛疼痛者，乃胃热也。治法：红痛甚者，服郁金酒调散、大黄当归散；微退后，用拨云汤、生地黄散，点用重药加清凉散药，以上方俱在前。

大黄当归散 治胃中有热，生膜疼痛。

当归 赤芍药 川芎 菊花 大黄 黄芩 杏仁 薄荷

上各等分，㕮咀，食后水煎温服。

生地黄散 治眼下赤膜，发歇无时，久服则不发。

生地黄 黄柏 知母 防风 荆芥 升麻 干葛 天花粉 黄芩 甘草 桑白皮 白茯苓 赤芍药

上㕮咀，每服七八钱，重水煎食后服。

逆顺生翳

逆顺生翳，与赤膜下垂，与黄膜下垂、上充之症颇同，然此顺逆者，五脏虚劳，风热冲于肝膈。上胞，阳明经毒壅，血气凝滞，故生赤膜垂下，谓之垂帘翳，此为顺。下睑，太阴肝经毒壅，故翳膜下生向上，谓之逆翳。治法：宜服泻脾胃之剂，大抵去翳之药，随其轻重增减用之，宜忌口诸毒。

问曰：眼上下逆顺上翳者，何也？答曰：肝经虚损，积毒热甚，至主翳四起，侵黑睛。治宜明目流气饮、蝉花无比散，点用珍珠散，次用三七丹，肿者亦可劆洗。

明目流气饮 方在前“伤寒热病”症内 治脾得邪热，或逆顺生翳。

蝉花无比散 治风毒伤目，昏暗渐生白翳遮睛。

白茯苓 甘草炙，助胃 防风各四两 川芎 赤芍药各二两 石决明盐水煮，研极细 白蒺藜炒，去尖，四两 蛇蜕炙 蝉蜕去头足，四两 苍术一两 当归酒浸，二两

上为末。每服三钱，食后米汁调服，茶亦可。忌食毒物。

漏眼脓血

漏眼脓血者，有甚于钉翳并膜入水轮二症之利害也。此症未发之时，其头先觉昏闷，四肢如劳，五脏多积风热壅毒，攻充于黑睛，黄仁生出毒疮，灌溉水轮，控血，溃烂流脓。治法：宜葱、艾入白芷，锅内炒热，以绵裹熨于眼胞上，屡换热的，散其恶血，消其败脓，止其恶痛，生地黄捣

烂煨熨于有疮处更妙；用阴二阳四丹对于有疮处吹，或单用枯矾、轻粉、血竭、乳香，研细对于疮处吹点，亦可洗以桑白皮，入盐花、明矾熏洗，服以坠翳明目丸、没药散，忌动风动血之物。

坠翳明目丸 方在前“血灌瞳仁”症内

没药散

没药　大黄蒸，少用　朴硝

上为末，每服三钱，酒调下，茶亦可。

飞尘入眼

飞尘入眼者，此病全然无事，误被物或飞尘飞丝入眼者，此外伤也。只为尘物粘在胞睑之间，粘定不出，痛涩难开，磣涩泪出，致生障膜。初患之时，治法用丝线缠耳环脚，翻转上下胞睑，拨出尘物即可。若初时不谙此法，少疗，日久必生翳膜遮满瞳仁，须有丹药吹点。胞睑内仔细翻看，有物粘处，必定有血积成块或肉疙瘩，此是病之发踪处，宜小锋针挑拨；或有刺尘处，针毒血出可，此为病之根也，曰外病也。初起宜将丝线卷铜匙脚，撚拨出尘物；久者，宜翻转看上下；有积处，劆洗至平。点用清凉散，服以散血退热之剂。

酒调散

当归　甘草　大黄　赤芍药　菊花　桔梗　苍术　桑螵蛸　麻黄　羌活　茺蔚子　连翘各一两

上为末。每服三钱，酒调下。

修肝散

防风　羌活　当归　生地黄　黄芩　栀子　赤芍药　大黄　甘草　蒺藜各一两

上水煎服。

拳毛倒睫

拳毛倒睫者，此脾与肺二经之得风热也，肺为五脏之华盖，主一身之皮毛，肺虚损则皮聚而毛落也。脾家多壅湿热，致令上胞常肿，大抵肝家受热不时泪出，痛痒羞明怕日，赤涩难开，常以手摩引，致令上下胞睑皮

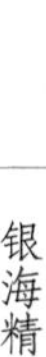

渐长，眼渐紧，故睫毛翻倒里面，刺眼碍涩瞳仁，渐生翳膜，攲[①]头侧视，不能正观。治法：先宜劆洗瘀血，后用竹夹夹起眼皮，灸四五壮[②]为妙，使毛生向外，其疾瘳[③]耳！睛中有翳，用阴二阳五丹，吹点，翳即消磨，其夹须依口诀，务令紧夹，不可滋水，恐溃有疤痕，若脱下痕处用光粉调香油逐早搽抹，久则肉色一般，眼目光明如旧。

细辛汤 治脾经肿得风热，宜服。

细辛 防风 知母 茺蔚子 大黄 桔梗 羚羊角 黑参

上㕮咀，每服四钱，用水煎，食后温服。

防风饮子

黄连一两 细辛 蔓荆子各三钱 葛根 防风各五钱 当归身七钱 甘草炙 人参

上水煎，食远服。避风、忌口。

除湿压热饮

细辛 苍术各一两 防风 知母 茺蔚子各两半 桔梗二两 大黄 黄芩 栀子仁 朴硝

上水煎服。

阿胶丸

阿胶蛤粉炒 鼠黏子炒 甘草 糯米炒，各一两 马兜铃 款冬花 紫菀 桔梗

上为末，炼蜜为丸，如弹子大。每服一丸，食后细嚼，薄荷汤下。

密蒙花散

密蒙花 羌活 菊花 石决明 木贼 黄柏 白蒺藜 黄芩 蔓荆子 青葙子 枸杞子

上每服三钱，茶送下，水煎亦可。

充风泪出

充风泪出者，症非一也，有肾虚不生肝木，肝经受风而虚损，故木动

① 攲：倾斜貌。
② 壮：谓灸艾之数量。宋代沈括《梦溪笔谈全编》卷十八“技艺”条：“医用艾一灼谓之一壮者，以壮人为法。其言若干壮，壮人当依此数，老幼羸弱量力减之。”
③ 瘳（chōu）：病愈。

也，迎风而泪出也。肝经虚者，宜服止泪补肝散止之。大止泪之法，点用重药，热泪者服川芎茶调散，点用清凉散，肝风者宜苍术止之。不赤不疼泪出，是谓之风泪；肿痛赤涩泪出者，此热泪也；若迎风而出汪汪，冬月多，夏月少，拭却还生，又不分四季，皆有此冷泪也。冷泪者，乳香川乌丸，川乌一个，草乌二个去皮，明矾一钱，白面块一个为末，豮猪胆汁为丸，如黍米大，每用一丸，夜卧时放在眼之大眦头，泪止即止，或灸止之。又有肺脏久冷，大眦有窍，名为泪堂，泪堂通肺腑，此泪难治，久流则能令目昏暗，血气虚弱之人，不肿不赤，但淡紫红者，涩痛泪出，是虚泪。

灸法　久流冷泪，灸上迎香二穴，天府二穴，肝俞二穴，第九骨开各对寸。

止泪补肝散　治肝虚迎风泪出不止，宜灸睛明二穴，系大眦头，风池二穴、临泣二穴。

蒺藜　当归　熟地黄　川芎　白芍药　木贼　防风　夏枯草血虚者不用

上各等分为末，每服二三钱，茶酒任下。

苍术散　治风湿伤肝，湿泪昏花。

苍术　木贼　香附米　夏枯草　蝉蜕　甘草　蒺藜　白芷　防风　蔓荆子　川芎　僵蚕

上依各等分为末。每服二三钱，茶清下，酒亦可。

川芎茶调散　治一切热泪，眼弦湿烂。

川芎　防风　羌活　甘草　木贼　石膏炒　石决明　荆芥　薄荷叶　菊花各一两

上为末。每服二三钱，食后茶下。

肝风积热

肝风积热者，肝家劳苦，七情郁结，二三年间来来往往，一发一歇，遂生翳膜，或聚或散，赤涩泪出。此症多是夜勤灯光观书史，或雕画打银细巧之人，久累肝家，积热成风，肝若受风，必有脑痛，不觉渐渐昏蒙。治法：有翳者吹以丹药，内服泻肝省风之剂，除肝家之风热，忌口将息，一年半载，病根除矣。其洗眼照依疼痛肿涩眼之方，载在前症条下。

问曰：眼目递年举发无时者，何也？答曰：肝经积热也。经云：肝劳则气逆，肝宁则气顺。气急则发，气顺则歇。治宜发时痛甚者服洗肝散、省风汤之类，常服此数方则能除此病也，点用清凉散。

洗肝散 方在“天行赤眼”症内

泻肝散 治肝经积热。

黑参 大黄 黄芩 知母 桔梗 芒硝

上等分为末。每服二三钱，食后热水调下，日二次。

省风汤 治肝热大旺，瞳仁不清或细小，宜服。

防风 犀角 大黄 知母 玄参 黄芩 羚羊角肝虚不用 桔梗

上为末。每服二钱，水煎入灯心、竹叶，食后服。

坐起生花

坐起生花者，此是内障。此症肝血衰，胆、肾二经虚也。六阳[①]不举，故久坐伤血，起则头晕眼花，或前常见花发数般，或赤或黑或白，缭乱昏暗不明，良久乃定，瞳仁开大不清。此症宜补肝肾，或明目固本丸。不治，恐久变为青盲内障，变为五风[②]难治之症也。固本丸只生熟二地黄、天门二冬，加人参也。

问曰：人之坐起眼前见花，数般茫茫如蝇翅者，何也？肝肾二经气乏也。经云：肝肾之气，充则精彩光明；肝经之气，乏则昏蒙眩晕。治法：宜补肾丸、补肝重光散、还睛丸、明目固本丸、补肾明目丸，随人气体虚实加减用之。

补肾丸 治血气虚弱，变成内障，宜服。

磁石火煅醋淬七次，水飞过，三两 肉苁蓉酒浸，焙 五味子 熟地黄酒蒸，焙 枸杞子 菟丝子淘净，酒浸，蒸另研，各二两 楮实子 覆盆子酒浸 车前子酒浸 石斛去根，各一两 沉香另研，五钱 黄柏各二两 青盐另研，五钱 或加知母

---

① 六阳：言手足三阳经会于头者，具体六经经名参看前“少阴经”条注。《灵枢·脉度》云：“手之六阳，从手至头。”又：“足之六阳，从足上至头。”此盖以手足阳脉左右同名者并称，合十二阳脉，然就脉名而言，手足合六阳脉，而六阳脉皆上行于头。此症“六阳不举”，谓手足六阳脉会于头者运行不畅，加之“久坐伤血”，故而血气运行受阻，遂致头昏眼花，终成疾病。

② 五风：五风内障，其致病因素大体相同，皆为肝肾受损引起的眼科内障疾病，惟是五风轻重不同，瞳仁颜色各异，所以有“五风变五色”之说。五风病名可参看明袁学渊《秘传眼科全书》“青风内障”“乌风内障”“绿风内障”“黑风内障”“雷头风内障”；“雷头风内障”严重时终至瞳仁变为黄蜡色，又称“黄风内障”，以其初发之时头痛难忍，故曰“雷头风”。

上炼蜜为丸，如桐子大。每服五十丸，空心盐汤下。

补肾明目丸 治肝肾血虚，视物不明，诸眼服凉药，表里愈后少神光。

羚羊角 生地黄 肉苁蓉 枸杞子 防风 草决明各一两 楮实子五钱 干菊花 羌活 当归各二两 羊子肝四两，煮焙

上为末，炼蜜丸，如梧桐子大。每服三十丸，空心盐汤送下，日午清茶下，临卧酒下，不饮酒人参当归汤下。

明目固本丸 治心热，肾水不足用，少睛光，久服生精清心。

生地黄 熟地黄 天门冬 麦门冬 枸杞子 干菊花

上各研末，炼蜜为丸，如梧桐子大。每服三十丸，空心盐汤下。

黄昏不见

人之两目，至日落西之时，渐渐不见，亦系内障，俗谓之鸡毛眼也，此乃肾之虚也。眼虽属于窍门，乃归肾而为主，肾虚则眼目昏，或贪淫乐欲、酒色过度，使肾脏衰惫，禀受天真不全，精神短少，致瞳仁神肾水不清，故目之无光也。治之须有还睛补肾，看人老少虚实，斟酌药饵以平之，饮食以补之，戒色断怒，使会阴水自然明矣。

还睛补肾丸 治内障。方在“目暗生花”症内

补肾明目丸 治诸内障，欲变五风，变化视物不明。

川芎 当归 熟地黄 菊花 山药 知母 石菖蒲 黄柏 青盐 远志 白蒺藜 川巴戟 五味子 白芍药 桑螵蛸 茺蔚子 菟丝子 青葙子 密蒙花 枸杞子 肉苁蓉 石决明

上为末，炼蜜为丸，如梧桐子大。每服四十丸，空心盐汤下。

十味还睛丸 治下元虚惫，一切内障。

防风 羌活 密蒙花 青葙子 川芎 蒺藜 甘草 白术 木贼 菟丝子酒浸三宿，生用，焙干

上为末，炼蜜为丸，如梧桐子大，每服二十丸，空心盐汤下。

瞳仁干缺

瞳仁干缺者，亦系内障，与外障无预，但因头疼痛而起，故列外障条中。按此症因夜卧不得，肝藏魂，肺藏魄，魂魄不安，精神不定而少卧，

劳伤于肝，故金井不圆，上下东西如锯齿，匾缺参差，久则渐渐细小，视物蒙蒙，难辨人物，相牵俱损。治法宜泻胆补肾之剂。一本无眦，鸿飞内有，肝肾俱虚，火旺也，用猪肝煮熟，露宿，清晨切薄，蘸夜明砂细嚼，此药能通明益胆之功。瞳仁小者，肝之实；瞳仁大者，肝之虚。此症失于医治，久久瞳多锁紧，如小针眼大，内结有云翳，或黄或青或白，阴看不大，阳看不小，遂成瞽疾耳！初起时眼珠坠痛，大眦微红，犹见三光者，宜服五泻汤、省风汤同补肾丸，及补肾明目丸，久服效。方俱在前。

五泻汤　治瞳仁干缺，肝火旺，及五脏虚火旺动，此药能泻火。

黄柏　知母　木通　栀子　生地黄　甘草　黑参　桔梗　黄芩　防风　热甚加羚羊角　犀角　黄连

上㕮咀，每服六七钱，用水煎，食后服。

痒极难忍

痒极难忍者，肝经受热，胆因虚热，风邪攻充，肝含热极，肝受风之燥动，木摇风动，其痒发焉。故诸痒属虚，虚则痒，诸痛为实，实则痛。黑珠痒者，有眼弦痒者，点以丹药，或煨姜摩擦，泪通痒止，或湿痒用碧天丹洗，清晨洗以盐汤，或入桑白皮、防风、荆芥、薄荷之类。

问曰：眼迎风受痒者，何也？答曰：脾、肝二经受风邪也。治法：痒时用三霜丸、拨云散、绵裹散，洗用去风药。

三霜丸　治痒极难忍，用此丸即愈。

姜粉　枯矾　白硼砂

上为末，口津液调和如粟大。要用时，将一丸放于大眦止之。

绵裹散　治眼湿泪烂弦眼目。

当归　黄连各一钱　铜青七分　枯矾四分　朴硝

上各为细末，用细绢包[①]绵缚紧，每一个约龙眼核大，要用时将一个用白汤半盏泡洗，一日二次。

① 包：原文作“色”，据文义及后“治诸眼一切点贴膏药”之“八仙丹”条“用绢包约龙眼核大泡洗”句，当作“包”。

眼内风痒

问曰：人之患眼，遇风痒极者，何也？答曰：此因肝虚，合畜[①]风热，胆经风毒上充入眼，遂遇风受痒。宜劆洗，服藁本乌蛇汤、补胆汤。

藁本乌蛇汤

藁本 乌蛇 防风 羌活 川芎 白芍药 细辛

上浸酒，煎服亦可。

补胆汤

前胡 马兜铃 茯苓各一两 柴胡 人参 桔梗 细辛 黑参

上炼蜜为丸。每服三钱，水煎服亦可。

垂帘翳

问曰：人之患眼生翳，如珠垂帘遮睛者，何也？答曰：此因心火虚炎，肝经风热，上攻入脑中，热毒流下，住于风轮，故眼赤涩泪出，肿痛无时，年久乌睛白红色，故名曰垂帘翳。

宜服洗心散，加味修肝散。

洗心散

荆芥 薄荷 连翘 麻黄 赤芍药 栀子 黄连 大黄各一两

上每服五钱，水煎服。

加味修肝散

栀子 薄荷各三两 羌活一两 当归 大黄 连翘各五钱 黄芩 赤芍药 菊花 木贼 白蒺藜 川芎各一两 麻黄 甘草

上为末。每服三钱，用酒调下，痛用酒，不痛水煎服。

鹘眼凝睛

鹘眼凝睛，此骤然所感，非久患之症，因五脏皆受热毒，致五轮振起坚硬，不能转运，气血凝滞，睁然如鹘鸟之眼凝视不运之貌，难辨人物，因形而名曰鹘眼凝睛。治法：宜用香油调姜粉汁于额睑部，摩擦及面上，

① 畜：通“蓄”，积聚、蓄积。

或摩风膏摩擦更好，服以酒煎散，以被盖出汗，其眼即活动。面面用灯火烧之，断其风路，此症多是小儿急慢惊风之症，大人少有此患。

桑螵蛸酒调散 方在前“暴风客热”内 眼障初服。

导痰消风散

陈皮 半夏 甘草 白芷 全蝎 羌活 防风 荆芥 升麻 细辛 芦荟

上㕮咀，各等分。水煎，姜三片，温服。

辘轳展开

辘轳展开者，与鹘眼凝睛症同。鹘眼凝睛者，睛凝不运之貌；辘轳展开而大者，此胆肾之水散焉。瞳仁之大小随黄仁之展缩，黄仁展则瞳仁小，黄仁缩则瞳仁大。人不知瞳仁能大小者，非也。此乃肝受风而不展，辘轳则瞳仁圜圆[1]也，随肝轮而缩，觉见瞳仁大不收，号曰辘轳展开症。风充入脑，眼带吊起，此症小儿急慢惊风受之，治法若前，姜汁调香油，摩风膏摩擦，药用蚌壳频频灌下，乳母忌口。

问曰：瞳仁开大不收而展缩者，何也？答曰：肝受风，痰盛也。治法：僻巽锭子、牛黄丸、石楠散，初起者宜发表，小儿如此患，治法亦同。

僻巽锭子 治肝胆受风，变成前症，小儿通睛，瞳仁阔大，并皆治之。

牛胆南星七钱 防风 干姜各三钱 白附子五钱 牛黄三分 川乌 白芷 薄荷 木香 白术 白茯苓 人参各五钱 朱砂一钱 麝香五分 白僵蚕二十个，生用 片脑五分

上将前药俱研为细末，冬用蜜二斤、甘草半斤，煎作膏，稀稠得宜，将次药末和作锭子，金箔为衣。小儿急慢惊风，手足搐搦[2]，金银箔磨汤化下一锭；大人破伤风，酒化下三四锭子，约一钱一个，或七分一个。举此麻黄一斤、甘草半斤，用水三四碗，砂锅内煎至一钟之时，入蜜一斤，缓缓熬炼，滴水内成珠，方将前药搜和为丸，即作锭子也。

牛黄丸 能去风痰。

---

① 圜圆：圜，通“环”，围绕；圜圆，即环绕瞳仁四周之圆。

② 搐搦（chù nuò）：四肢抽搐并伴有十指开合或双拳紧握的症状。清代何梦瑶《医碥》卷四“杂症”下“抽搐”条：“抽搐者，手足频频伸缩也。或言搐搦者，搦谓十指频频开合，两拳紧捏也。”

牛黄二分　白附子　全蝎　肉桂　川芎　石膏各一两　白芷三分　藿香五钱　麝香少许　朱砂二钱

上为细末，炼蜜为丸，如梧桐子大。每服二三丸，临卧薄荷汤下。

通顶石楠散　能利膈开风痰。

石楠藤　藜芦各一两　瓜蒂七分

上为末。米汤下一匙，日一二度，灌入口内，去风痰。

小儿通睛

小儿通睛，与鹘眼凝睛、辘轳展开此三症颇同，然此症或因外物打着头额，或被诸般人物惊心，遂成惊风之症。风热伤肝，魂不应目，风邪上壅，黄仁不成关锁，瞳仁开，惟直视不辨人物，致眼通睛，通者黄仁、水轮皆黑，似无黄仁；瞳仁水散，似无瞳仁，此黄仁与瞳仁通混不分，号曰通瞳。亦风药摩擦二法，发散风邪宜服牛黄丸，不须点药，只服药，然前症牛黄丸、通顶石楠散亦可用也。

牛黄丸、通顶石楠散　二方俱在前症条下

五七犀角饮

犀角　人参　茯苓　甘草　远志各一两　麝香少许　龙胆草　黄芩各五钱

上㕮咀，水煎服。

小儿疹痘

小儿疹痘者，名为“百岁疮”也，不论大小，俱患一度。疹痘入眼，疹有两分，痘疮初上皮肤之际，眼闭不开，眼上即有痘疮，点在黑睛上，易治，急取益母草煎汤熏洗，日三度，更以阴一阳五丹调鳝鱼血点，忌口及夜啼，乳母亦忌口，须疹痘痊可，其眼渐开，眼中之痘小，随而痊矣。又有一症，疹痘之后，疮痂落尽，肌体肥壮，眼中忽然红涩，此乃余毒郁结于肝而发出，此症十分利害，失治多能害目，只用车前草擂[①]水，频与吃下，洗却肝经之热毒，洗以益母草，点以鳝鱼血调药。经曰：疹痘之后，

① 擂：原文作“檑”，据后文“痘疹入眼”条“或车前草擂蜜水”句及“养肝丸”条“于砂盆内擂入黄连末”句，当作“擂”；又，《玉篇》上卷六“手部第六十六”之“擂”条及《龙龛手鉴》卷二“手部第一”之“擂”条皆以“研物”解之，此谓车前草与水同研。

毒气郁结，发肝而气不能泄，攻发于眼，伤于瞳仁者，素无治法也。

问曰：小儿此症入眼者，何也？答曰：小儿痘疮之发，五脏皆热毒之，气壅塞停留，热气在肝膈充入眼，使疼痛泪出，怕日羞明难开，遂生疮于眼内，久发变为白膜。初觉疮入眼中赤涩之时，急将药泄其毒，外以退翳之药，若不能为，终身之患也。先将秦皮汤洗目眼，红花散、退翳散服之效。

秦皮汤 洗服。

秦皮 秦艽 防风 细辛各一两 甘草一钱

上将水二盏，煎至一半，热洗。

红花散

红花 连翘 当归 生地黄 紫草 大黄 甘草 赤芍药

上灯心、竹叶水煎服。

退翳散 即猪肝散。

真蛤粉 谷精草 夜明砂

上为细末。用猪肝二两切开，掺药于内，以麻扎定煮，水冷，将肝同药细嚼，煮肝本汁咽，诸般毒物莫吃。

小儿眼生翳

小儿眼生翳者，脾胃实热所致。或是胎中受毒，或因乳母好食热物，皆能令小儿患眼。量儿之大小，疾之远近轻重，一周半载者，其药须令母吃，或蛤壳灌入小儿吃可也。二三岁者，此是胎毒也。离母之后患眼者，此是小儿自受之症，与母无预。此药须令小儿吃，忌以油腻煎炒、糖甜果子之类，不独患眼所忌，不忌多生惊症，变为疳伤，亦能害目，甚至不治之症，其疳眼别有余条款，此乃小儿生翳症也。黑睛如麻豆，大如萝卜花，与疳眼大不侔[①]矣。一倍三黄丹、一倍珍珠散点用。

加味修肝散

栀子 薄荷 连翘 麻黄 赤芍药 羌活 当归 大黄 黄芩 菊花 木贼 白蒺藜 川芎 甘草

① 不侔：侔，等同、齐等；不侔，犹言不同。

上水煎，食后服。

痘疹入眼

问曰：小儿疹痘入眼者，何也？答曰：小儿于母胎中受其毒，必发疹痘，出之时五脏俱有热相攻，或肝脏热甚，必有痘生于目内，宜服。

凉肝散

草决明　天花粉　甘草　赤芍药　绿豆皮　谷精草

上为末，每服六钱，蜜水调下。

问曰：小儿痘疹伤眼者，何也？答曰：内脏虚热上攻也。治法：经云切不可泄，余毒宜用微凉剂和解。此症初起，睛上红紫涩痛，可用通神散，或车前草擂蜜水头①，频与吃，洗去肝中火邪。若至丧明，睛中有翳，或凹入者，经云："疹痘之后，毒气郁结于肝，伤于瞳仁。"素无治法也。

通神散　治小儿疹痘，用此能解毒。

白菊花　绿豆皮　谷精草　石决明煅过

上各等分为末，每服二钱，干柿一个，米汁水一盏同煎，候水干，不拘时服，能服汤药，只将本方煎服亦可。

救苦观音散

桔梗　当归　连翘　藁本　细辛　苍术　龙胆草　羌活　黄连　知母　黄芩　黄柏　川芎　柴胡　防风　升麻　生地黄　红花

上各等分，炼蜜为丸。能吞者每四五十丸服，小者量服之。

通神散

菊花　谷精草　密蒙花　绿豆皮　苍术　石决明　甘草　黄芩　蝉蜕　木贼

上各等分，水煎，食后温服。

小儿雀目

问曰：大人小儿雀目，至申酉时不见物者，何也？答曰：肝虚受邪热

① 头：据前"小儿痘疹"条"只用车前草擂水，频与吃下"句，则"头"字或衍；又，"头"之繁体"頭"与"频"之繁体"頻"形近，则"头"字或即"频"字之讹。

所伤，经络凝滞不和，阴阳不和，荣卫[①]不通，夜至昏也。治法：宜服五胆丸、蝙蝠肝散，又宜服苍蝇散，猪肝散主之，不用点药，虚极者诸补药亦可，增减用之。

苍蝇散

用苍蝇翅、草及花为细末，用白水煮猪肝，露一宿，空心煎丸；又可服猪肝散。

猪肝散 即退翳散，方在前“小儿疹痘”症内

五胆丸

熊胆一个　黄牛胆二个　青鱼胆一个　鲤鱼胆二个　青羊胆一个　石决明二两　夜明砂一两　麝香少许

上为末，将前胆和为丸如绿豆大，每服三十丸，空心茶下。

蝙蝠散

蝙蝠肝一个　石膏一两　黄丹　石决明煅　白蒺藜炒，各二两　若无蝠肝用羊肝加夜明砂

上将前药研细末，每服二钱，米汤调下。无蝙蝠肝，用羊肝一块切作四块，以药一二钱糁肝内，以麻缚定，用米汁水水罐内煮熟。次早取出羊肝药细嚼，以煮肝汁同食效，如体虚弱之人亦可服补药，为丸尤妙。

胎风赤烂

胎风赤烂者，其症有三：初时血露入眼，洗不干净，而生是疾，遂至赤烂；又有在母胎中，其母不知忌口，多食壅毒之物、酒面、五辛之类，至产生三四个月，两眼双赤，眵粘四眦，红赤湿烂，此是胎毒所致，此小儿在腹中饮母血，血毒于儿，生出方发此症也；又有乳母壮盛之人，抱儿供乳之际，儿口未哺，乳头汁胀满，其汁洒然射出，充入儿眼，亦能生此

① 荣卫：营卫，营主血之运行，卫主气之循环，荣卫通则血气运行无碍，而人无疾病之患；荣，通“营”。《灵枢·营卫生会》云：“人受气于谷，谷入于胃，以传与肺，五脏六腑皆以受气。其清者为营，浊者为卫。”明代张介宾《类经·营卫三焦》注云：“清者，水谷之精气也；浊者，水谷之悍气也。”又：“清者属阴，其性精专，故化生血脉而周行于经隧之中，是为营气；浊者属阳，其性剽疾滑利，故不循经络而直达肌表，充实于皮毛分肉之间，是为卫气。”人身受纳水谷而中焦脾胃化其精微为血，输布经脉之中而营养于内，故其主内属阴；水谷气化而浊者无所不至，上出于经脉之外而护卫周身，故其主外属阳。故《灵枢·营卫生会》云“营在脉中，卫在脉外”，而《素问·调经论》则云“取血于营，取气于卫”，启玄子王冰注曰“营主血，阴气也；卫主气，阳气也”。然“荣卫者，精气也；血者，神气也”，所谓血气者，异类同名，或输布营养，或护卫周身，贵乎畅通。

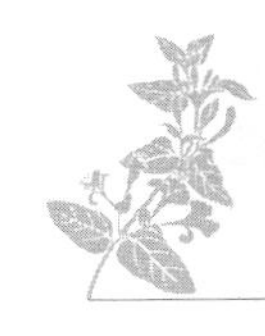

烂湿，若充射面部，则能生疵、湿疮，痒。大抵此三症通号曰“胎风赤烂”。孰知内有三因之由，血露不净与乳充射，宜碧天丹洗。胎毒者须母服三黄丸，忌口；其儿亦用三黄汤熏洗，点以时药可也，服宜小防风汤、小承气汤、小菊花膏、导赤散，此数方随冷热用之；或童子患眼者，治法亦用此数方加减，点用时药。

小防风汤 此数方治小儿胎风赤烂，小儿眼生翳。

大黄 栀子 甘草 赤芍 归尾 防风 羌活

上等分，水煎，食后服。

小承气汤

大黄 薄荷 杏仁 蝉蜕 甘草 羌活 天麻 当归 赤芍药 防风

上水，煎服。

小菊花膏丸 治小儿风毒眼。

黄连 枯黄芩 大黄 干菊花 羌活 苍术 荆芥 防风

上为细末，炼蜜为丸，每服四五十丸，或为膏。

小儿疳伤

小儿疳伤之症，富贵之家，多生是疾，盖因父母速爱之由也。小儿[①]如草木之萌蘖[②]，怎受风日寒露之欺，且小儿五脏六腑未实，气血柔弱，怎禁油腻、煎炒及诸般荤[③]腥。或一周半载，纵口果子、糖甜之物，及鹅、鸭、鸡、猪、牛、羊等肉；或饭方了，又哺以乳；或乳方饱，又与其饭，此出于父母至情。富贵之家，有是症焉，贫贱之家，岂有是患。何也？一食诸物，不消不化先伤于脾，致腹胀，午后发热，至夜半方退，日久头发稀疏，转作泄泻频频，泻甚则渴，至伤肝胆；眼之白仁鲜红，羞明怕日，渐生翳膜，遮满黑珠，或突起如黑豆、如香菇之状。治法：先治内，后治外。用鸡卵入轻粉一二分、使君子仁一个半、葱珠几颗，湿绵包煨与吃，宜空心连吃五七弹止。又宜煮羊肝，露宿，蘸夜明砂吃，或猪肝亦可，切宜忌口荤腥。其白膜用阴一阳七药调乳，点煎胡宣二连服，侧柏叶熏洗。若疳伤

① 儿：原文作“草”，误，据上下文义及修辞当为“儿”字之讹误，今据此改。

② 萌蘖：谓草木发芽之初，极言小儿初生身体之脆弱，动辄有恙。草木发芽曰萌，斫木后余枝生芽为蘖。

③ 荤：原文作“晕”，据文义当作“荤”。

肝胆，眼珠突出或瞎尽，为不治之症，不独瞎眼，甚至丧命。若声哑口干，手脚俱肿，十死八九。

问曰：小儿疳伤眼目，疼痛羞明不开，乌睛上青翳如黑珠子，或白膜遮睛者，何也？答曰：此因饮乳之际，好食果子杂物、油腻及热毒物，多使脾胃生疳，或泻泄不止，不止夜间[①]潮热，久则疳虫伤肝，上攻眼目，初觉红涩羞明，急疗。若乌睛上，变成有黑翳如珠，泄泻不止者，多是不治。宜服除热饮等方。

五疳丸 治小儿疳眼，面瘦皮黄，羞明怕日，食乳不消。

绿矾成块浣净　密陀僧服过　夜明砂各一两

上为末，用蒸枣肉捣前药末为丸，如黍米大，每服三四十丸，量儿之大小，空心米汤下。

除热饮

大黄　知母　防风　黄芩各一两　黑参　茺蔚子　菊花　木贼各一两半

上水煎，食后服三贴，用鸡蛋一个，使君子仁三个、轻粉二分同研末，入蛋内煨熟，空心服，至二三个，即去疳虫，后服五疳丸。

五疳丸

胡黄连五钱　牛黄一钱　密陀僧一两　夜明砂　绿矾三两

上用枣肉为丸，绿豆大，空心服三十丸，米汤送下。

芜荑丸 治小儿五疳。

芜荑　黄连　神曲　麦芽炒

上各等分为末，面糊为丸，绿豆大，每服十丸至十五丸，水汤下。

五疳陈皮汤 寒热往来，薄荷汤下。

风弦赤眼

问曰：人之患眼，两睑时常赤烂者，何也？答曰：大人患者，因脾土蕴积湿热，脾土衰不能化湿，故湿热之气相攻，传发于胞睑之间，致使羞明泪出，含在胞睑之内，此泪热毒，以致眼弦赤烂。治法：春夏烂者为热烂，服用三黄汤，洗用绵裹散、金钱汤，有瘀血宜劆洗，与服泻脾汤；秋

① 间：原文作“闻”，据上下文当作“间”。

冬烂者为冷烂，又曰迎风洒泪，洗用碧天丹，点用重药，睑厚劆洗之。后宜火烙之，小儿患者，因母胎中受热，或落地之时，恶露入目，沐浴不净，拭之未干，却感外伤风邪，使邪入目，亦生此疾，治之：小儿服黄芪汤，大人服茶调散，热甚洗金钱汤，风甚洗碧天丹，先劆洗，后用药。

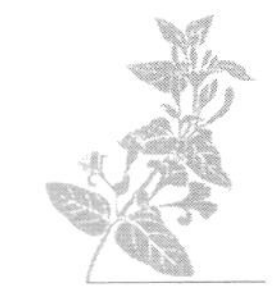

黄芪汤

黄芪　车前子　细辛　黄芩　五味子　苍术　黄连各一两

上各等分，水煎服。

茶调散　即川芎茶调散。方在前“充风泪出”症内

三黄汤　在“胬肉攀睛”症内

绵里散　在“痒极难忍”症内

碧天丹

金钱汤　治久年烂弦。

古钱即老铜钱生锈者，七个　黄连研末，二钱　白梅干五个，梅自落者为白梅

上将此三味，用老酒二小盏于磁礶内煎至半盏，至夜时，冷可洗用，不过三四日即愈，日二次。

烂弦火穴法

鱼尾二穴　睛明二穴　上迎香二穴　攒竹一穴　太阳二穴

烂弦风之症，因脾胃壅热，久受风湿，更加吃诸毒物，日积月累，致成风烂。胞睑之内变成风痘，动则发痒，不时因手拂拭，甚则连眼眶皆烂，无分春夏秋冬皆如是，眵泪满腮，有不近人手之怕。治法：翻转眼睑，利洗瘀血二三度，或小锋针针出瘀血亦可，若因摩引有红筋者，宜老醋烧炉甘石淬七次，加以阴丹，量轻重搽点眼弦，并搽点眼内无妨。忌动风动血之物，不食可也。

肝风目暗疼痛

此症肝风目暗者，乃是肝肾虚劳，肝气不足，血虚故也。不时疼痛，举发无时，痛则惟眼珠坠疼，颇有赤涩泪出，看物依稀，眼前多见花发数般，或黄或白或黑，见一物如见两般形状不清，疗治恐损眼也。此症实有内外相兼病也，非徒治外，而不治内曷济哉！内则白蒺藜散，补外则阴二阳八丹，调乳汁点二三夜，点一次加片脑少许，洗以黄菊花、赤芍药、侧柏叶、秦皮、白芷、川芎。更加忌口，五辛、诸热物莫吃。

补肝活血散 虚者宜服。

藁本 白芷 石决明 天麻 防风 细辛 羌活 黄芪 菊花 当归 生地黄 黄连

上各等分，水煎服。

补肾丸 治目暗疼痛，恐变成黑风内障，先宜服之。

泽泻去毛 细辛去苗 菟丝子酒浸，焙干 五味子炒，各一两 茺蔚子焙，二两 山药一两五钱 熟地黄焙，二两

上为末研均，炼蜜为丸，如梧桐子大，每服二十丸，空心盐汤下。

白蒺藜散

蒺藜 菊花 蔓荆子 草决明 甘草 连翘 青葙子

上各等分。水煎，食后温服。

迎风洒泪症

问曰：迎风洒泪者，何也？曰：肝之虚也，是亦脑冷，迎风泪遂出，拭却还生，夏月即少，冬月即多，后若经二三年间，不以冬夏皆有。此疾乃泪通于肝，肝属木，目乃肝之外候，为肝虚，风动则泪流，故迎风泪出，即服补肝散，治冷泪。

补肝散 治冷泪。

当归 熟地黄 川芎 赤芍药 防风 木贼

上等分，水煎服。

菊花散 治热泪。

菊花 川芎 木贼 香附子 夏枯草 羌活各一两 草乌一钱 防风 甘草 荆芥 白芷各五钱

上为末，每服三钱，茶下，水煎亦可。

又方 治实泪。

菊花 蒺藜 防风 羌活 川芎 夏枯草 木贼 甘草各三两

上每服三钱，汤调下，水煎亦可。

川芎茶调散 治热泪。方在前“充风泪出”症内

苍术止泪散

木贼　香附子　白芷　石膏　菊花　荆芥　白蒺藜　薄荷　当归　白芍药　川芎　蝉蜕　夏枯草

上为末，每服三钱，食后茶清下；冬泪，酒下。

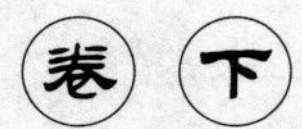

红霞映日

问曰：人之患眼赤涩肿痛，年深有红翳于乌睛上，浓泪如红霞映日者，何也？答曰：此乃三焦积热，肝膈风热上攻致然也。治之须用去风、散血、清凉之药。

修肝散 治肝气不顺。

防风 羌活 当归 生地黄 黄芩 栀子 赤芍药 甘草 藁本 大黄 白蒺藜

上各等分，水煎服。

拨云散

黄芩 甘草 藁本 栀子 防风 菊花 密蒙花 连翘 桔梗 薄荷 赤芍药 白蒺藜

上水煎，食后服。

加味修肝散 方在“小儿眼生翳”内

早晨疼痛

问曰：早晨痛至午者，何也？答曰：早晨至午皆阳旺，是虚阳攻上，头风攻注，为诸阳之首；早晨人动，则血运赤阳转于首，与风气相攻，早晨疼痛两眦，宜服川芎散、白蒺藜散。

川芎散

石膏二两 川芎五钱 白附子一两 甘草 羌活 菊花 地骨皮

上等分，水煎服。

白蒺藜散 方在“肝风目暗”症内

午后疼痛

问曰：人之患眼，午后至夜渐加疼痛者，何也？脑虚阳毒胜也。人身之血，午后行于阴道，至夜归于肝之司，况脑虚阳毒胜，故午后渐疼痛昏花也。治之须用回阳汤，次以夜光柳红丸。宜服：

回阳汤 治眼珠淡红，羞涩难开。宜服：

附子　人参　当归　川芎　赤芍药　茯苓　五味子　细辛　车前子　甘草

上每服枣子一枚，姜三片，水煎，半饥服。

夜光柳红丸 方在“风牵出睑”症内　治风湿伤肝。

痛极憎寒

问曰：人之患眼痛而憎寒者，何也？答曰：此乃气衰血盛。经曰：血荣气卫。足厥阴主血，荣阴也，卫为阳，今气衰血旺，乃阳不胜阴，故痛极而恶寒也。宜服附子猪苓汤、白术汤。

附子猪苓汤

白芍药　甘草　羌活各一两　附子　猪苓　加黄芩　柴胡

上每服五钱，水煎服之。

白术汤

白术　川芎　蔓荆子　没药　白蒺藜去刺　黄芩　防风　五味子　菊花　甘草

上各等分，水煎服。

问曰：人之患眼痛而体热者，何也？答曰：卫属阳而发热，荣属阴而发寒，荣卫为阴阳之道也，在上属心肺，在下属肝肾，今乃气旺而血衰，是阳多阴少，故痛而体热，是热邪归于心也。宜服洗心散、解明散。

洗心散

大黄　赤芍药　荆芥　黄连　当归　连翘　薄荷　甘草

解明散

当归　赤芍药　黄芩　菊花　柴胡　地骨皮　车前子　桔梗　生地黄　栀子　连翘各一两

上各等分，水煎服。

睑停瘀血

问曰：人之患眼睑停瘀血者，何也？答曰：此乃肝气凝滞，脾胃停风湿也，或因天行赤眼之后，起之太早，不能调养，则使血凝于胞睑之间，名曰瘀血。治之须翻上下胞睑，劆洗瘀血至尽，宜服退赤散、当归散。

退赤散

大黄　黄芩　黄连　白芷　当归　赤芍药　栀子　桑白皮

上各等分，水煎服。

当归散

当归　生地黄　赤芍药　川芎　甘草　菊花　木贼　黄芩　大黄　蒺藜　木通　栀子

上各等分，水煎服。

不赤而痛

问曰：人之患眼不痒不赤而痛者，何也？答曰：气脑虚也，荣卫不和，血气凝滞亦有也。七情郁结，肝风冲上，脑中风气相攻，故不痒不赤而痛。初患急服药，恐变为五风内障难治。宜服透红匀气散、川芎散、助阳和血汤。

透红匀气散

当归　细辛　白芷　没药　泽兰　甘草　茴香　天仙藤　厚朴　乳香　肉桂　黑牵牛　生地黄　羌活各一两

上为末，每服三钱，热酒调下。

川芎散

川芎　菊花　细辛　鼠黏子　石膏　僵蚕　蒺藜各一两

上为末，每服二钱，米汤下。

助阳和血汤　方在“伤寒热病后”症内

赤而不痛

问曰：人之患眼赤而不痛者，何也？答曰：肝热也，膀胱涩而不利，心火炎也。人身之血若河泽之流，比若川泽疏通，以归于海；若膀胱壅塞，则洪水妄流。人之血顺，则经络流利，上下相接，周而复始；逆则散漫妄行，上注于目，故赤而不痛也。今膀胱不利，心火上炎，肝经实热，岂不若川泽之壅塞也。治之须用八正散、导赤散、顺肝丸服之。

八正散

导赤散 二方俱在“大眦赤脉”条下

顺肝丸

黄连 黄芩 当归 蕤仁三十粒

上共为末，炼蜜为丸。

左赤传右

问曰：左赤传右，何也？答曰：此阴经火热也。阳中行阴也肝也，阴中行阳心也，邪热攻积于肝也，肝邪交于心，传于目也，左目属太阳，右目属太阴，故左赤传右，太阳经旺也。宜服三黄丸、洗心散。

三黄丸 方在“大眦赤脉”症内 热甚加黄柏。

洗心散

大黄 当归 赤芍药 甘草 荆芥 麻黄 栀子各一两

上各等分，水煎服。

右赤传左

问曰：右赤传左何也？答曰：此阴经火旺。脉有阴经及阳络皆属于肺，气者肺之精也，故右赤传左，乃肺经邪热，阴络火旺，宜服泻肺散。一曰阴虚，命门火旺也。

泻肺散 方在“膜入水轮”症内

桑白散 治肺气壅塞，邪热上攻眼目，白睛肿胀，日夜痛，心烦闷。

桑白皮 玄参 升麻 杏仁 旋覆花 赤芍药 菊花 葶苈 防风 黄芩 枳壳 甘草炙，各一两

上每服水一钟半，姜三片，煎至八分，食远温服。

胞肿如桃

问曰：人之患眼胞睑壅肿如桃者，何也？答曰：此乃脾肺之壅热。邪客于腠理，致上下胞肿如桃，痛涩泪出，不绝之注。桃目治之，用桃叶烘热，熨其肿处，宜服此散清凉散、羌活除风汤、蝉花散主之。

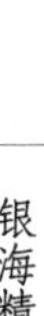

此散清凉散

升麻　赤芍药　川芎　柴胡各三两　玄参　黄芩　荆芥　甘草　白术　栀子　赤茯苓　干葛　草决明

上为末，每服六钱，水煎服。

羌活除风汤

羌活　独活　川芎　桔梗　大黄　地骨皮　黄芩各一两　麻黄　苍术　甘草　菊花　木贼

上水煎服。

蝉花散　方在"花翳白陷"症内

视物不真

问曰：人之患眼，视物不明，如纱遮睛，何也？答曰：此血衰气旺，血为荣，气为卫，卫为阳而气清，荣为阴而气浊。《素问》曰：清气为天，浊气为地，清阳发腠理，浊阴走五脏者，心肝脾肺肾也。眼有五轮，内五脏，肾属于水[①]轮，为瞳仁，肾水衰不能济于肝木，使肝木血衰，不荣于眼目，故睛少短，不能久视；肾衰不为心火交济，故心火上炎，眼目必热，则看物不准。今肾水衰乃虚阳攻上，肝血衰故目不得血，岂非血衰而气旺也。服驻景丸补肾，四顺凉肝散。

驻景丸

川椒一两，去目　楮实子　五味子　枸杞子　乳香　人参各一两　菟丝子　肉苁蓉各五钱

上炼蜜为丸，盐汤下。

四顺凉肝散

荆芥　川芎　当归　防风　赤芍药　甘草　汉防己

上各等分，水煎温服。

室女逆经

问曰：人之患眼，女子逆经，血灌瞳仁，满眼赤涩者，何也？

---

① 水：原文作"木"，据文义及五轮所属，当作"水"。

答曰：此乃室女或肥壮妇人血热经闭，过期不行，则血逆行于上，注于目，灌于睛外，皆红色，或乌睛上起如胬肉。治之切不可钩割，只用下气破血通经之药，其血翳自退。宜服调经散、破血红花散、顺经汤、导赤散。

调经散

香附米　当归尾各一两　大黄五钱，蒸　黄芩二两　黄连　生地黄　赤芍药　川芎　羌活　栀子　薄荷　木贼　苏木　红花　甘草以上各一两

破血红花散　方在“血翳包睛”症内　治室女逆经，眼疼痛，生血翳包睛。

顺经汤　能通经，行血止痛。

当归尾　川芎　枳壳　小茴香　柴胡　陈皮　玄胡索　白芍药　青皮　香附子　桃仁　红花　肉桂　热甚加黄连、黄芩

上各等分，水煎，食后温服。

导赤散　方在“大眦赤脉”症内

没药散　方在“胞肉生疮”症内

血室涩痛

问曰：妇人遇行经之际，眼目涩痛者，何也？答曰：肝虚也。凡妇人禀受虚者，眼中原有病根，若遇行经之际，去血过多，肝经愈加虚损，故使眼目转加疼痛，肿涩难开，头痛眩晕，生翳于黑睛上，或如粟米，或如花翳白陷者，皆因肝衰虚也。宜服当归补血散、点以九一丹。

当归补血散

当归　川芎　白芍药　防风　细辛　菊花　甘草　车前子　蒺藜　白术　羌活　茺蔚子　薄荷各一两　大黄五钱

上每服八钱，水煎入酒三盏，温服。

八物汤　治虚损血枯，上攻眼目。

黄芪　茯苓　熟地黄　川芎　当归　人参　菊花　白芍药

上每服，半饥温服。

白睛黄赤

问曰：白睛渐渐黄赤者，何也？答曰：酒毒也。酒能发阳，过饮无度，

脾经受湿，伤肝胆，助火，火伤于肺经，白仁属肺，故白仁黄赤者，酒之过也，引血伤于肝，肝受其血热，自上朝于目，目受其酒之热毒灌注，睛轮黄赤。宜服黄连解毒散，服数贴之后，点以清凉散。

黄连解毒散

黄连　黄芩　黑参　龙胆草　荆芥　天花粉　栀子　茵陈　生地黄　桔梗　车前子　连翘

上每服水煎，加童便三盏，温服。

清金凉肝散

黄连　黄芩　栀子　连翘　葶苈　桑白皮　麦门冬　天花粉　赤芍药　干葛　荆芥　杏仁　青皮　甘草

上水煎，加蜜一盏入内，煎一沸，食后温服。

患眼头痛

问曰：人之患眼偏正头痛者，何也？答曰：风毒甚也。头风在右者属痰属热，用苍术、半夏，热用酒制黄芩；在左属风及血虚，风用荆芥、薄荷，血虚者用芎、归、芍药、酒制黄柏。此三症看而用之有验。治法：痛甚者，酒调散表之；热痛者，石膏散、清空散、川芎茶调散；冷痛者酒调散、川芎散、神清散主之；风毒作痛，菊花散、如神散主之，不必点丹。

酒调散　下桑螵蛸的方在“暴风客热”症内

灸穴

百会一穴　神聪[1]四穴　临泣二穴　听会二穴　耳尖二穴　风池二穴　光明二穴　太阳二穴　率骨二穴

定发际并点各穴法则南筠参入。偏则灸一边痛处：前眉心平以墨点记；以草比同身寸三寸，自眉心比至草尽处，是前发际，亦以墨点记；又大杼骨上一点，以前草三寸尽处，亦点记，是后发际；又将草自前发际比至后发际平折，摘去一节，又将草均分作六折，摘一折，止存五折；以此草，自前发际比至草尽处，是百会穴；又以百会穴为中，四边各开二寸半，乃神聪穴也。

① 聪：原文作“腮”，“窗”之异体字，误；“神窗”当为“神聪”之讹，或以“聪”之繁体字形“聰”与“腮”形近致误。

灸耳尖穴　即率骨穴，将耳折转，尖上比寸半，尽是率骨穴考过同。

临泣穴　以瞳仁对眉尖上点为记，以草自点，比上三寸半，是临泣穴。

光明穴　对瞳仁上眉中，是光明穴。

攒竹穴　眉头两陷中，是攒竹穴。

睛明穴　在目内大眦外畔肉上，陷宛中。

颊车穴　在耳下曲颊端陷中。

风池穴　在后发际陷中。

肝俞穴　在第九骨下，各开寸半。

天府穴　在胸两腋下，三寸宛宛中。

听会穴　在耳下前陷中，开口取之。

耳门穴　在上耳前起肉，当耳缺。

鱼尾穴　在小眦横纹尽处。

太阳穴　在外眦五分是。

石膏散

石膏五钱　麻黄一两　何首乌五钱　干葛八钱

上用水煎，食后服。

清空散

川芎五钱　柴胡七钱　黄连炒　防风去芦　甘草炙　羌活各一两　栀子两半　黄芩三两半，炒一半，酒制一半

上为细末，每服一钱。热酒内入茶少许，调如膏，临卧抹口内，少用白汤下。如头疼，每服加细辛二钱；如太阴脉缓有疾，名痰厥头疼，加羌活、防风、川芎、甘草、半夏一两五钱；如偏正头痛，服之不愈，减羌活、防风、川芎一半，加柴胡一倍；如发热恶寒，热而[①]渴，此阳明头痛，只服白虎汤加香白芷。

白虎汤

知母　石膏　甘草　加香白芷

上各等分，入粳米三十粒，水煎服。

川芎茶调散　治诸风上攻头目、偏正头痛、热头风。

① 而：原文作“两”，据文义当作“而”。

薄荷八钱　防风一两五钱　细辛一两　羌活　白芷　甘草各二两　川芎　荆芥各四两

上为末，每服三钱，葱白茶调汤温服。常服清头目。

芎䓖散　治冷头风。

石膏二钱五分　草乌一分五厘　芎䓖二分　薄荷二分　甘草一分　白附子二分　白芷三分　细辛一分　仙灵脾二分

清神散　方在“两睑粘睛”症内　治冷头风。

枳壳　白芷　石膏　甘草　细辛　麻黄

菊花散　方在“迎风洒泪”症内

如圣散

白芷　川乌　防风各一两　细辛二分半　雄黄二分　草乌炮过去皮　两头尖

上为末，温酒调下，二日服一次。

通顶散　治一切头风。

川芎　白芷　谷精草　藜芦　防风　薄荷　牙皂　蔓荆子　细辛　蒲黄

上为末，口含水嗅之，吹入鼻内亦可。

雄黄丸　治偏正头风。

全蝎　雄黄各二钱　盆硝一钱五分　乳香　没药各二钱　薄荷　川芎各一钱　片脑一分

上为末，口噙水，搐[1]吹鼻内，日二次。

贴诸般疼痛眼方

赤芍、蒲黄与郁金，芙蓉研末拌均匀，朱缺土螺紧姜汁，若然常痛只擦睛。

痛甚加白芷、南星、无名异；血见热，久不开，加生川乌等分为末，热水调搽眼眶四围，干了再换。

羌活除风汤　方在前

① 搐：将药末用手指或以纱布包裹纳入鼻中，通过取嚏顺畅七窍、经络。

眼能远视，不能近视

问曰：能远视不能近视者，何也？答曰：气旺血衰也，经云“近视不明，是无水也”。治宜六味地黄丸，加补肾丸，诸补阴药皆可主之。

六味地黄丸 治肾虚、眼不奈视、神光不足。

熟地黄　白茯苓　牡丹皮　泽泻　山茱萸　山药　一方加川芎、当归、蔓荆子

上为末，炼蜜为丸，如梧桐子大，每服三十丸，空心服，不必点丹。

问曰：能近视不能远视者，何也？答曰：血虚气不足也，经云“远视不明，是无火也”。治宜初起者，服地芝丸、千里光散、菊花散，随人气血虚实加减，诸补药皆可用。

地芝丸

甘菊花　枳壳各一两　生地黄四两　天门冬四两　又加麦门冬，亦可用

上为末，炼蜜为丸，每服三十丸，空心盐汤下。

千里光散

菊花　千里光　甘草各等分

上为末，每服三钱，夜后临卧，用茶清调下。

菊花散

菊花四两　甘草五钱　生地黄四两　白蒺藜二两，炒，去刺

上为末，每服二钱，食后米泔水下。

治小儿疳伤

问曰：小儿三五岁，身如痨瘵①，面色萎黄，眼内红肿或突者，何也？答曰：脾胃受伤，五脏火旺，名曰疳伤也。治宜退热，用寒凉剂，潮热用胡宣二连汤，有虫使君子汤，收功用五疳丸，点用清凉散。若至胃气下陷，泄泻频频，无治法；眼珠或突起变白者，废人耳。

二连汤

胡黄连五分　宣黄连一钱　成童子者，倍之

① 痨瘵（láo zhài）：俗谓痨病，即今之肺结核。形容消瘦、积劳成疾为痨，以其乃痨病者素有之形态也；瘵，病，尤用以言痨病。

上为末，用蜜水调服，或成贴服亦妙，热甚，加银柴胡。

使君子汤 能杀疳虫。

使君子三个 轻粉一分 葱珠几颗

上使君子、轻粉二味为细末，入鸡蛋一个，搅匀，用湿纸包七重，煨熟蛋，息火气，空心与吃，连吃四五个蛋止，不可多用。

五疳丸 方在“小儿疳伤”症内

猪肝散 方在“小儿疹痘”症内

驻景补肾明目丸 治肝肾俱虚，瞳仁内有淡白色，昏暗渐成内障，服能安魂定魄，补血气虚散。

五味子 熟地黄酒蒸，炒[1] 枸杞子 楮实子酒浸 肉苁蓉酒蒸焙 车前子酒洗 石斛去根，各一两 青盐另研，一两 沉香另研，五钱 磁石火煨，醋水飞过 菟丝子酒浸，另研，各一两

上为细末，炼蜜为丸，如梧子大，每服七十丸，空心盐汤下。

救苦汤 治热症，用裹不能得退，热亦赤。

桔梗 连翘 红花 细辛[2] 甘草炙 当归身 苍术 龙胆草 羌活 升麻 柴胡 防风 藁本 黄连 黄芩 生地黄 知母 川芎 赤芍药

上姜三片，葱三根，食后温服。

决明子散

黄芩 甘菊 木贼 草决明 石膏 赤芍药 川芎 羌活 蔓荆子 甘草 石决明

上各等分为末，每服三钱，水一盏，姜三片，煎至七分，食后服。

贴诸般赤眼 治眼赤肿不开者。

黄柏 姜黄 南星 草乌 黄连

上等分为末，姜自然汁，调贴两太阳穴，一二次痛止。如有赤障起，亦可贴；打伤赤肿不开，如芙蓉叶、绿豆粉调贴，同葱捣贴亦妙。

清凉消毒膏 敷诸热眼。

薄荷叶 芒硝 大黄 细辛 雄黄 黄柏

上等分为末，水调涂之，效。

---

① 炒：原文作“妙”，据文义及中药炮制诸法，当作“炒”。

② 辛：原文作“莘”，据诸本草药名，当作“辛”。

经验洗眼散 洗时眼、热眼。

大黄 山栀子 防风 薄荷 川芎 羌活 甘草

上等分，用水煎熏洗。

洗眼汤泡散

当归梢 赤芍药 黄连 杏仁

上为细末，每日二次，用水汤泡洗。

酒煎散 治眼有风热，赤涩痛，宜服。

防风 防己 甘草 荆芥 当归 赤芍药 牛蒡子

上等分，用好酒煎，食后服。

酒调散 治白仁肿痛，可服。

槐花 栀子 牛蒡子 防风 蛤粉

上等分为末，水煎，食后入酒少调服。

大黄当归散 治眼壅肿，瘀血凝滞不散，攻冲生翳，宜服。

归尾酒浸 川芎各一两 菊花三两 大黄酒炒，五钱 黄芩 苏木 栀子酒炒，各一两 红花五钱

上等分，照加减，用水煎，食后服。

加味汤泡散 洗眼方。

归尾 赤芍药 黄连 杏仁 加防风各一两 铜青二钱 薄荷叶三钱

三泪

一曰冷泪，二曰热泪，三曰眵泪。

一，冷泪，不赤不痛，无翳无膜，凡早出，迎风有泪；或至秋，迎风有泪，其泪自出，病在肝也。

二，热泪，如糊粘下与上睑皮，有红有肿，眼罔不见日，夜见灯火泪涌出，病在心也。

三，眵泪，如糊粘两眼弦，赤肿生胬肉，病在肺也。

冷泪用肝经止泪方

当归 青盐 地黄 木贼

热泪用此方

荆芥 栀子 黄芩 黄连 木贼 地黄 夏枯草

眵泪方

桑白皮　夏枯草　川芎　木贼　葶苈　麦门冬　栀子

治上实下虚血贯瞳睛

防风二钱　羌活　白芍药各两半　荆芥二钱　生熟地黄各两半　粉草五钱　当归二钱　川芎四钱　菊花二钱　加茯苓

上为末，水一钟，入当土地黄同煎，温服，忌一切毒物。

川芎丸　治头风冷泪。

川芎　细辛　白术　甘菊　白芷

上为细末，蜡丸如黍米大，夜卧一丸，日中一时辰换一丸。荀牧仲尝谓予曰：有人视一物作两物，医者作所气有余，故见一为二，教服补肝气药，皆不验，此何疾也？予曰：孙真人云目之系上属脑，后出于顶中，邪中于头，逢身之虚，其人沉则随目系入于脑转，转则目系急，急则目眩以转，邪中其睛，所中不相比则睛散，睛散则歧，故见一物为两物也[①]。后令服驱风入脑药，则愈。

加减驻景丸　治肝肾气虚，视物䀮䀮[②]，血少气多。

车前子略炒，二两　当归去尾　熟地黄洗，各五钱　枸杞子　川椒　楮实子无翳不用　五味子各一两　菟丝子酒煮焙，半斤

上为细末，蜜水煮糊丸，如梧桐子大，每服三十丸，空心或酒或盐汤下。

拨云散　能散风毒，退翳障，及赤烂弦者。

羌活　防风　川芎　白蒺藜　荆芥　蝉蜕　甘菊花各一两

上为细末，每服二钱，食后，桑白皮煎汤调服。

泻胆散　治瞳仁干缺内障。

玄参　黄芩　地骨皮　麦门冬　知母各一两　黄芪　茺蔚子

---

① 孙真人云……两物也："出于顶中，邪中于头"句有误，当作"出于项中，邪中于项"；"其人沉"当作"其入沉"，深、沉义同。按，孙真人此句本于《灵枢·大惑论》。

② 䀮（huāng）：一读 máng，目昏花而模糊不明貌。《素问·脏气法时论》曰："肝病者，两胁下痛引少腹，令人善怒。虚则目䀮䀮无所见，耳无所闻，善恐如人将捕之。"宋代林亿、孙奇、高保衡等增补音义云："䀮䀮，音荒。"又《素问·气交变大论》云："肉瞤瘛，目视䀮䀮。"明代张介宾《类经·运气类》之"五运太过不及下应民病上应五星德化政令灾变异候十"条注云："䀮䀮，目不明。"《宋本玉篇》上卷四"目部第三十八"之"䀮"条："呼光切，目不明。"辽代释行均《龙龛手鉴》卷四"目部第四"之"䀮"条："荒、忙二音，目不明。"又《广韵》卷二"唐第十一韵"及《集韵》卷三"唐第十一韵"谓"䀮"有荒、茫二音，皆下平声；《集韵》卷六"荡第三十七"韵谓"䀮"音"恍"，上声。

上每服水煎，食后温服。

天门冬饮子 治辘轳转则外障。

天门冬 茺蔚子 知母各二两 五味子 防风各一两 人参 茯苓 羌活各两半

上每服水煎，食后温服。

补言方 所著法最奇，云眼泪痒，或生翳，或赤痛，并皆治之。

上用宣州黄连、槁碎末、蕤核仁去皮研为膏，等分和合，取无所病干枣头三枚，割头少许留之，却去核，以二物满模于中，却将割下枣头依前合定，以少绵裹之为薄膏，则以茶瓯量水半碗，于银罐器内，文武火煎，取一鸡子大，以棉滤待冷点眼，前后试数人，皆应，食翳家用亦多得效，故附之，万不失其验。

补阳汤

治阳不盛其阴，乃阴盛阳虚，则九窍不通。今青白翳见于大眦[①]，乃足太阳、少阴经中郁遏[②]，足厥阴肝经气不得上通，故目青白翳内阻也。当于太阳、少阴经中九原之下，以监府中阳气冲天上行，此乃先补其阳；后于太阳标中，标者头也，泻足厥阴肝经火也，上下伏于阳中，乃阴治也。《内经》云：阴盛阳虚，则当先补其阳，后泻其阴[③]，此法是也。每日清晨，以腹中无宿食，服补阳汤，临卧服益阴丸。若天色变大寒、大热并劳役，预日饮食不调，精神不足，乃先补其阳气，上升通于肝经之末，利矣。

人参 熟地黄 黄芪 白术 甘草 白芍药 羌活 独活各一两 泽泻 陈皮 防[④]风各五钱 知母炒 当归身去芦，酒制 白茯苓去皮 生地黄炒，各三钱 柴胡去苗，三两 肉桂

上同为粗末，每服半两，水三盏煎至一盏，去渣，空心宿食尽消服。

知母饮子 治花翳多年不退。

知母 茺蔚子各三两 防风 细辛 桔梗 茯苓 大黄 芒硝各一两

上每服水一碗，煎至五分，食后温服。

开明丸 治远年近日翳障昏盲，寂无所见，一切目疾。

---

① 眦：原文作“背”，当因与“眦”之异体“眥”形近致抄录讹误，今据改。

② 郁遏：犹郁滞，郁积阻滞。

③ 阴盛阳虚……后泻其阴：语出《灵枢·终始》，原文曰：“阴盛而阳虚，先补其阳，后泻其阴而和之。”

④ 防：原文作“陈”，据《审视瑶函》卷五“视正反斜症”条“补阳汤”所附药，当作“防”。

熟地黄一两半，酒浸　菟丝子　车前子　蕤仁去皮　麦门冬　决明子　地肤子　茺蔚子　枸杞子去心　五味子　防风去芦　泽泻　细辛　杏仁炒，去皮、尖　青葙子　葶苈　官桂　羊肝需用白羊者肝，薄切片，焙干作末；或只以肝煮，研烂为末，作丸；或少则以蜜渍之

上为细末，糊丸如梧桐子大，每服三十丸，热水下，日三服，仍忌生姜、糟酒、炙煿[1]等物。

磨光散　治诸风攻眼，磨翳障，除昏暗。

防风　羌活　菊花　草决明　蝉蜕去足　蛇蜕剪碎和麻油炒　甘草炙　沙苑蒺藜形如羊肾者，慢火略炒　石决明捣碎研细，以水飞过，各五钱

上为细末，每服一钱半，食后麦门冬煎汤调服。

密蒙花散　治冷泪昏暗。

密蒙花　菊花　蒺藜　石决明　木贼去节　白芍药　甘草各五钱

上为细末，每服一钱，清茶调下。服半月加至二钱。

决明散　治眼见黑花不散。

决明子　甘菊花各一两　防风去芦　芎䓖　车前子　细辛　栀子仁　蔓荆子　玄参　白茯苓　山茱萸各一两半　生地黄各三两

上为末，每服二钱，食后盐汤调下。

羌活散　治风气攻眼，昏涩多泪。

羌活　川芎　天麻　旋覆花　藁本　防风　蝉蜕　甘菊花　细辛　杏仁去皮，各一两　甘草炙，五钱

上为末，水煎食后服。

龙胆草[2]散　治上焦风热，毒气攻冲，眼目暴赤、碜痛羞明、多眵、迎风有泪、翳膜攀睛、胬肉隐痛，病皆治之。

龙胆草　木贼去节　草决明微炒　甘草炙，各二两　附米炒，去毛　川芎各四两

上为末，每服二钱。麦门冬热水入沙糖少许同煎，食后调服；或米泔汁调亦好。

---

① 炙煿（bó）：指煎、炸、烘烤、爆炒一类的烹调方法，食物经炙煿，性多燥热，食则易伤胃阴、生发内热。炙者，烤也；煿者，爆也。《康熙字典》巳集中“火”部“煿”条：“本作爆。”

② 龙胆草：原文“草龙胆”，据方中所用药，当作“龙胆草”。

地黄散 治黑睛或白睛，先赤而后痒、迎风有泪、隐涩不开。

生地黄一两 芍药五钱 当归 甘草各五钱

上每服五钱，食后服。

嗅鼻散 治目风热，肿赤难开。

雄黄 辰砂各三两 细辛五钱 麝香 片脑各一分

上为细末，口含少许，嗅鼻中。

泻肝散 治天行赤眼外障。

知母 桔梗 茺蔚子 大黄 玄参 羌活 细辛

车前饮 治肝经积热，上攻眼目，逆顺生翳、血灌瞳仁、羞明怕日、多泪，宜服之。

车前子炒 蒙花去枝 草决明 羌活 白蒺藜炒，去角 龙胆草 菊花 粉草

还睛补肝丸 治肝虚两目昏，睛冲下泪。

白术 细辛 川芎 人参 羌活去芦 决明子微炒 当归切，焙 白茯苓去皮 苦参 防风去芦 官桂去粗皮 地骨皮 玄参 黄芩 菊花 五味子 车前子炒 青葙子 甘草炙

上为细末，炼蜜糊丸。每服三十丸，加四十丸，不拘时米饮下。

镇肝丸 治肝经不足，内受风热，上攻眼目，昏暗痒涩难开、多眵洒泪、怕日羞明、时发肿赤，或生翳障涩，并皆治之。

远志去心，三两 地肤子二两 青葙子炒 白茯苓 防风 决明子 蔓荆子 人参各二两 山药 甘菊花 柏子仁炒 甘草炙，各五钱 细辛一分 玄参 车前子 地骨皮各五钱

上蜜糊丸，每服三十丸，食后米汤下，日三服。

羌活散 镇肝明目，暴赤眼，一切内外障翳。

羌活 川芎 防风 旋覆花各五钱 楮叶 楮实 苍术米泔浸，去皮 蝉蜕 木贼 菊花 桑叶 甘草各二两

上为细末，每服二钱，清茶下，早晚食后，临卧时各一服。合药时不得犯铁器，及不见火。忌面及酒诸毒物。

青葙子丸 治肝虚积热外障。

青[1]葙子二两　车前子　菟丝子　熟地黄　茺蔚子　五味子　细辛　防风　人参　泽泻　茯苓各一两

上每服三十丸，空心茶清下。

地黄丸　治用力劳心，肝虚风热攻眼，赤肿羞明，渐生翳膜，兼肝肾风毒，热气上冲，久视目疼，伤肝血。肝主血，勤书则肝伤而目昏，肝伤则目伤，风而热气凑目，昏益甚。不宜专服补药，当益血镇肝，而目自明矣。

熟地黄两半　菊花　防风　光明朱砂　羌活　桂心　没药各五钱　决明子　黄连各一两

上为末，炼蜜为丸，每服二十丸，食后热水服，日三次。

晋范宁尝苦目痛，就张湛求方。湛戏之曰："古宋阳子少得其术，以授鲁东门伯，次授左丘明，遂世世相传，以及汉杜子夏、晋左太冲，凡此诸贤，并有目疾。得此方云'省读书一，减思虑二，专内视三，简外观四，日起晚五，夜早眠六。凡六物熬以神火，下以气饰，蕴于胸，出七日，然后纳诸方寸。修之一时，近视数其目睫，远视尺棰之余；长服不已，非但明目，及亦延年'。"审如是而行，非可谓之嘲戏，亦有方也。

菊花散　治肝受风毒，眼目昏朦，渐生翳膜。

甘菊花四两　蝉蜕去足　白蒺藜炒焦，去刺　木贼童便浸宿，晒干　羌活各三两　荆芥　甘草各二两

上为细末，每服二钱，食后清茶调下。

汤泡散　治肝虚，风热攻眼，赤肿羞明，渐生翳膜。

杏仁　防风　黄连　赤芍药　归尾各五钱　铜青一钱　薄荷三钱

上剉碎，每服二钱，极沸汤泡，乘热先熏后洗，冷则再换热用，日两三次。一方入白盐少许开目，沃沸洗，盐亦散血。

雷岩丸　治男子妇人肝经不足，风邪内乘，上攻眼睛，泪出羞明怕日、多见黑花、翳膜遮睛、睑生风粟、或痒或痛、隐涩难开，兼人患偏正头风，牵引两目，渐觉细小，视物不明，皆因肾水不能既济肝木。此药久服，大修肾脏，能添目力于人。服药多不知根源，往往不效。

[1] 青：原文脱，据方名补。

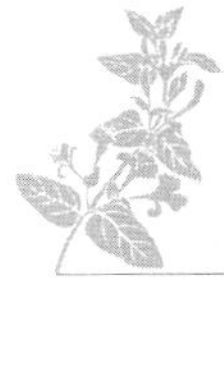

枸杞子　菊花各二两　巴戟酒浸一宿，去皮心　肉苁蓉　牛膝各一两　川椒三两，去目　黑附子青盐二钱，以泔水同煮，末浸去皮根

上为细末，浸药水煮，面糊为丸，每服十丸，空心温酒下。

又方　治肝虚，或当风眼泪，镇肝明目。

上用腊月犍牛胆盛黑豆，不论多少浸，候百日开取，食后夜间吞三七粒，神效。

万寿地芝丸　治目能近视，不能远视，食之能治风热。

天门冬去心　生姜焙，各四两　甘菊花二两　枳壳炒，三两

上为末，每服一百丸，食后茶清或酒下。

洗肝散　治肝实眼。

人参　黄芩去黑心　赤茯苓　栀子仁　川芎　柴胡　地骨皮　菊花　桔梗　黄连　甘草

上每服入苦竹叶七片，食后服。

羚羊角散　治肝脏实热，眼目昏暗，时多热泪。

黄芩　栀子　瓜蒌　胡黄连　菊花　细辛

上每服加竹叶煎之。

竹叶汤　治肝脏实热，眼赤疼痛。

淡竹叶　黄芩　升麻　木通　黄连　车前子　玄参　芒硝　栀子　大黄炒

上食后服。

龙胆饮　治肝脏实热，眼赤肿痛。

龙胆草　栀子　防风　山茵陈　川芎　玄参　荆芥穗　菊花　楮实　甘草

上食后服。

决明子汤　治肝脏实热，目眦生赤肉，涩痛。

决明子炒　柴胡　黄连　竹叶　防风　升麻　细辛　菊花　甘草

上水煎服。

泄肝散　治肝热，赤眼肿痛。

栀子仁　荆芥　大黄　甘草

羊肝丸　治肝经有热，目赤睛痛，视物昏涩，及治障翳，青盲之眼。

羯羊肝五两，切片生用　黄连研为末

上先将羊肝去筋膜，于砂盆内擂入黄连末，杵和为丸，每服五十丸；不拘时，热水送下。忌猪肉及冷水，一连作五剂，瘥。昔唐崔承元内障丧明，夜坐闻有声，问："谁？"答曰："昔[1]蒙出活，今特来谢。"授此方。依方修合[2]，服之，眼复明朗。

助阳活血汤　治眼发之后，热壅甚，白睛红，多眵泪，无疼痛，而隐涩难开。此因服苦寒药过多，真气不能通九窍也，故眼花不明。宜助阳、和血、补气，眼中自然明朗，不必点丹。

柴胡　白芷　升麻　当归　黄芪　防风　蔓荆子　甘草

上水煎，临卧热服，避风寒，忌食冷物。

甘菊花散　治肝气壅塞，翳障遮睛，隐涩难开。

菊花　木贼　防风　蒺藜　甘草　木香

上为末，每服一钱七分，不拘时，沸汤点服。

甘菊花汤　治内外障翳一切眼疾。

菊花　升麻　旋覆花　石决明　川芎　大黄炒，各五钱　石膏　羌活　地骨皮　木贼炒　青葙子　黄芩　防风　栀子仁　荆芥　草决明　黄连　甘草

上为细末，每服五钱，水一碗，蜜一盏，煎至七分，食后温服。

八子丸　治风毒气眼，翳膜睛不开，久新及内外瘀障。

青葙子　决明子　葶苈子　车前子　五味子　枸杞子　地肤子　茺蔚子　麦门冬去心　泽泻　防风去芦　黄芩各一两

上为细末，炼蜜和丸，每服二十丸，加至三十丸，茶清送下，温米饮亦好，日进三服。

---

① 昔：原文作"营"。宋代唐慎微、寇宗奭撰《新编类药图注本草》卷十"草部上品之下"之"黄连"条引刘禹锡语云："有崔承元者，因官，治一死罪囚，出活之，囚后数年以病自致死。一旦，崔为内障所苦，丧明逾年后，半夜叹息独坐，时闻阶际间窸窣之声，崔问：'为谁？'曰：'是昔所蒙活者囚，今故报恩至此。'是遂以此方告讫而没。崔依此合服，不数月，眼复明，因传此方於世。"据此，"营蒙"之"营"当为"昔"字之讹。

② 修合：谓采药、择药、制药以至配药的一系列程序。宋代刘昉《幼幼新书·胎风中风》卷二"方书叙例"之"叙修合药第六"云："修合药饵，切要分别州土，深晓好恶，明辨真伪，然后精细洁净，炮、爁、炙、煿，依方分两，子细秤定，始可和合，又须用不津器盛药，勿令尝嗅。"此即言修合中药的大致流程，包括根据中药生长的地方及其药性采摘、选择药物，继而分辨药物真假，然后洗净进行炮制备用，等到配药时还要依据方子所定分量进行配制。不津器，即干燥的器皿；古人认为药物经过多人尝嗅，会损失精气，从而降低药效。

灵圆丹 治男女攀睛[1]、翳膜、痒涩、羞明、赤筋、碧晕，内外障瘀、内风赤眼并宜服之。

苍术米泔浸，四两 川芎 柴胡 白附子 远志去心 羌活 独活 菊花 青皮 陈皮 荆芥 石膏 防风 青葙子 全蝎 仙灵皮酥炙 木贼去节 楮实 黄芩 甘草各一两

上为细末，炼蜜，糊饼蒸熟为丸，一钱重一个，食后荆芥汤，或酒或茶磨服，日进二丸，其功立验。

柴胡退翳丸 一名地黄丸。治内障，右眼小眦青白翳，大眦微显白翳，脑痛，瞳子散大，上热恶寒，大便涩或时难，小便如常。遇天暖热处，头痛睛胀，能食；日没后，天阴则昏暗，此症亦可服，名滋阴地黄丸。

熟地黄八钱 生地黄 黄柏 当归酒制 丹参 茺蔚子 知母 黑附子 寒水石 羌活 芍药一两三钱 防己酒制，一钱 牡丹皮 川芎 柴胡五钱

上为细末，炼蜜为丸，如梧桐子大，每服五七十丸，空心白汤送下；如消食未尽，候饥时服之，忌语言，随后以食压之。东垣《兰室秘藏》方云：翳在大眦，加葛根、升麻；翳在小眦，加柴胡、羌活是也。

补肾丸 治黑翳如珠，外障。

人参 茯苓 细辛 五味子 桔梗 肉桂各一两 干山药 柏子仁各二两 干地黄一两五钱 加知母、黄柏二两，青盐一两

上为末，炼蜜和丸，每服三十丸，空心白汤下。

退热饮子

防风 黄芩 桔梗 茺蔚子各三两 大黄 玄参 细辛 五味子各一两

上为末，每服五钱，水一盏，煎至五分，食后服。

搜风汤 治旋螺大起，外障。

防风 大黄 天门冬 五味子 桔梗各一两 细辛 茺蔚子各三两 菊花 芍药各一两五钱

上每服五钱，水一钟，煎至五分，食后服。

抽风汤 治奚魁蚬肉[2]，外障。

防风 桔梗 大黄 细辛 黄芩 玄参 车前子 芒硝各一两

① 睛：原文作“晴”，据胬肉攀睛症名，当作“睛”。

② 奚魁蚬肉：指前所言鸡冠蚬肉之症。

上每服五钱，水煎食后服。

摩风膏 治鹘眼凝睛，外障。

黄芪 细辛 当归 杏仁 防风 松脂 黄蜡各一两 白芷 小麻油各四两

上为末，煎成膏，涂之。

补肾丸 治眼暗浮花，恐变成黑风内障。

泽泻 细辛 菟丝子酒浸焙干 五味子炒，各一两 茺蔚子焙，二两 山芋一两五钱，即山药 熟地黄焙，二两

上为丸，每服二十丸，空心盐汤下。

磁石丸 治雷头风，变内障。

磁石烧红，醋浸三次 五味子炒 牡丹皮 干姜 玄参各一两 附子炮，五钱

上为末，蜜和为丸，每服十丸，食后清茶或盐汤下。

泻肝散 治肝虚雀目，恐变成内障。

防风去芦 黄芩 桔梗 芍药 大黄炒

上每服，入芒硝半字[①]，临卧温服。

连柏益阴丸 一名泄阴火丸。

黄连酒洗，炒，一两 防风 五味子 甘草 羌活 独活 归尾酒洗，各一两半 黄柏 细辛 知母各一两 石决明烧，存性

上炼蜜为丸，如绿豆大，每服三十丸，渐加至百丸止，用清茶下。常服补阳汤，少服此药，为不可胜，补阳恐妨饮食。

升阳柴胡汤 升阳泻阴，羌活柴胡补阳汤。

柴胡 羌活 独活 甘草根去梢 归身 熟地黄酒炒 楮实 人参 白术 白茯苓 黄芪各五钱 泽泻 陈皮 防风各三钱 知母三钱，酒浸，夏月加五钱 肉桂五分

上剉碎，每服五钱，水二盏，煎至一盏，去渣，稍热服。仍合一料炼

① 字：谓以钱匕抄量药末的重量单位。宋代唐慎微、寇宗奭撰《新编类药图注本草》卷十六“草部下品之上”之“藜芦”条引《本草图经》云：“小儿齁齁用钱匕一字。”明代刘文泰撰、王世昌绘《本草品汇精要》卷前“采用斤两制度例”：“云一字者为二分半，少许即半字是矣。”明代郎瑛《七修类稿》卷二十二“辩证类”下“端足大两一字”条云：“一字者，即钱文之一字，盖二分半也。”明代李一楫《月令采奇》卷四“冬”集“杂记补遗”下“治风热喉闭及缠喉风方”：“一钱为四字，一字是二分半也。”钱匕，量药之器具；以钱匕抄药没过钱文一字且不落者为一字，一字二分半，为四分之一钱，半字即八分之一钱。

蜜为丸，食远清茶下五十丸。每日与前药各一服，如天气热加五味子三钱、天门冬去心五钱，更加楮实五钱。

桑白皮汤 治目生花翳白点，状如枣花。

桑白皮 木通 泽泻 犀角 黄芩 甘草 玄参 旋覆花 川大黄炒，各一两 菊花一两五钱 甘草炙，五钱

上为细末，每服二钱，水一盏，煎六分，连渣汤温服。

枸苓丸 治男子妇人肾脏虚耗，水不上升，眼目昏暗，远视不明，渐成内障。

枸杞子四两 白茯苓八两，去皮 当归二两 青盐一两，另研 菟丝子四两，酒浸蒸

上为细末，炼蜜和丸，每服七十丸，食前白汤下。

熟地黄丸 治血弱阴虚，不能养心，致心火旺，阳火盛，偏头肿闷，瞳子散大，视物则花。理当养血、凉血、益血，除风散火，则愈矣。

熟地黄一两 五味子 枳壳炒 甘草炙，各三钱

上为细末，炼蜜和丸，每服一百丸，食远清茶送下，日进三服，忌食辛辣物，而助火邪，及食寒冷物，损胃气，药不能上行也。

煮肝散 治目生黑花，渐成内障，及开睛偏视，风毒攻眼，肿痛涩痒、短视，倒睫入目。

羌活去芦 独活去芦 青葙子 菊花各一两

上为细末，每服三钱七。羊肝子一叶，剉细，淡竹叶数片，同裹，如粽子大，别用黑豆四十丸粒，米泔一碗，银石器内同煮，豆烂泔干为度，取肝细嚼，温酒下；又将豆食，空心，日午、夜卧服。

芎䓖散 治目晕昏涩，视物不明。

白芷一钱 芎䓖 地骨皮 荆芥穗 何首乌去黑皮 菊花 旋覆花 草决明 石决明制，不碎 甘草各一两 青葙子 蝉蜕去足 木贼各五钱

上为细末，每服一钱七，米泔水调下。

涤风散洗眼方 治风毒攻眼，赤肿痒痛。

黄连 蔓荆子各五钱 五味子二钱

上剉碎细末，分三次，新水煎，滤清汁，以手泼洗，效。

通顶散 治风毒攻眼，并夹脑风。

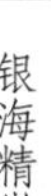

细辛去叶　香白芷　藿香叶去上　川芎　踯躅花三钱

上为细末，每用，先含新汲水一口，然后挑少许搐在鼻内，以手擦两太阳穴。

铜青方　洗眼，治风弦毒服。

铜青黑豆大一块　防风一两　杏仁二个，去皮尖

上各细切，于盏中新汲水，浸汤瓶中，顿令乘热洗之；如痛者加当归数片。

蝉壳散　治眼目风肿及生翳膜等疾。

蝉壳　地骨皮　黄连　牡丹皮　白术　苍术米汁浸，焙　菊花各一两　龙胆草五钱　甜瓜子三两

上为细末，每服一钱半，荆芥煎汤送下，食后、临卧各一服。

凉膈丸　治眼状青色大小。

黄连洗不见火　黄芩　荆芥　龙胆草各五钱　芦荟　防风各一两　黄柏去皮　地肤子

上为细末，炼蜜和丸，每服二十丸，食后薄荷汤送下。

麦门冬散　治血灌瞳仁，昏涩疼痛，及辘轳门外障。

麦门冬　大黄　黄芩　桔梗　玄参　细辛　芒硝各五钱

上每服，水一钟，煎至七分，去滓，下芒硝少许，食后温服。

连翘饮子　治目中恶翳与大眦隐涩、小眦紧，久视昏花，近风有泪。

连翘　当归　葵[①]花　蔓荆子　甘草　柴胡　升麻　黄芩　黄芪　防风　羌活　生地黄

上等分，食后服。

调经散　治室女月水停久，倒行逆上冲眼。先以光明散点，血膜不退，用珍珠散点。先以调气，则血通矣。

乌药　附米　陈皮　川芎　当归　茯苓　防风　荆芥　升麻　干葛　血竭　紫薇花　红花　不通加苏木，气不顺加木香、沉香

上二香不过火，煎出药后，将此二味香磨，与药同服；若经脉月流不断，或因气胀冲眼，眼珠肿痛，翳膜不退，服天麻散。

① 葵：原文作“蔡”，据《审视瑶函》卷三“怕热羞明症”条“归葵汤”方所附药，当作“葵”。

天麻退翳散　治垂帘翳障，昏暗失明。

当归一两好酒浸，焙干　熟地黄一两酒浸，焙干　赤芍药二两五钱，热水泡　川芎一两五钱　白僵蚕一两，热水泡洗，去丝，姜汁炒　蝉蜕五十只，水泡，洗去头足　羌活　防风　荆芥　木贼各一两，去根节　石决明一两，烧过存性　白蒺藜一两五钱　白芷一两五钱　甘草七钱　麦门冬二两　黄芩尾　羊角天麻炒，存性　厚枳壳炒　蔓荆子各一两，打少碎　菊花一两　密蒙花七钱

共二十一味，每服莲子三个、灯心七根、水一钟半，煎至八分，食后温服；若眼红，加黄连。

酒煎散　治眼赤色有气热，宜服；此方通[①]治妇人赤肿下垂，初起服此。

汉防己　防风　甘草　荆芥　当归　赤芍药　牛蒡子

上酒煎，食后服。

大黄当归散　治眼壅肿，瘀血凝滞，攻冲生翳，宜服。

当归　菊花　大黄炒　黄芩　红花炒　苏木　栀子炒

上煎服。

当归薄梗汤　治眼生翳，泪出羞明，发久不愈。

薄荷　桔梗　知母　黑参　黄芩酒，炒　赤芍药　生地黄　菊花　茺蔚子　当归　桑白皮　防风　川芎　白芷　甘草

上净水一钟，煎服。

黄芩白芷散　治眼血翳，泪出羞明，发久不愈。

当归　黄芩　防己　防风　川芎　白芷　蒺藜　石决明　桔梗　青葙　草决明　蒙花　茺蔚子　菊花　木贼　知母　赤芍药

上为细末，食后清茶下。

防风菊花汤　治初起，胬肉攀睛，急宜服之。

防风　黄连　桑白皮　赤茯苓　瞿麦　车前子　栀子　大黄　黄芩　细辛　桔梗　连翘

上水煎，半饥温服。

加减当归菊连汤　治膜下垂，初服初发，此方致效；如久病，此方

① 通：原文作“痛”，据文义当作“通”。

收功。

当归　白芷　赤茯苓　黄芩　赤芍　知母　桑螵蛸　生地黄　木通　连翘　麦门冬　菊花　防风　川芎　石膏　覆盆子　甘草

上水煎，食后服。

苍术散　治小儿痘疮入眼，生翳膜，羞明怕日。

苍术　槐花　防风　干葛　藁本　川芎　蛇蜕　枸杞子　蒺藜　黄芩酒炒　乳香不见火，药煎[①]成方下　白菊花家产　蝉蜕　木贼　石膏　谷精草　甘草　没药不见火，煎成药，倾碗内，同乳香一齐下服

上为末，水煎食后服；大人水煎，小儿为末，服之。

此治小儿疳眼，其症泄后眼不开，宜服此进贤方：

当归　菊花　黄连各五钱

上为末，水一钟，入蜜一匙，煎三沸，食后服之。

小儿斑疮入眼

柴胡汤，又用茶调洗肝散，如赤眼用四物汤。

四物汤

赤芍药　羌活　蝉蜕　木贼　黄芩　大黄　蒙花　粉草　桔梗　蒺藜　郁金　当归　防风　龙胆草　川芎　独活　石膏　川椒　菊花　草决明　黄连　荆芥　苍术　车前子　谷精草

上每服，灯心十根，温服。

六一丸　治热泪。

蛤粉　黄连　木贼　香附米

上为末，糊丸，茶送下。

通草散　治风泪障翳。

川芎　羌活　赤芍药　甘草　当归　麝香

上为末，搜匀为丸，如皂角子大，百沸汤[②]泡，泪眼神效。

① 煎：原文作"前"，据文义及后"不见火，煎成药，倾碗内，同乳香一齐下服"句，当作"煎"。

② 百沸汤：热汤，又名麻沸汤、太和汤。汤用百沸者，极言开水沸腾时间之长。宋代刘昉《幼幼新书》卷十三"胎风中风"之"中风第三"下"《保生信效方》回生圆"条注云："百沸汤，乃火上煎百沸也。"明代李时珍《本草纲目》卷五"水之二"部"地水类"下"热汤"条注："按汪颖云，热汤须百沸者佳，若半沸者，饮之反伤元气，作胀。或云，热汤漱口损齿，病目人勿以热汤洗浴，冻僵人勿以热汤濯之，能脱指甲，铜瓶煎汤服，损人之声。"又云："主治，助阳气，行经络；熨霍乱转筋入腹及客忤死。"

治眼赤肿

大黄　荆芥　郁金　薄荷　朴硝　痛加没药

上为末，用姜汁调；或赤，加葱根槌烂，和药贴太阳二穴。

治小儿眼不开

用葶苈子为末，取猪胆调，贴额上。

小拨云散　治男妇目涩痛烂，泪出羞明怕日，血灌瞳仁。

黄芩　甘草　栀子　大黄　芍药　龙胆草　郁金　羌活　蝉蜕　木贼　当归　蒙花　蒺藜

洗心散　治眼目肿痛难开，涩泪。

大黄炒　黄芩　栀子　甘草　黄柏　木通　菊花　赤芍药　防风　荆芥

密蒙花散　治久患内外障翳、羞明怕日、迎风洒泪、肿痛难开、胬肉攀睛、风热气障等病，皆治之。

蒙花　威灵仙　草决明　羌活　大黄　黑附子　石膏　川椒炒　木贼　甘草　蝉蜕　独活　楮实子　川芎　荆芥　车前子　防风　菊花　黄连　苍术

上灯心煎服。

消风散　治一切风毒上攻，头目拘急[①]，鼻涩，男妇宜服。

藿香　白芷　全蝎　甘草　防风　青风藤

又方　治前症，外感风邪，头痛，鼻塞流涕，眼目赤肿。

荆芥　甘草　羌活　防风　陈皮　川芎　苏叶　蝉蜕　附米　升麻　麻黄

上姜三片、葱三根，热服，取汗为度。

治烂弦风　不问远年近日，洗药。

黄连　五倍子　蕤仁　当归　明矾焙　铜青

上为细末，将小钟张水，入药于内，饭上蒸过，药水点洗烂处为妙。

治时行热眼

防风　川芎　生地黄　赤芍药　栀子　龙胆草　苍术浸炒　甘草　荆芥　黄柏

① 拘急：因外感风寒而身体颤动、抽搐。

上煎服。

烂弦风

用白矾，光醋飞过，取无病妇人乳汁调，鸡毛点搽之。

烂弦风 赤眼。

水银一钱 银朱五分 铜青三分

上姜包煨过，共为末，筛过，点眼弦，如神。

眼目头痛消风散

藿香 川芎 甘草 白茯苓 人参 荆芥 逢州豆 甘草蚕 陈皮 蝉蜕 羌活 独活 防风

加细辛、白芷、薄荷，名川芎茶调散。

点药 冷眼用。

火硝二钱，水飞过，晒干 炉甘石炼过，二分

不开、流泪、风痒，一切治之。

热眼

硼砂一钱，研细 片脑二厘，入前药

暴赤眼

鸡子一个，去黄用白 黄连研细末一钱入鸡子白内，纸封，放烂泥中埋一日一夜，次早取出，滤过点之

五脏要论

心热眼红者血热，则可用黄连、当归尾、苏木、红花、赤芍药；痒痛之类虚者本方，若虚，此数味除之，加人参、细辛、没药、归尾、熟地黄、茯苓之类。

肺热火旺者，则可用山栀子、桑白皮、地骨皮、黄芩、防风、天麦二门冬之类；虚则可加人参、沉香、黄芪、磁石、五味子之类，实者用葶苈子、连翘。

肝气盛、火旺者，则可用柴胡、羌活、青葙子、白芍药、羚羊角；虚则除之，加熟地黄、当归、川芎、楮实子、枸杞子之类。

脾胃实者，则可用石膏、朴硝、黄芩、黄柏；虚则除之，可加白术、苍术、枳壳、陈皮、半夏、人参之类。

肾热相火旺者，则可用黄柏、知母、车前子、木通、滑石、瞿麦、萹蓄、大黄、朴硝之类；虚则大忌之，可加肉苁蓉、五味子、磁石、菟丝子、乳香、川椒、青盐、枸杞子之类。

夫审瞳仁之法，瞳仁开大者，忌辛辣之药；瞳仁焦小者，宜寒凉、辛辣则可也。开大者，以酸药收之；焦小者，以辛药散之。久注不开者，宜发之；久积，宜行气血为主。

养肝血，还睛丸亦可用之。

未成症主方秘要：服表里不退、疼痛愈甚，用细辛汤。

明目细辛汤 治眼赤痛，眉攒肿闷，鼻塞涕涶稠黏、大便秘结、羞明怕日、隐涩难开、睫成纫、多眵粘。

助阳和血汤 治阴阳不升降，作痛不时，隐涩有泪眵，矗红泪糊，或时发赤眼，凉药不退者用。

当苦汤 眼暴发热，火旺，苦疼不住，服利药未效，有热火退，可用。

当归龙胆汤 治眼中黄仁生黄白翳从下而上，此候多是火旺也。人若患此，此药能泻火退热，又且能退翳消红肿。

桑螵蛸酒调散 治风热里病双解散，实热里病此药。治伤风头疼及眼珠肿痛，或偏正，此是伤风寒，眼肿虽甚，其眼皮带浮而软，人多鼻塞声重，眼羞明怕日，白仁虽虚壅而不矗红，如此状者，用前二散表里之；肿消痛止，用生地黄散、拨云汤。变用又变，前方不可久服。

郁金酒 里热无表症，治一切实热。其眼肿起如桃，有不近人手之怕，羞明怕日，或内壅突起矗红，泪出如汤，鼻涕溏流，内生淡赤虚翳，如此状者，其翳不能为害，热去退翳即消，此药通解之；痛止后，用救苦汤，当归龙胆收功。

酒调洗肝散、经验洗肝散 治一切热眼及赤眼难开，眼珠痛。白仁赤而痛，不虚，可用止痛；生地黄散后用，功亦同。

当归活血汤 治羞明怕日者，头痛虽甚，内不矗红，此样眼多虚，或眼上珠生白陷翳者。此方可与蝉花散、密蒙花散相间服之，效。

密蒙花散 治一切体虚之人无疼有羞明者，服凉药不得，其眼羞明而内痛，白仁内隐红，常流清涕泪，视物蒙蒙，此药可用，日进二三服。决明子散、蝉花散，此三方功亦同效。

省风汤 治一切肝气有余，瞳仁锁紧，或成干缺，视物不能明、缭乱，白仁淡红，瞳仁焦小、黄色，夜见五色灯光者。此方能除肝胆极热。

久仙饮 治年老之人，眼赤不退，带紫红白色。若然有矗红者，以暴发客热类推之。

洗肝散 治眼肝气有余，风轮变色，焦枯或疼痛，外生赤翳。此方能除火，退肝热。

紫金丸 治外障生云膜血翳，服凉药不退而不多痛者，可用。

夜光柳红丸 治风毒上攻，眼虚肿，颇有红紫，或痒或痛，生翳年久，服诸药不效，可用。

修肝散 治暴发眼及发不时，疼痛甚者，热服肝气上升，泪出汪汪，内有鲜红，可用；至如痛，止血散不用。

补肝重明丸 治诸眼服凉药表里愈后失神光者，其眼无羞明，用之能补养肝血。还睛丸亦可用之。

审症应验口诀

如男子、妇人患偏正头痛者，先审热甚，用双解散二三贴，大通之后，服川芎茶调散加凉剂，点用九一丹。冷痛者，用桑螵蛸酒调散，大通之后，用川芎散、神清散主之，点用清凉散，少加脑，入些姜粉，无不效矣。

乌轮赤晕、刺痛浮浆，此肝热也。治法：宜用酒调洗肝散加麻黄、赤芍，或泻肝散、修肝散，收功生地黄散，点用清凉散、一九丹。

胆生清泪、枯黄绕睛，此肝虚也。治法：用止泪补肝散，点用九一丹；后服补肾丸，此乃滋母益子也。

瞳仁开大、淡白偏斜者，此肾虚也。治方：服补肾丸补肾、明目丸、驻景丸，点用九一丹，多服少点。

瞳仁焦小或带微黄，此肾热也。治法：先服五泻汤著风之类，后收功用补肾明目丸，久服甚效。

瞳青胞白、痒而清泪、不赤不疼，是谓之风眼。治法：服羌活除风汤，点九一丹，间二八丹，入些姜粉，效。

乌轮突起、胞硬瞳红、眵泪湿浆，里热则痛，是谓之热眼。治方：用双解散加凉、大通之剂，瞳痛止用生地黄散，点用清凉散，间九一丹点之，随人治法用之。

眼浑如泪、胞肿而软、上壅蒙蒙、酸渣微赤，是谓之气眼。服桑螵蛸酒调散，后服明目流气饮、当归汤主之。

其或风与热并，则痒而浮赤；风与气抟，则痒涩昏沉。点用九一丹，间二八丹，服羌活除风汤。

血热交聚，故生淫肤、粟肉、红缕、偷针之类，服用泻脾汤、泻心汤主之，点用清凉散。有淫肤、粟肉，可劆洗至平，洗上。

眼热经久，复有风冷所乘，则赤烂。点用清凉散，服用泻心汤、洗肝散主之，洗用绵裹散，其效甚速。

眼中不痛而赤，但为痰饮所注则作痛。服用半夏二陈汤，三四贴后，服明目流气饮，不用点药。

肝气不顺而夹热，所以羞明。服用洗肝散二三贴加麻黄，后服密蒙花散五七贴，补肾主之，点用九一丹加清凉散，初不可重药。

白睛带赤或红筋者，其热在肺。服洗肺汤、除热饮、洗肝散，点用清凉药、九一丹。

上胞下睑或目唇间如疥点者，其热在脾。治先服泄脾汤、泄脾除热饮、三黄丸主之，可劆可洗，用清凉散点；有泪翳者，九一丹点之。

因风则散之，用九一丹入些姜粉；热则清凉散点之；气结则调顺之，将前药间点。因风者，可用防风、通圣散，即名双解散，后服羌活除风汤；热者，洗肝散、修肝散；气结者，服流气饮、黄芪汤主之。

白陷鱼鳞之症，多因肝肾俱实，血衰成陷。治法：服酒调散二贴后，服蝉花散、密蒙花散，相间服之效；点用二八丹调乳汁点，间九一丹点之。

突起睛高，旋螺尖起，险峻利害之症也。又有一法，与他取平之效。将锋针针入三分，以凤屎点针口，所以毒攻毒，或阴丹蘸点亦可；先服郁金酒调散四五贴后可动针，此乃平之法，无光之效也。

又有一症，递年月眼内痒极。秘曰：“诸痛为实，诸痒为虚。”人之患眼，虚肿及眼眶骨，此痰饮为患。治法：用明目流气饮加半夏、陈皮、厚朴三味，用姜二片同煎，连服四五贴，其痛即除；另将二陈汤，丹药亦可点用。治之随轻重所施，治法在人意耳。

头风

冷痛　热痛　风痛　痰厥痛系偏风　阳明头痛

眼泪

热泪　冷泪　虚泪　风泪　湿泪

审症秘论

暴发眼者，审他是热甚，用双解、救苦汤、当归龙胆汤、修肝散、洗肝散、泻肝散、郁金酒调散。

有是风热火病，服凉药不退者，用明目细辛汤、助阳活血汤、紫金、川芎茶调散、明目流气饮、桑螵蛸酒调散。

有是久病血滞风甚，用当归和血煎、神清散、没药散、卷云汤；发歇无时，用生地黄散、破血红花散。

有是风毒为病，用蝉花散、如圣散、川芎茶调散、神清散、夜光柳[①]红丸；痰病用清热半夏二陈汤之类，老痰用四生汤。

有是久病无表病里病，眼内净了，用蝉花散、密蒙花散、决明子散、十味还睛丸。

若内病俱无，但是外病，可次第依法，不需服药；有翳，只是去翳药加减疗之。

辨眼经脉交传病证论

有人问于予曰："人之眼目乃五脏六腑之精，苟有患伤于内腑，其理何哉？然则又有左病而不传右，右病而不传左，左右俱病，未审其详，请而言之。"予应之曰："噫！非精于岐黄、龙木之奥者，莫明乎此也。"

夫眼者，乃五腑之专精也。目者，乃心之窍也。瞳仁者，肾之精也；宗精之水所以不出行，血裹之，气辅之，共凑于目。头者，诸阳之所聚也。足太阳膀胱之脉，起于目之锐眦，通顶入脑，正属目本，名曰"眼系"，督脉阳柔之会首。循风府而出，则入系脑，则为目风[②]；厥肝脉上出额，督会

① 柳：原文作"抑"，据本书"夜光柳红丸"条，当作"柳"。

② 目风：《素问·风论》云："风气循风府而上，则为脑风；风入系头，则为目风眼寒。"此或脱"风气"二字。

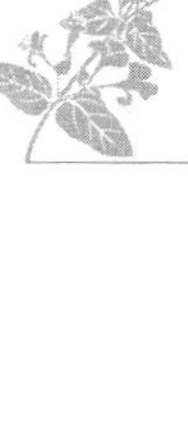

于巅顶，其别交者从目系，风相抟，故目𥈖𥈖无所见。顶中、风府、两筋之间，乃别阴阳交于目内锐眦[①]，阴气盛则目膜，阳气盛则目瞑。病而不得卧者，卫气不得入于阴，故阳气满而阴气虚，故目不瞑；而不得抛者，卫气流于阴，不得于阳，阳气虚，故目闭。故病犹有偏胜之理，且饮食之中有五味，天地之气有六淫，人身之中有七情，皆能生病，更有贼微正邪之别。气与味也，皆无形之物，能伤于有形之质，何患不生于病。况眼科之中又有与大方之不同，治之各有异，亦宜审其受病之因，视其内外浅深之症，假若一概治疗，不无抱薪之患，良可惜哉！予因幼耽疾，苦求医疗，迨今数年。于是熟玩诸家之书，治之玄妙之旨，访寻师友，宝博方书，采集百端，推原其本，凡有疑难之间，不耻下问，务究奥旨。子能潜心注意，虽不登岐黄、龙木之岸，亦可谓医中魁者也。

凡看眼法：先审瞳仁神光，次看风轮，再察白仁，四辨胞睑、二眦，此四者眼科之大要。看眼之时，令其平身正立，缓缓举手，轻撑开眼皮，先审瞳仁，若有神光则开合猛烈；次看风轮，若展缩雄健则魂魄无病；三察气轮，无病则泽润光滑；四辨其肉轮，若好则开合有力、二眦不蠹赤矣。

凡审翳法：若久年翳膜能去者，其翳浮虚烂红，其眼不张；若近年发歇眼，其翳红白色；浮厚者，有些红未退；其泪者，易散；看其中多有死钉，不能去；若散翳如红霞色者，易退；若因头痛起因有死白翳者，难退；又有一样厚翳，去尽，其眼全痊；黑睛有些微云薄薄带淡白色，不能去，名曰冷翳。

凡烙法[②]：将烙时，可安心定志，将眼撑开，用湿纸将四眦好肉处以湿纸敷定，只留要烙处许大，将匙烧红，于细绵上开过即烙之，不可伤四弦，烙干用和解药外敷之，使且拔出火气。

用夹法

夹时先翻[③]转看上下胞睑，有瘀血处可劆，劆至平，血尽方止，方可夹上夹子。其夹不可高大，只在重弦上。仔细看其睫毛，转又要平正，方可

① 眦：原文作“皆”，据文义当作“眦”，盖以“眦”之异体“眥”与“皆”形近致误。详参前“大眦”条。
② 法：原文作“去”，据文义及前“凡看眼法”“凡审翳法”句，当作“法”。
③ 翻：原文作“審”，据文义当作“翻”。

著力扯紧。其夹肉处用小艾团灸三个，不可多灸，灸多恐溃夹。次日夹肉，若未干，可再催用淡淡丹药去其余翳。此眼纵有厚翳，不可用重药。

用金针拨光，子之时，将蓉花叶末调水护之，一日一换，宜服谨翳丸等方。

凡拨金针，看人老瘦，就手拨之；肥状者，先宜服退气散血和其五脏，后可拨之。

退气散血

大黄末，二钱五分　当归末，二钱五分　穿山甲一分二厘　连翘二分二厘　白芷一分二厘　乳香一分二厘　没药一分二厘

开金针法

凡开金针，须择吉日，风静日暖，须待日午之时焚香，请呼龙树医王、观音菩萨，然后方静坐片时，定自己之气息。令人取木凳一条，以绵被贴软，同患者坐于凳被上，骑马对坐，面与我对平，毋俟高低，缓缓以铜簪脚于开缝处点计之；次看锋针口与瞳仁三分之下，要凭口诀使高低远近，与将锋针令其入眼，转看数遍足了，方按锋针三四下，看透了即取起；有些血出，用绵纸拭干其血后，方用地方[①]，令针缓缓捻，讯若透，此针取出；然后依法用天字针，再进取翳。其翳若好，撒开裹针，缓缓收下，停针毕方落。在后去纸，举物与他看之，即见。不可与他人久视，即用湿纸重重封固，太阳用水膏涂之，至次早方开看，再换湿纸再封，如此七日。斜卧，不可凭他翻身转侧，七日后方开封与起，无妨矣。念观音咒七遍，方取出金针，看其翳不浮起，即用湿纸封片时，方去纸，举手动之。

眼科用药次第法

夫眼疾之医，虽分症类，而其中病源，不可不深思而熟视哉。夫疾有久新，证有轻重，需分表里、风热、气热、湿热、实热，而新病者皆因内积热毒之轻，循经络而上头目。遇外风寒所触而发者，必需先发表风邪，后乃远其火热，黄连、黄芩以泻火，防风、薄荷以疏风，兼以麻黄、苍术

① 方：据文义及后“令针缓缓捻”“用天字针”句，疑“方”字作“字针”。

之类；如无风寒所逼，惟血壅上，宜用当归、大黄、防己坠下之剂。久眼昏蒙所晓，宜用当归、地黄、防风、羌活之类，有翳膜加木贼、蒺藜、蝉蜕、决明等剂；如胞合眼皮不开，此乃寒邪之气伤胞，宜行气之药，青皮、黄芪、香附兼以风药佐之；血滞者宜调血，赤芍、归尾、鼠黏；如头痛者，羌活、白芷、蔓荆、藁本、川乌之类，佐以风药防风、荆芥、玄参、柴胡、细辛，用之必当也；如眼眩晕昏溃、十分作痛，但虚肿痛及眼眶，此乃痰饮所患，宜二陈汤兼佐以风药；如肿胀暗痛、热泪难禁者，苦寒之药宜然。但视人之形气虚实，体之盛衰，务究其内外浅深，不可专书，全在人之活法。方书者乃前人立法之规，使后无失其序，如归于症者则缓可以寻方，倘暴发者变动于顷刻，苟不明于药性寒温、病势之缓急而使之疗，非徒无益而反害之矣。予掇拾诸家之方，赘成歌括六十余首，此平昔应验之神方。若用意熟记，则不思忖而了然矣。若能知抽添之工夫，加减之意趣，真可谓眼科中之至宝哉。后之学者，当以予之用心，珍之重之，俾术不轻而身不贱矣。内障一书，乃心授之法，故不形于纸笔，如若泛泛，岂仁人君子哉！

金针眼科经验方药诗括

酒调散归及麻苍，赤芍菊甘羌大黄。
茺蔚桑螵共十味，暴风肿痛用之良。

酒煎散内归芎苓，赤芍木通山栀仁。
龙胆大黄郁金入，防风加上效如神。

酒调洗肝有黑参，知母大黄芩桔梗。
栀子朴硝共七味，睛痛泪出用之痊。

四顺当归与大黄，更兼甘草赤芍良。
不拘疾眼经年久，一服交君便可康。

八正车前与瞿麦，萹芎滑石山栀仁。

大黄木通同甘草，灯心竹叶效如神。

双解防风将军芍，薄荷芎归草朴硝。
栀翘梗芩膏麻黄，荆芥白术滑石良。

当归活血煎黄芪，薄荷苍术麻黄宜。
川芎羌活菊花等，熟黄荆芥没药医。

大黄当归散菊花，薄荷黄芩川芎佳。
壅肿血凝生赤翳，频频服药再连渣。

七宝洗心当归芍，黄连荆芥及麻黄。
栀子大黄共七味，眼疼赤痛正相当。

九仙饮治眼通红，赤芍当归与木通。
白芷黄芩同甘草，菊花荆芥与川芎。

治时散有密蒙花，归菊荆蝉栀子加。
木贼防风甘草配，更兼赤白芍无差。

苍术散能止昏泪，夏枯木贼甘草附。
蒺藜白芷芎防风，蝉蜕天蚕蔓荆助。

修肝散有当归芩，薄荷连翘山栀仁。
甘草防风加蜜烹，肝虚目暗用之灵。

泻肝散内有桔梗，大黄知母与黑参。
朴硝黄芩连十味，眼痛暴发霎时平。

加味修肝散芥归，菊花羌活甘蒺藜。

大黄连翘薄荷梗，赤芍防风莫改移。

凉膈连翘栀子仁，大黄甘薄朴硝芩。
更加黄连赤芍药，服之热毒化为尘。

茶调散内菊薄荷，羌活川芎荆芥和。
石决石膏甘草少，防风木贼去流疴。

眼中流出如何得，四物补肝加木贼。
苍术防风白蒺藜，川芎羌活甘草炙。

明目细辛藁本芎，红花归蔓荆防风。
生黄椒茯麻根入，羌活蒙花共凑功。

救苦汤内桔翘辛，羌活川藁柴归身。
龙胆知母荆防草，黄芩连柏生地升。

拨云菊花及蝉蜕，白蒺川芎荆芥配。
羌活防风桑白皮，扫除热翳真无伪。

肝风冲眼泪昏蒙，羌活黄芪及抚芎。
甘草蒺藜荆芥穗，何愁翳膜障双睛。

密蒙花散有菊花，木贼石决明莫差。
白芍甘草白蒺藜，细研为末用清茶。

连翘散内有黄芩，羌活菊花草决明。
白蒺密蒙龙胆草，更兼甘草去羞明。

川芎羌活治头疼，藁本细辛白芷增。

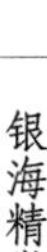

更有蔓荆防风佐，教君一服便安宁。

暖肝汤内有防风，茺蔚藁甘及川芎。
五味细辛知母等，黄芩若治最多功。

省味修肝用当归，赤芍防风白蒺藜。
蝉蜕大黄川芎使，更加木贼是其宜。

复明散内石决明，茺蔚青葙甘蔓荆。
木贼人参夏枯草，白芷芎蒺草决明。

人参羌活散独活，甘草茯苓桔梗芍。
枳壳天麻地骨皮，柴胡前胡川芎药。

洗心散内七般药，甘草当归同芍药。
荆芥苍木[1]麻大黄，眼肿服之如捻却。

退赤散内有大黄，黄连白芷赤芍详。
当归白蒺葱去白，何愁泪出白如汤。

小菊花散只五味，蒺藜木贼五味是。
羌活为末用茶调，专治羞明并涩泪。

防风汤内用蝉虫，薄荷当归及川芎。
羌活大黄栀子草，热冲眼目并头风。

蝉花散内菊芩风，羌活山栀白蒺芎。
木贼蔓荆决明子，谷精荆芥草密蒙。

① 木：据诸本草药名，疑作“术”。

省风汤内有羚羊，羌活黑参麻大黄。
知母当归升桔梗，密蒙甘草是奇方。

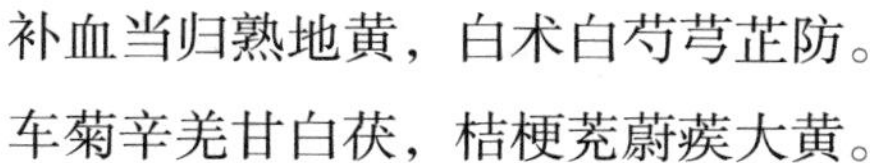

补血当归熟地黄，白术白芍芎芷防。
车菊辛羌甘白茯，桔梗茺蔚蒺大黄。

活血当归散木通，黄芩生地与抚芎。
白蒺当归生栀子，赤芍甘草菊花同。

破血当归刘寄菊，玄明赤芍红苏木。
黄芩归尾羌连翘，木贼甘草生地熟。

菩萨散药只五味，甘草防风白蒺藜。
苍术荆芥治羞明，效若灵丹故名是。

明目流气饮牛蒡，荆玄栀藜细防风。
甘草大黄再添入，眼中赤涩不来攻。

蔓荆散内有黄芪，甘草人参白芍宜。
黄柏倍加将酒炒，昏蒙虚气用之宜。

川芎茶调散薄荷，白芷防风甘草和。
更有细辛兼羌活，荆茶同煎用者多。

助阳和血补气汤，甘草当归白芷防。
蔓荆升麻柴胡使，黄芪加上水煎尝。

省风百解荆芥参，甘草陈皮白茯苓。
僵蚕芎蒡防风藿，蝉蜕厚朴羌活葶。

散热饮子用黄连，防风羌活黄芩兼。
大黄当归生地入，肿痛暴发即时痊。

龙胆散有干菊花，川芎香附木贼加。
草决明中加甘草，迎风冷泪却无些。

芎䓖散内荆芥多，甘草菊花及薄荷。
苍术一味米泔浸，研为细末任调和。

神仙退翳羌活归，甘草蒙花荆贼藜。
地骨瓜蒌蔓枳实，椒连蝉菊薄蛇皮。

当归龙胆升麻草，赤芍柴胡五味藁。
羌活石膏同黄芪，黄柏连翘酒炒好。

洗心眼散治退红，羌活升麻草木通。
栀子大黄赤芍药，黄芩九味凑防风。

偏正头痛用清空，黄连酒炒及川芎。
柴胡羌活黄芩草，细辛少使配防风。

菊花茶调散川芎，荆芥细辛草防风。
白芷薄荷羌活剂，僵蚕蝉蜕治头风。

打扑疹痘红花散，升麻生地羌活草。
大黄连翘赤芍药，更加当归尾国老。

小防风汤栀子仁，羌活甘草当归身。
赤芍大黄水煎服，小儿热毒用之神。

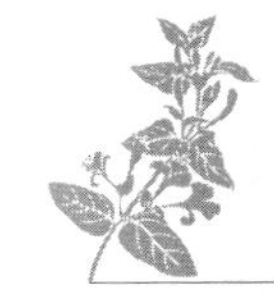

小承气汤薄荷蝉，甘草杏仁及防风。
羌活天麻当归是，大黄赤芍水煎同。

菊花膏内用大黄，荆芥黄芩术草苍。
羌活防风黄连佐，细辛为末蜜调尝。

糖煎散有龙胆草，防己防风同甘草。
赤芍川芎荆芥归，服之奇效如神好。

蝉花无比有茯苓，羌活防风当归身。
赤芍蒺藜同甘草，川芎苍术草决明。

退翳拨云黄连芩，菊花龙胆羌活荆。
大黄石膏甘白芷，石决防风草决明。

以上六十一方，随手作效。

丹药和论

对交丹、四六丹，可吹久年翳膜虚厚未坚实者、不见人物者，可三日一次，九一丹解之，其翳即消散；如水厚薄至效，如是对交、四六不可用也，后可用珍珠散间九一丹点之。

三七丹施于年久眼，凡经曰："翳不拘下生上、上生下、厚极者，可二日一次，以淡淡丹和解之。"

二八丹理三五年发歇眼，有红丝，略有疼痛痒涩，其翳带红白色，可一夜一次，轻药和之。

九一丹治眼时常发歇，眼目生翳，或疼痛可点。若无疼痛，只用清凉散间九一丹点之；若有淡翳似飞云雾者，只用碧云丹、清凉散吹点。

又有一切冷眼不受寒药者，只用清凉散少加片脑，入些姜粉，时时点之，效。

又有一切眼不受纳药者，看其翳若去得，将各样丹膏少少调乳汁，时时少少点之；更不受者，用净三黄阳丹不用脑点，亦能消翳，吹云膏亦可主之。

又有一样受不得煎药，只将阳丹不用脑、麝、硼砂点之。

又有一样眼，诸丹药点不服，将鸡子、槟榔磨冷水，将鸡翎点，亦能退翳。

又有一样眼，不用丹药，将青盐及食盐火烧过，冷水调，鸡毛点，亦能退翳。

又有一样眼，人丢刺在眼不得出者，将葱捶碎敷之；又将五倍子捶碎敷，刺亦出；又将蜣螂即喷屎虫研碎敷之，刺亦出。

炼炉甘石浸药水方

防风　黄芩　大黄　当归　龙胆草　黄柏各一两　羌活　生地黄　川芎　白芷　细辛　菊花各八钱　麻黄　赤芍药　苍术　木贼各六钱　黄连一两五钱　荆芥五钱　薄荷　山栀子各七钱　草乌此以下三味新增　柏子仁　柴胡　密蒙花

上将二十四味俱选新鲜的，细切如麻豆，一咀，用冷水四五碗，铜盆内浸三四夜，若春夏浸二宿、秋五、冬七日，常以手擦过，使其味出，用细布滤过之。

炼炉甘石法

其甘石需选带隔，又要轻或带淡天青色可也。打碎用烧过银锅内贮满，一仰一盖，顿丹芦内，炼至及红透铃出，淬药水内，其吃过药倾撇，仍将甘石置火内，依前淬，如此者三。凡一次需炼及红，不透恐甘石变色黑。淬三次已定，将甘石通打碎，又用新药水浸一宿去火毒，次日倾尽药水，晒干研末，有石者作一处，无石者作一处，异研，又可将药水再湿过、晒过，研极细，细绢筛过，即为阳丹。

修合阴丹法

炼过甘石四两　铜青七钱五分　硇砂白的，二钱半　青盐二钱半　密陀僧一钱

上将此五味，用龙胆草及黄连二件浸过的水，通将五味和匀，湿过，研碗内，研得如泥，至腻方可，晒干再研，方入别药。

又入六味：

黄连二钱五分，净末　细辛末，二钱，去叶　草乌末，二钱　薄荷叶八分　乳香制过，钱半　没药制过，一钱，合乳香制法在后

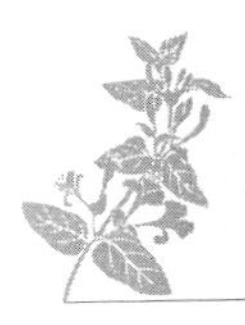

上将此六味研至极细腻，方入别诸药。

后药味：

硼砂明者，一钱五分　胆矾三分　雄黄七分，要黄明者　轻粉七分　黄丹五分，以水淘去硝、砂，沉丹用，晒干　朱砂五分　牙硝五分　海螵蛸七分，火煅，味淡、白色者不煅　血竭五分　白丁香五分，即小雀屎立软者　明矾一钱，火枯　姜粉七分，姜汁沉，滤细，晒干　片脑少许　麝香少许

除片脑及麝香随时加减外，其余药二十三味通共一处，并研至细腻，细绢筛过，贮作一罐，谓之卷云丹，即阴丹也。惟此一料卷云丹以阴阳动静用之，或可加可减，斟酌膜之厚薄、翳之远近。假如年久翳膜厚者，加以阴丹，减阳丹；若使翳膜薄者或乍发不久者，又加以阳丹，减以阴丹。外障诸症不出此药，百试百验，无不效，真乃济世之灵宝也。

珍珠散　治一切膜障眼。

乳香制过　没药制过　珍珠制过，以上各一钱五分　硼砂枯过，一钱　轻粉一分半　麝香七厘　牙硝二分半　铜青五分　朱砂一钱五分　片脑二分　血竭五分　胆矾二分半　明矾枯，二分半　白丁香二分　蕤仁二钱，新竹筒盛，于文武火煨，去壳、油，筒两头亦要纸封固，取出去白皮，方去油研用　琥珀八分，买时以一点研，将簪脚点，放火上烧，化为青烟者，气傚松香，其色蠹红，乃为真也

上精制为极细末，配童子小便浸，三黄水煮甘石为阳丹，听用。

怕日羞明多泪，并皆治之。却将黄连末、熊胆、牛黄、蕤仁四件，用长流水一大碗，于磁器内熬至半碗，用重绵布滤去渣，量意入蜜二两，文武火熬至紫色，蘸起牵丝为度，不可太过、不及，方将硼砂、龙脑收贮在磁器封固，土埋七日出火毒，用时将铜簪蘸点于眼内少许，日点三次，忌动风之物。

灵妙应痛膏　此膏治眼疼痛，暴发不可忍者。

蕤仁一百粒，去皮、油　朱砂飞，一钱　片脑一字　乳香如枣核大　硼砂一钱

上将前药俱为细末，用蜂蜜为膏子，以铜簪点之一二次，其痛即止。

神仙碧霞丹

铜绿一两　当归二钱　没药二分，制过　马牙硝五分　麝香二分　乳香五分，制过　黄连末，二钱　片脑二分　白丁香二分　一方加此三味

上将前药俱研为末，熬黄连膏子为丸，如龙圆核大，用时将一丸凉水

化开，日点二次，六次效。

吹云丹 治目中泪及迎风，并羞明怕日，常欲闭目在暗室、塞其户牖，翳成岁久遮睛，此药多点，神效。

细辛 升麻 蕤仁各二分 青皮 连翘 防风各四两 柴胡五分 甘草 当归各六钱 荆芥穗[①]一钱，绞取浓汁 拣黄连三钱 生地黄一钱五分

上将㕮咀，除[②]连翘外，用净水二碗，先熬余药，仅半碗，入连翘同熬至大盏许，去渣，入银石器内，文武火熬至滴水内成珠不散为度，炼熟蜜少许熬用之。

搐鼻散

三黄 黄柏 黄芩 黄连

炼煮罐内，三黄同便，以干为度，取出，又以龙胆草水洗浸一宿，晒干，甘石即三黄丹听用，以前珍珠散药末为极细末，再不必用制，配合三黄听用。

珍珠散 此能退翳，翳厚者点之；合此药，硼砂要枯过用。

一倍三黄丹 一倍珍珠散 脑麝、硼砂临时放量度下

如要轻些：

一倍三黄丹 一倍珍珠散 脑麝、硼砂如前

再要轻些：

阳丹一倍 三黄丹一倍 珍珠散一倍 上三样共合，脑、麝、硼砂亦要

合丹日切要法

其合丹之日，要天晴日朗，更擂诸药要细，筛而又筛，方妙。

九一丹

九匙阳丹 一匙阴丹

二八丹

八匙阳丹 二匙阴丹

① 穗：原文作“蕙”，据诸本草及前后诸方药名，当作“穗”。
② 除：原文作“阴”，据文义当作“除”。

三七丹

七匙阳丹　三匙阴丹

四六丹

六匙阳丹　四匙阴丹

以上丹药俱脑、麝、硼砂枯煅过，临时量度加减放。

假如二八丹，阳丹八匙、阴丹二匙，用片脑三厘、枯过硼砂四厘、麝香二厘。

九一丹，阳丹九匙、阴丹一匙，枯过硼砂五厘、片脑三厘、麝香一厘，能止泪去翳。

清凉散

即阳丹十匙、硼砂六厘生用、片脑三四厘、麝香三厘，其脑、麝、硼砂，点时合丹量度下。

碧云丹

即清凉散加铜绿，亦要脑麝，或加枯矾少许，能去翳膜用。

卷云丹

即阴丹，如遇眼勾煎[①]大小眦、头晕，可将药调液点，退血。

又有一丹，点能退翳。

卷云丹一匙　阳丹半匙　姜粉三分　飞矾半分　烧过盐一分半

共合点之。

七宝散

琥珀　珍珠各三钱　硼砂五分　珊瑚一钱半　朱砂　硇砂各五分　蕤仁三十粒　片脑　麝香各一分　玉屑一钱

上将前药俱细研，研如尘埃，方入麝香、片脑、蕤仁三件，再研，熟官绢筛过于罐内，夜间临卧以铜簪挑一米大许，点于有翳膜处。

拨云散

炉甘石炼过，各二两　黄丹制过，二两　川乌一两五钱　犀角一两　乳香　没药　硇砂　青盐各二钱五分　硼砂　血竭　轻粉　鹰屎各二钱　片脑五分　麝香五分　蕤仁去壳，一钱半

① 煎：据文义，疑作“剪”。

上将前药如法精制，共研和匀极腻，以羊角罐收贮。但有翳膜者，以铜簪每夜临卧点二次，极浓者亦能去也。

治诸眼一切点眼膏药

千金胜极膏

炉甘石炼过，各一两　黄连末，六钱　川乌炮，去皮，六钱　铜青好的，二钱　川姜煨，去皮，六钱　鹰屎二钱　没药制过　黄丹各一钱　乳香制过，一钱　血竭一钱　硼砂五分　龙脑五分　麝香二分　蕤仁去皮、油净，六钱

上将前药俱为末，冬蜜一斤，砂锅内溶开，生绢滤过，去蜡煎熬，用棍棒不住手搅，熬至紫色，滴水不散，将前药末入内搅匀，取出于青石上，铁锤可打千余下，或为锭子，或为丸子，不拘作法，远年近日疼痛风湿难开诸症，将一丸温水化开，或点眼，或作锭子磨水点之极效；又或为膏于纸上，贴两太阳穴，散血尤妙。

熊胆膏

熊胆一钱，真者其色如砂糖样，带润湿色，吃在口内味苦又凉，即真者　牛黄一钱　龙脑五分，即苏州薄荷，其叶三四指大，如羊叶相　蕤仁去油，一钱　硼砂一钱　黄连为末，二两

此膏治男女远年近日内外障膜赤烂，天行时气，暴发赤肿。

治眼肿红，痛涩难开。若用蒯洗之后，可吹鼻中，先含水一口，然后吹之，以通其气，散其风邪。

鹅不吃草二两　川芎　白芷　石菖蒲　蔓荆子各三钱　细辛　牙皂　全蝎各钱　郁金三钱

上为细末，罐内收贮，勿令泄气，以备后用。

五黄膏　治目肿涩痛，欲以冷洗应验。

好黄连　黄芩　黄柏　大黄　黄丹

上为末，以芙蓉叶用冷水或煎茶调，贴两太阳穴。

白蔹膏

好白芨　小白芷　白蔹

上为末，牛脂熬成膏，如前敷贴。

四生散　治眼目被物刺伤，或摸损。

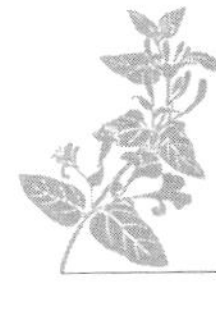

生地黄　生薄荷　生艾叶　生当归　朴硝

上共捣烂，贴眼眶并患处。

神仙散　治头目昏眩，偏风痛极。

甜瓜蒂　焰硝　雄黄　苍耳子　川芎　薄荷　藜芦　郁金

上将前为末，口含水吹一字入鼻中，令患者含水一口，方吹药入患者鼻中。

碧天丹　专治远年近日烂弦风眼。

铜青五钱　明矾四钱　五倍子一钱　白墡土一钱　海螵蛸一钱　薄荷叶五分

上将此六味俱为末，用老姜汁搅和为丸，如圆眼核大，要用时将一丸淡姜汤一盏泡散，洗眼弦，次日再洗，依此洗三四次，即愈。

八仙丹　治烂眼弦风有虫痒，甚效。

当归七分　铜绿一钱　薄荷七分　白矾一钱　黄连　五倍　焰硝各五分　轻粉一分

上为末极细，以绢筛，用绢包约龙眼核大泡洗，日三五次。

一方点药。

拨翳膏

蕤仁去皮、壳　麝香四分，另研　琥珀一钱，另研　珍珠一钱，放豆腐上蒸过　石蟹一钱，煨　片脑五分，另研　硼砂一钱，另研　青盐八分，另研　白丁香五分，水澄　红珊瑚　石燕煅　滴乳香炙　辰砂　熊胆略炙干　血竭　金精石滚水泡　银精石滚水泡，各一钱　炉甘石火煅，黄连水淬，淬七次，用五钱或七钱　硇砂一钱，明者将纸七重包煨，另研包起，遇有翳厚者加入，无翳者不用

上为细末和匀，用磁器罐盛起，一半干点，一半入后药内为膏子点。

当归尾　生地黄　赤芍药　蔓荆子　防风　羌活　连翘　黄芩　薄荷

各用五钱，锉细，用雪水或腊月水两大盏，石器内煮药至一盏，去渣，用真正好白蜜三两，再用文武火熬三四沸，以新绵滤出，收入磁罐内，却将前药末共作一处搅匀，用清油纸缚住，常常旋取点用。此药收八九年亦好不坏，此仙传方也。

药性论

当归　味甘，性温，入心、肝二经。尾能破血，头养血，全用活血，热者不可用，制用酒洗。

川芎　味辛，性温，入肝经。上行头角，助阳气、止痛；下行血海，能养血。如气旺者，不可用。

赤芍药　味苦辛，性寒，入肝经。能破血、行血、去赤肤、止痛。

白芍药　味苦酸，性寒，入肝经。能补脾、损肝气，能养肝血、泻肝火。如肝虚火衰者，不可用。

熟地黄　味甘，性温，入心经、肝经。补血，如热者不可用，用酒蒸，杵烂为饼，晒干，研为末，作丸，如不作丸勿蒸。

黄柏　味苦寒，入肾经。补肾、降相火，如火衰不可用。

龙胆草　味苦，性凉，入肝经。益肝胆气，治目赤肿，除胃家伏热。

半夏　除湿、化痰、和胃气、利胸膈。治太阴头痛，制用姜汁炒。

羌活　入膀胱经。治头痛，去风邪，降肝气，肝虚不用。

防风　味甘辛，性热，入膀胱经。以体用通疗诸风，以气味能泻肺经。

黄连　味苦寒，入心经。能泻心火、凉血、去中焦热、厚肠胃。

大黄　味苦寒，入胃经。有推墙倒壁之功，能消肿去其皮肤之热。实者生用，虚者酒蒸，久患虚肿者勿用。

生地黄　入心经。治血热，生新血，散瘀血，凉心血，寒者勿用。

麻黄　入肺经。去风寒，退邪热，开九窍发表。

白芷　味辛，性热，入大肠经。去风止痛，治[①]足阳明头痛，去肺、肝二经发热。

细辛　味辛，性热，入心经。能去风，止泪、头痛，益肝胆，通窍，去叶用。

山栀子　味苦，入肺经。泻肺火，除五脏热。目热赤肿宜用，要炒。

木贼　味甘，入肺经。去目翳，益肝胆，明目去风，通窍止泪。

苍术　味辛，性温，入胃经。平胃气，去风邪，去湿止泪，发散。用

① 治：原文作“泊”，据后“何首乌”条“治阳明头疼”句，当作“治”。

米泔水浸，一日一换，水浸，炒干用。

瞿麦　味苦，入小肠经。去膀胱热，养肾气，明目，利小便。

黄连　味甘，性温，入脾经。行气，固表虚。血滞不行，宜用蜜浸火炙，研为末作丸，如不做丸，勿如此。

滑石　入小肠经。能降上炎之火，通九窍，利小便。

车前子　味甘咸，性寒，入小肠经。清利小便，去肝经风热。

石决明　入肝经。去目障，明目，有沉坠之功。肝虚者不用，火煅极红为度。

青葙子　性微寒，入肝经。泻热上冲，去赤障。肝虚不用，制用酒洗。

草乌明　入肝经。治肝热，热痛泪出，明目。肝虚不用。

白蒺藜　不入汤药，宜丸，入肝经。明目、去风、止痒。炒，杵去刺用。

牡丹皮　味苦寒，入肾经。泻阴火、阳火，能凉心血，能行滞血，止痛。

地骨皮　味苦寒，入肾经。退热除蒸，泻肺热宜用。

桑白皮　味甘，入肺经。除肺热，泻肺气，肺寒不用。

麦门冬　味甘寒，入肺经。治肺热，去肺腑火，又清心窍。

密蒙花　味甘，入肝经。去目中赤脉、眵泪，能明目。

乌药　入肝经。能顺气、行气、去风。

胡黄连　味苦寒，入肝经。退骨热、潮热，补肝胆，明目，能治小儿疳伤不下食、霍乱热、痢疾，小儿药多用之。

蔓荆子　味苦寒，入三焦。治头疼，眼睛痛，能明目，开郁降火。

枸杞子　味甘，入肾经。补肾，明目，去目中赤膜遮睛，酒洗用。

何首乌　味苦，入心经。祛风寒，治阳明头疼。

蝉蜕　入肝经。去风解毒，脱目翳，止泪，散寒邪。

白术　味苦温，入脾、胃经。能健脾胃，生津液，去胞睑湿热。气喘者勿用，又能助气。

香附米　味苦辛。能行气助胃气，止泪去湿。用之炒，去毛，杵净。

夏枯草　禀纯阳之气，得阴气则枯，能止泪去风，以阳补阴之理。

千里光　入心经。去风解毒热，明目，亦能行气。即夜明砂，水淘，去屎留砂。一种草药名千里光，采其嫩叶，净洗捣汁，熬成膏，单用点眼，退翳明目，恐即此也，前注恐非。

远志 味苦，气温，入心经。定心益志，利窍安魂魄。

犀角 入心经。凉血解心热，清头目。铁锉锉碎用，或水磨服。

羚羊角 入肝经。清肺肝火，清心明目，肝虚不用。

石膏 入胃经。泄胃火伏热，有镇之功，胃虚不用。

干葛 味甘平，入胃经。解肌发表，退热，升提胃气。

藁本 味辛，入膀胱经。去颠头痛，引药上行。

使君子 味甘，入胃经。杀疳虫，利小便。

薄荷 味辛寒，入肝经。去贼风，发表，利关节，止痛。

菊花 味苦甘，微寒，入肝经。明目，清头风，去目翳，发表。

茺蔚子 味辛甘，入眼[①]经。除血热，明目去风。

甘草 味甘，生寒熟温，入脾经。生用能泻火解毒，炙者能助胃和平。

桑螵蛸 补肾去风，通五淋，利小便，明目散翳。

槐花 味苦寒，入心经。去心赤，泻血，泻大肠热。

郁金 味苦寒，入心经。治血郁于目，能凉，能破心下气，开郁。

黑参 味苦咸，入肾经。补肾气，明目，得黄芩泻肝火、除肝热。

知母 味苦寒，入肾经。补肾水，泻肾火、三焦火。

桔梗 味苦温，入肺经。治肺热，为诸药之舟楫，乃肺部之引经。

芒硝 治积聚热疾，利大便不通。

汉防己 味辛苦寒，通行诸经，去风寒，有走达之功。

蒲黄 味甘，性平，入心经。能消瘀血，破血、消肿，炒用。

连翘 泻心火，解脾胃湿热，除心经客热。

五味子 味酸，性温，入肾经、肺经。补肾，滋肺，益肝。

独活 味苦温，走诸经。去外受贼风，无分新旧。

楮实子 味苦寒，入肺经。升阳上行，能去风，治头痛。

肉苁蓉 味酸咸，性温，入肾经。补肾生精，用酒洗，相火旺不用。

---

① 眼：明代李时珍《本草纲目》卷十五“草之四”部“隰草类上”之“茺蔚”条：“茺蔚子，味甘、微辛，气温，阴中之阳，手、足厥阴经药也。”清代郭佩兰《本草汇》卷十一“草部三”之“茺蔚”条：“甘辛，微温，可升可降，阴中阳也，入手、足厥阴经。”皆谓茺蔚乃入手厥阴心包经、足厥阴肝经之药；据前后行文规范，“眼”字疑作“心包、肝”三字，或“心包”“肝”之其一。

川椒 味辛热。用之于上，退六腑之沉寒；用之于下，去目中障盲[①]。去目炒，去汗用。

人参 味甘，气温，无毒，入肺经。补气不足，安魂魄，生精，开心窍，通血。肺寒可用，肺热伤肺。

白茯苓 味甘温，入肺经。安魂定魄，补心虚，养神，利小便。

旋覆花 味甘，入肺经。清痰，明目，治头风。

菟丝子 味辛甘，入肾经。补肾明目，能去目黑花。酒洗蒸饼，晒干为丸，不做丸勿制。

泽泻 味甘寒，入膀胱。利水通淋，补阴不足，明目。

黑附子 味辛，大热，入三焦。主阳，散风，去寒邪，火旺者不用。即大附子，去粗皮。

木香 味苦，性温，入心经。主治心痛，泄胞腹中滞寒冷气。不必过火，磨入药中服。

牛膝 能引诸药下行，丸用土牛膝，春夏用叶，冬用根，惟叶之效尤速，能益精；又治竹木刺入肉，敷之即出。

石斛 味甘，性温，入肾经。去胃热，补阴血，益精，壮筋骨。

红花 味甘苦，入心经。能破血，行滞血，少用养血。

天门冬 味苦，气寒，入肺经。泻肺火，定肺气，利小便，凉血。去心，杵为饼，晒干为丸，如不做，分研。

石菖蒲 味辛，性热，入肾经。补肾，能开心窍，明目。

柴胡 味苦寒，入肝经。能除往来结热积于胸中，除肝热，又得黄芩能泻肝火。

黄芩 味苦寒，入肺经。枯者泻肝火，实者退膀胱热。

巴戟 能补肾益精，疗阴萎，引气上行。

陈皮 去白者消痰利气，留白者补胃和中。

葶苈 味苦寒，入肺经。泻肝喘，利水下肺气，炒用。

芎䓖 入脑治头痛，血虚者去头风，养血。

白附子 一名两头尖，去风痰，止头痛，去粗皮用。

---

① 盲：原文作“肓”，误；据文义当作“盲”，盖以形近致误。

天麻 主头风，去风疾，利四肢湿痹。

枳壳 宽肠下气，祛风化痰，治风邪作痛。

瓜蒌根 即天花粉，入肺经，去痰火，解热毒，又能除酒毒。肺寒者不用，冷痰者不可过用，有热药，此宜可亦用之。

萹蓄 利小肠经热闭。

小茴香 味辛，气平。开胃行气，止呕吐，膀胱冷气肿痛，入药妙。

南星 去风痰，消肿毒，用姜汁煮过。

草乌 走筋骨，败血，去风止痛，姜汁煮用。

川乌 去风寒作痛，助阳。

荆芥 去皮，风邪发。

雄黄 解热毒，散血止痛。

乳香 调血气，利诸经之痛。制用厚箬三片夹药在中，熨斗火熨去油，研末用。

没药 破血止痛，去目翳、晕，同前制法。

血竭 破积血，止痛，去赤肤。

木通 利小肠经结热，降心火。

牛蒡子 去风，明目，行血。

蛤粉 能消痰火，凉血，解肌表极热。

蛇蜕 即蛇皮，去风毒，止泪、痒痛。

全蝎 消风毒，破风痰，尾更佳，去四足。

藿香 开胃气，结痰利之。

蚕蜕 去风，消痰，明目，去翳膜，即晚蚕沙。

龙脑 即薄荷，性热。能通利寒热，去风，消目赤。

甘松 味甘，性温，去风下气，治心腹痛，辟恶气。

朱砂 镇心安魂魄，凉血。

肉桂 引太阳经，止头痛，去寒邪，利肝胆气。

白蔹 散结气，除目赤热。

藜芦 吐气、风痰，快膈。去芦用，根有大毒，用宜斟酌。

白芨 去贼风，解中风热闭。

猪牙皂角 去风痰，解表利气，炙去皮弦。

香白芷 去皮肤风热，疮痒。

杏仁 润肺气，去痰，行血。

紫苏 消痰，解表，利气。

夜明砂 明目，去风。

山茱萸 入肾经。除头晕，补虚生精，去核。

天麻子 去风，补肾，明目，碎研入煎药。

熊胆 退热降火，去目赤热。试真假，用水一碗，撒灰在内，将熊胆放水中，分灰水各开两边为真者，其色润黑。

山药 补肾不足生精。

牛黄 去热痰，能安魂魄，凉血清心。

石燕 通血，利小便，治淋。

蕤仁 去目中赤痛风痒，去翳。制法：去壳用仁，以竹筒盛在内，于红火煨药，纸干取出，打去油，听用。

珍珠 清心明目，去目翳。制法：用豆腐一块，入珠于腐内，蒸过取出，用洗净无浆白绵布二三重包珠，石上杵烂，用细末。

玄精石 安魂魄，有壮气之功。

沙鱼皮 解风毒，止泪。

威灵仙 去风邪。

青皮 能下气、快膈、消痰，浊气升于至高者而能下气，虚者不用。

青盐 补肾，引至下部。水磨化，铜锅熬成盐，听用。

川楝子 明目，退热，补肾，去核用。

沉香 补右尺命门脉，壮元阳，散滞血。

秘传眼科龙木医书总论

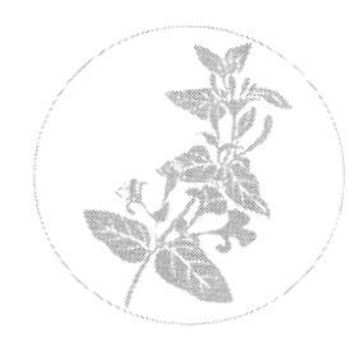

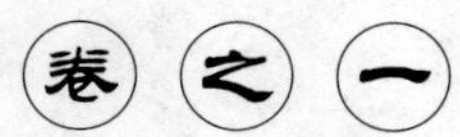

第一　圆翳内障

此眼初患之时，眼前多见蝇飞，花发垂蟢[①]，薄烟轻雾，渐渐加重，不痛不痒，渐渐失明。眼与不患眼相似，且不辨人物，惟睹三光，患者不觉，先从一眼先患，向后相牵俱损。此是脑脂流下，肝风上冲，玉翳青白，瞳仁端正，阳看则小，阴看则大。其眼须针，然后服药。治用防风散、羚羊角饮子[②]。

诗曰：

翳中再好是团圆[③]，一点油如水上盘。
阳里看时应自小，阴中见则又还宽。
金针一拨云[④]飞去，朗日舒光五月天。
不是医人夸巧妙，万两黄金永不传。

防风散

茺蔚子　防风　桔梗　五味子　知母各二两　黑参　川大黄　细辛　芒硝　车前子　黄芩各一两

上捣，罗为末，以水一盏、散一钱，煎至五分，去渣，温服，食后。

羚羊角饮子

羚羊角三两　知母　细辛　车前子　人参　黄芩各二两　防风二两半

上捣，罗为末，以水一盏、散一钱，煎至五分，夜餐后，去渣温食之。

第二　冰翳[⑤]内障

此眼初患之时，头旋，额角偏痛，眼睑骨疼痛，眼内赤涩有花，或黑，或白，或红，皆因肝脏积热，肺受风劳，或心烦，或呕血，大肠秘涩，夜

① 垂蟢：谓有如蜘蛛小者垂挂眼前。蟢，蟢子，小蜘蛛而长脚，为蠨蛸之小者，又名喜蛛、喜子。
② 羚羊角饮子：原文作“羚羊饮子”，脱“角”字；据本症所附方，当作“羚羊角饮子”。
③ 团圆：谓翳完整无缺。团，圆也。
④ 云：此以云遮日形容翳障瞳仁之貌；云飞去，言翳去之速。
⑤ 冰翳：原文作“水轮”，据下文“冰翳犹如水炼坚”句，当作“冰翳”。

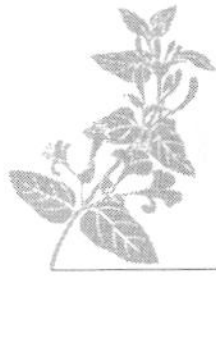

见灯花如眸飞。初患之时，宜令针治诸穴脉，忌督脉出血过多，恐加昏暗，宜服还睛[1]丸。

诗曰：

冰翳犹如水炼坚，阴中阳里一般般。
旁观瞳子透表白，针下分明岂诳言。
来往用针三五拨，志心服药必能全。
若遇庸医强拨下，瞳仁清净不能观。

还睛丸

防风　茺蔚子　车前子　知母各二两　人参以下各一两　桔梗　黄芩　干地黄　细辛　五味子各二两半　黑参半两

上捣，罗为末，炼蜜为丸，桐子大，空心，茶下十丸。

第三　滑翳内障

此眼初患之时，不痒不痛，先从一眼先患，后乃相牵俱损，端然渐渐失明。皆因脑脂流下，肝风冲上，瞳仁内有翳如水银珠子，不辨人物，宜令金针拨之，将息后，服补肝汤[2]及石决明圆[3]，即瘥。

诗曰：

滑翳看时心且专，微含黄色白翻翻，
才开还大速还小，有似水银珠子旋。
针拨虽然随手落，拟抽针出却归源。
缩针穿破青涎散，五月金乌[4]照远天。

补肝汤

人参　茯苓　黑参　黄芩各一两　防风　知母　桔梗　茺蔚子各二两

上捣，罗为末，以水一盏、散一钱，煎至五分，食后，去渣温服。

石决明圆

石决明　车前子　防风　知母各二两　茺蔚子　五味子　细辛　人参

① 睛：原文作“清”，据本症所附方，当作“睛”。
② 汤：原文作“肠”，据本症所附方，当作“汤”。
③ 石决明圆：原文作“石明丸”，据本症所附方，当作“石决明圆”。
④ 金乌：传说日中有三足乌，后因以金乌指代太阳。汉刘安《淮南子》卷七“精神训”云：“日中有踆乌，而月中有蟾蜍。”汉高诱注曰：“踆，犹蹲也，谓三足乌。”言有金乌蹲踞于日中，即所谓三足乌也。

茯苓　黄芩　大黄各一两

上捣，罗为末，炼蜜为丸，如桐子大，食前，茶汤送下。

第四　涩翳内障

此眼初患之时，朦胧如轻烟薄雾，渐渐失明，还从一眼先患，后乃相牵俱损，不睹人物，犹辨三光，翳如凝脂色，瞳仁端正，状宜令针，金针针之。然后服还睛散、七宝圆[①]，立效。

诗曰：

涩翳聚开随睑迟，阴阳大小亦微微。
旁观瞳子凝脂色，先哲留言不要疑。
此障拨时依本法，用针三五不还迟。
牢封七日图痊疴，将息应当莫自欺。

还睛散

桔梗　五味子　茺蔚子　黑参　黄芩各一两　防风　知母各二两　车前子　细茶各二两半

上捣，罗为末，以水一盏、散一钱，煎至五分，食后，去渣温服。

七宝圆

龙脑一分　人参一两　珍珠五钱　石决明二两，另捣，罗细研　琥珀　青鱼胆　熊胆各二两　茺蔚子二两

上捣，罗为末，炼蜜为丸，如桐子大，食前，茶下十丸。

第五　散翳内障

此眼初患之时，不痒不痛，渐渐失明，还从一眼先患，惟瞳仁里有障翳，乍青乍白，不辨人物，犹见三光。此眼宜令金针拨之，然后宜服[②]还睛散、补肝汤主之，效。

诗曰：

散翳又何为所状，形同酥点烂容仪。

① 圆：原文作“丸”，据本症所附方，当作“圆”。以下凡各症所举方名写作“丸”而所附方作“圆”者，皆同此例。

② 服：原文作“復”，据上下文义及诸症“宜服”句，当作“服”。

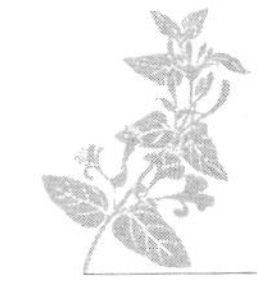

随针针了和涎散，未得分明自得知。

封裹安存须善巧，莫令患者致狐疑。

殷勤遣眼还睛散，再睹三光百日期。

忌慎一如传戒行，不须恣意纵贪知。

深言向说何为切，记取冥冥黑暗时。

还睛散

人参　白茯苓　细辛　五味子　桔梗各一两　车前子　防风各二两

上捣，罗为末，以水一盏、散一钱，煎至五分，夜食后，去渣温服。

补肝汤

细辛　防风　茺蔚子各一两　五味子　桔梗各一两　黑参一两半

上捣，罗为末，以水一盏、散一钱，煎至五分，空心，去渣温服。

第六　浮翳内障

此眼初患之时，都无痒痛，还从一眼先患，后乃相牵俱损，皆因脑中热风冲入眼内，脑脂流下，凝结作翳，如银针之色，虽不见人物，犹见三光。然宜用金针拨之，然后宜决明散、坠翳丸，神效。

诗曰：

浮翳正观如透外，乍看色白似银灯。

阴宽阳小随开合，此则深知是本形。

辨认既能无错谬，金针拨出近乌睛。

但依教法施心力，免触凝脂破不明。

决明散

石决明　人参　茯苓　大黄　车前子　细辛各一两　防风二两　茺蔚子二两　桔梗一两半

上为末，每食后，米饮汤调下一钱。

坠翳丸

石决明　细辛各一两　知母　干地黄　防风各一两　兔肝一具，炙　五味子　人参各二两半

上为末，炼蜜为丸，如桐子大，空心，茶下十丸。

第七　沉翳内障

此眼初患之时，肝脏劳热，还从一眼先患，或见黑花，后即相牵俱损，脑中热气流下，犹[①]辨三光。宜令金针拨之，然后服羚羊角饮子、空青丸，即瘥。

诗曰：

一般内[②]障又名沉[③]，隐隐藏形黑未深，
向日细看方得见，自古相传不是今。
此障拨时须远穴，观君莫要短头针。
坠翳强过五十息，只求牢固莫他心。

羚羊角饮子

羚羊角　防风　茺蔚子各二两　车前子　黑参　黄芩各一两　大黄半两

上为末，以水一盏、散一[④]钱，煎至五分，空心，去渣温服。

空青丸

空青一钱　五味子　车前子　细辛各一两　防风　生地黄　知母各二两　石决明一两，另捣细研

上为末，炼蜜为丸，如桐子大，空心，茶下十丸。

第八　横翳内障一名横关翳内障

此眼初患之时，还从一眼先患，皆是五脏虚劳，风毒冲上，脑脂流下，令眼决明，犹辨三光。宜用金针拨之，宜服还睛丸、七宝散，即瘥。

诗曰：

虽然希有横关翳，学者韬钤要得知。
细睹横心如剑脊，上头下畔白微微。
开时先向中心拨，随手还当若雾披。
既往修来何所作，一生龙树愿依归。

---

① 犹：原文作“要”，据前后文“犹辨三光”句，当作“犹”。
② 内：原文作“四”，误；据症名当作“内”。
③ 沉：谓沉翳，深翳之别称。
④ 一：原文作“煎”，据前后“散一钱”句，当作“一”。

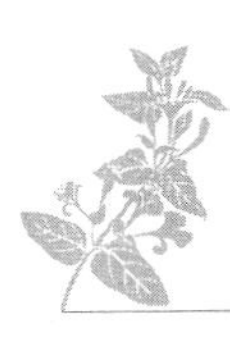

还睛丸

人参　黑参　石决明　车前子　五味子　黄芩各一两　防风　细辛　干地黄各二两

上为末，炼蜜为丸，如桐子大，空心，茶下十五丸。

七宝散①

羚羊角　犀角各一两　胡黄连　石决明　车前子　甘草各半两　丹砂一分，另研

上为末，以水一盏、散一钱，煎至五分，食后，去渣温服。

第九　偃月翳内障

此眼初患之时，惟有头旋，额角骨痛。亦因肝肾俱劳，脑风积热，致使生翳如偃月之状。宜用金针拨之，然后宜服通明散、坠翳圆，立效。

诗曰：

脑中一种脑脂凝，何得偏称偃月名。
一半厚而一半薄，医公不了即疑生。
欲知巧妙行医法，厚处先宜拨便开。
丸散还睛宜遣服，坚牢百岁得安宁。

通明散

人参　防风　黄芩各一两　细辛一两半　茯苓半两　茺蔚子二两

上为末，水一盏、散一钱，煎至五分，夜食后，去渣温服。

坠翳丸

青羊胆　青鱼胆　鲤鱼胆各七个　熊胆一分　牛胆五钱　麝香少许　石决明一两

上为末，面糊为丸，如桐子大，空心，茶下十丸。

第十　枣花翳内障

此眼初患之时，微有头旋眼涩，渐渐昏暗，时时痒痛，脑热有花，黄黑不定。此状宜令针治诸穴脉，然后宜服还睛散、坠翳丸，立效。

① 散：原文作“丸”，据此症所举“七宝散”之方名、所附方“散一钱”句及其煎服法，则该方乃散剂，而非丸剂，是以“丸”当作“散”。

诗曰：

翳中何名是枣花，周回锯齿没诸他。
拨时从上轻轻拨，状似流星与落霞。
细意辨看瞳子内，莫留断脚作拦遮。
依然不断还睛药，百岁光阴睹物华。

还睛散

人参　茯苓　车前子　黑参　防风　茺蔚子　知母各二两　黄芩两半，去皮

上为末，以水一盏、散一钱，煎至五分，去渣温服。

坠翳丸　方同“偃月翳”坠翳丸

第十一　白翳黄心内障

此眼初患之时，肝脏劳热，先从一眼先患，以后相牵俱损。初觉即须急疗，先须凭服汤药丸散，将息谨护[①]，即宜针刺诸穴脉，后更用金针轻拨，然后服坠翳散，即效。

诗曰：

可怜白翳更黄心，患者商量误且针。
来往用针三五拨，不随针落药能沉。
还睛方术须通秘，百日如风卷雾阴。
期约叮咛须向说，试看奇效值千金。

坠翳散

石决明　茺蔚子　防风各二两　车前子　甘菊花　人参各三两

上为末，食后，米饮汤调下一钱。

第十二　黑冰凝翳内障一作黑花

此眼初患之时，不痛不痒，微有头旋，眼涩，见花黄黑不定，瞳仁微大，翳或青白。宜用金针拨之，然后宜服芦荟丸、通明散，立效。

诗曰：

① 护：原文作“獲”，“获”字繁体之异体，疑与“护”字繁体之异体“護”形近致误。

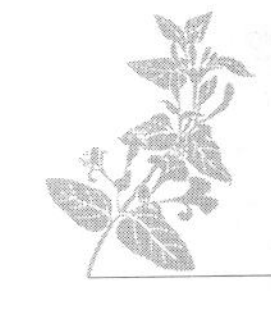

黑翳冰结微青色，可怜内障无真容。
阴阳开处虽开裹，始觉风疴在胆中。
须用金针三五拨，药凭芦荟作神功。
期程百日叮咛说，玉兔中秋照眼空。

芦荟丸

芦荟　甘草炙，各一分　人参　牛胆各半两　柏子仁　细辛各一两　羚羊角一两，蜜炙

上为末，炼蜜为丸，如桐子大，空心，茶下十丸。

通明散

柏子仁　车前子　桔梗各二两　茺蔚子　黑参　茯苓　人参各一两　防风一两半

上为末，以水一盏、散一钱，煎至五分，食后，去渣温服。

第十三　胎患内障

此眼初患之时，皆因乳母多有吃食乖违，将息失度，爱食湿面、五辛，诸毒丹药，积热在腹，后此令胎中患眼，生后五六岁以来，不言不笑，睹无盼视。父母始觉急须服药调理，不宜点诸毒药，烧炙头面，枉害形容。直至年长十五以来，方始辨眼内翳状，如青白色，盖定瞳仁，犹辨三光，可令金针拨之。小儿内障，多有不堪疗者，宜仔细看之，方可医疗，宜服护睛丸，即不损眼也。

诗曰：

内障因何及小儿，胎中受热脑脂垂。
初生不觉三年内，流盼还应眼转迟。
四五岁时言近看，瞳仁结白始如迷。
若能信受医家语，更读前贤后首诗。

又诗曰：

小儿内障未容医，将息难为定不疑。
父母解留[①]年十八，金针一拨若云飞。

① 解留：解，助动词，得、要；留，等待。解留，犹言必须等到。

痴心炙烙烧头面，舌舐揩摩黑水亏。
年几得医先损了，不堪针拨只堪悲。

护睛丸

水香[①]　大黄　黄芩　黑参各一两　射干　细辛各半两

上为末，炼蜜为丸，如桐子大，空心，茶下十丸。

第十四　五风变内障

此眼初患之时，头旋偏痛，亦是脏腑虚劳，肝风为本，或一眼先患，或因[②]呕吐双暗，毒风入眼，兼脑热相侵，致令眼目失明，初觉即须急疗。宜服除风汤、通明补肾丸，立效。

诗曰：

乌绿青风及黑黄，堪嗟宿世有灾殃，
瞳仁颜色如明月，问睹三光不见光。
后有脑脂留结白，真如内障色如霜，
医人不识将针拨，翳落非明目却伤。

除风汤

羚羊角　车前子各二两　芍药　人参　茯苓　大黄　黄芩　芒硝各一两

上为末，以水一盏、散一钱，煎至五分，食后，去渣温服。

通明补肾丸

车前子　石决明　桔梗　芍药各一两　细辛二两　大黄一分　茺蔚子　干地黄各二两

上为末，炼蜜为丸，如桐子大，空心，茶下十丸。

① 水香：泽兰、兰草之别名；泽兰、兰草乃一物而二种，且兰草与今之所谓兰花者绝不相同，李时珍《本草纲目》卷十四“草之三”部“芳草类”之“兰草”条“正误”一篇论之甚详，可以参看。
② 因：原文作“内”，据文义当作“因”。

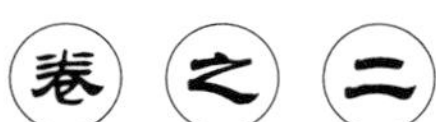

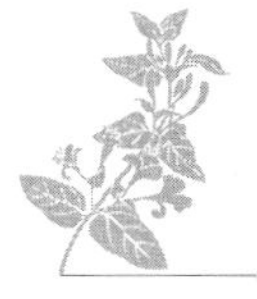

第十五　雷头风变内障

此眼初患之时，头面多受冷热，毒风冲上，头旋，犹如热病相似，俗称雷头风。或呕吐，或恶心，年多冲入眼内，致令失明。或从一眼先患，瞳仁或大或小不定，后乃相损，眼前昏黑，不辨三光。初觉有患，宜服泻肝汤、磁石丸，立效。

诗曰：

俗号雷头热毒风，年多冲入眼睛中。
瞳仁微大或微小，坐对三光黑不红。
脑热流脂来结白，医师不了便针通。
虽然翳坠依前暗，自愧庸医不用功。

泻肝汤

防风　茺蔚子各二两　五味子　细辛　黄芩　大黄　芒硝各一两　车前子一两半　桔梗一两

上为末，以水一盏、散一钱，煎至五分，食后，去渣温服。

磁石丸

磁石烧赤，醋淬三遍　五味子　牡丹皮　干姜　黑参各一两　附子炮，半两

上为末，炼蜜为丸，如桐子大，食前，茶下十丸。

第十六　惊振内障

此眼初患之时，忽因五脏虚劳受疾，亦由肝气不足，热毒冲入脑中，或因打筑[①]，脑中恶血流下，渐入眼内，后经二三年间，变成白翳，一如内障形状。不宜针拨先患之眼，更一只牵损之眼，却待翳成，依法针之，立效。然后服镇肝丸、还睛散，即瘥。

① 打筑：筑，敲、击；打筑，又作筑打，此谓以硬物打击脑部而致血流不止。东汉许慎《说文解字》六上“木”部“築”条：“捣也。”又十二上“手”部“捣”条：“一曰築也。”《康熙字典》卯集上“手”部“捣”条：“一曰築也，敲也，舂也。”按，筑乃乐器似筝者，而築有敲击之义，《说文》《广韵》《集韵》《康熙字典》等书两存而其义各殊，然俗误以筑築二字相混，致筑为敲击、击打者，此即明例。

诗曰：

忽然撞振不全伤，疼痛微微日子长。
变即脑脂为白色，一如内障睹三光。
不须错误将针拨，却恐为灾难可当。
在后若牵非损者，医元如法如开张。

镇肝丸

石决明一两，另研　细辛　干山药　茺蔚子　人参　车前子　柏子仁　茯苓各一两　防风两半

上为末，炼蜜为丸，如桐子大，食后，茶下十丸。

还睛散

人参　车前子　桔梗各一两　茺蔚子　芎䓖各一两　防风　细辛各一两半

上为末，以水一盏、散一钱，煎至五分，食前，去渣温服。

第十七　绿风内障

此眼初患之时，头旋，额角偏痛，连眼睑骨及鼻颊骨痛，眼内痛涩见花。或因呕吐恶心，或因呕逆后，便令一眼先患，然后相牵俱损。目前花生，或红或黑，为肝肺受劳，致令然也。宜服羚羊角饮子、还睛丸，兼针诸穴、眉骨血脉，令住却疾势也。

诗曰：

初患头旋偏头痛，额角相牵是绿风。
眼眶连鼻时时痛，闷涩生花黑白红。
肝脏谁知先患左，肺家右眼作先锋。
续后相牵多总患，缘他脉带气相通。
风劳入肺肝家壅，客热潜流到肾宫。
秘涩大肠由自可，每觉心烦上筑胸。
必是有时加呕逆，风痰积聚在心中。
羚羊汤药须当服，还睛丸散立成功。
频针眉骨兼诸穴，能行病本灭行踪。
忌针督脉宜出血，恐因此后转昏蒙。
瞳子开张三曜绝，妙药能医更谩逢。

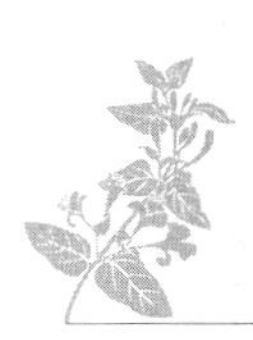

羚羊角饮子[①]

羚羊角　防风　知母　人参　茯苓　黑参　桔梗各二两　细辛[②]三两　黄芩　车前子各一两

上为末，以水一盏、散一钱，煎至五分，食后，去渣温服。

还睛丸

茺蔚子　防风各二两　人参　决明子　车前子　芎䓖　细辛各一两

上为末，炼蜜为丸，如桐子大，空心，茶下十丸。

第十八　乌风内障

此眼初患之时，不疼不痒，渐渐昏沉，如不患眼仁相似。先从一眼起，复乃相牵俱损，瞳子端然不开，不大微小，不睹三光。此是脏气不和，光明倒退，眼带障闭。经三五年内，昏气结成翳，如青白色，不辨人物，以后相牵俱损，瞳仁微小，针之无效。惟宜服药，补治五脏，令夺病势。宜服决明丸、补肝汤，立效。

诗曰：

都无痛痒不头疼，渐渐昏蒙似物瞒。
没翳恰如浑不患，乌风根本更何言。
有花脏腑虚劳事，无即肝家壅气嗔。
两种既知虚与实，分明用药补和宣。
觉时先服凉药饮，空腹宜吞磁石丸。
食后补肝宜蚤[③]治，瞳仁未小[④]即能痊。
阳衰年老还相似，医者搜寻细意看。
若绝三光应不救，瞳仁干定是为难。

决明丸

石决明　防风　人参　车前子　细辛　茯苓　茺蔚子　干山药　桔梗各二两

上为末，炼蜜为丸，如桐子大，食前，茶下十丸。

---

① 羚羊角饮子：原文作“羚羊角子饮”，误；据此症所举方名及前文同方名，当作“羚羊角饮子”。
② 细辛：细，原文作“结”，据前“羚羊角饮子”所附药当作“细辛”。
③ 蚤：通“早”。
④ 小：原文作“卜”，疑误；据上文“瞳人微小，针之无效”句，当作“小”。

补肝汤

芍药　细辛　桔梗　车前子　人参　茯苓各一两　羌活　防风各二两

上为末，以水一盏、散一钱，煎至五分，食前，去渣温服。

第十九　黑风内障

此眼初患之初，头旋，额角偏痛，连眼睑骨及鼻颊骨，时时亦痛。兼眼内痛涩，有黑花来往。先从一眼先患，以后相牵俱损。亦因肾脏虚劳，房室不节。因为黑风内障，不宜针拨，宜服药将息，针治诸穴脉。宜服羚羊角饮子、补肾丸，立效。

诗曰：

黑暗形候绿风同，脏腑推寻别有踪。
黑即肾家来作祸，绿风本是肺相攻。
欲知何药能为疗，也要羚羊瘥病宗。
将息一针除赤眼，涩即轻轻兼眼中。
切忌房劳与嗔怒，恣意之流切莫从。
瞳子开张三曜绝，名医拱手谩相逢。

羚羊角饮子

羚羊角　羌活　黑参　细辛　桔梗　黄芩　柴胡各一两　车前子　茺蔚子各一两半　防风一两

上为末，炼蜜为丸，如桐子大，食后茶下十丸。

补肾丸

人参　茯苓　五味子　细辛　肉桂　桔梗各一两　山药　柏子仁各二两半　干地黄一两半

上捣罗为末，炼蜜为丸如桐子大。空心茶下十丸。

第二十　青风内障

此眼初患之时，微有痛涩，头旋脑痛，或眼先见有花无花，瞳仁不开不大，渐渐昏暗。或因劳倦，渐加昏重，宜令将息，便须服药，恐久结为内障，不宜针拨，皆因五脏虚劳所作，致令然也。宜服羚羊角汤、还睛散，

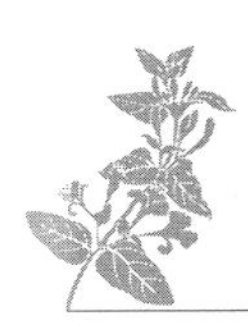

即瘥。

诗曰：

曾无痒痛本源形，一眼先昏后得名，
瞳子端然如不患，青风便是此源因。
初时微有头旋闷，或见花生又不生。
忽因劳倦加昏暗，知者还应自失惊。
服药更须将息到，莫遣风劳更发萌。
须服羚羊汤与散，还睛坠翳自相应。
头摩膏药频频上，免使双眸失却明。
患者无知违此法，他时还道是前生。

羚羊角汤

羚羊角　人参　黑参　地骨皮　羌活各一两　车前子一两半

上为末，以水一盏、散一钱，煎至五分，食远服。

还睛散

人参　车前子　地骨皮　茯苓　细辛　防风　芎䓖　羌活各等分

上为末，以水一盏、散一钱，煎至五分，食后，去渣温服。

第二十一　肝虚雀目内障

此眼初患之时，爱多痒或涩，发歇，时时暗也。后极重之时，惟昏黄不见，惟视直下之物。宜服洗肝散①、泻肝②汤，即瘥。

诗曰：

雀目虽轻不可欺，小儿患者作疳翳。
大人肝脏虚劳事，更被风来助本基。
花发眼前随自见，不忧后患即无知。
年深自必亡双目，欲观三光后世稀。

洗肝散

大黄　车前子　黑参　黄芩　细辛　茺蔚子各二两

上捣，罗为末，以水一盏、散五分，入黑豆三七粒，煎至五分，去黑

① 散：原文作“汤”，据下所附方当作“散”。
② 肝：原文作“肺”，据下所附方当作“肝”。

豆，空心下一服，临卧一服。

泻肝汤

黄芩　防风各二两　芍药　桔梗　芒硝　大黄各二两

上捣，罗为末，以水一盏，散半钱，煎至五分，食前去渣温服。

第二十二　高风雀目内障

此眼初患之时，肝有积热冲，肾脏虚劳，亦兼患后风冲，肝气不足，致患此疾。与前状不同，见物有别，惟见顶上之物，然后为青盲。宜服补肝散、还睛丸，即瘥。

诗曰：

雀目前篇已辨根，此篇何要再三论。
直缘病状同中异，为是高风要别陈。
一种黄昏无所见，若观天象总能分。
多年瞳子如金色，欲识高风只是真。
两目初医何药妙，卓肝入口火燃薪。
风劳更要除根本，永保千秋共万春。

补肝散

人参　茯苓　车前子　川大黄　黄芩各一两　五味子　防风各二两　黑参各二两半

上为末，以水一盏、散一钱，煎至五分，去渣温服。

还睛丸

人参　细辛　茯苓　木香　知母　芎䓖各一两　石决明　茺蔚子各二两

上为末，炼蜜为丸，如桐子大，空心，茶下十丸。

第二十三　肝风目暗内障[①]

此眼初患之时，眼朦昏暗，并无赤痛，内无翳膜，此是肾脏虚劳，肝气不足，眼前多生花，数般形状，或黑，或白，或黄，或青，如此患者，切忌房事，如夜看细书，亦恐失明也。见一物面形难辨，后亦变为青盲，

① 肝风目暗内障：原文作“肝目暗风内障”，然据原书卷二之后“二十三肝风目暗内障”条目及下文症状描述，当作“肝风目暗内障”。

急宜补治五脏，可得疾退。宜服补肝散、山药丸，立效。

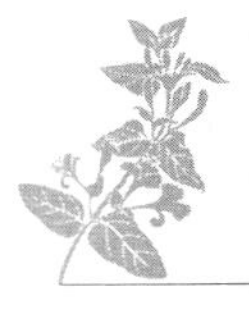

诗曰：

朦胧远视不分明，赤痛前无净黑睛。
下冷肝虚元气乏，眼前花见数般形。
暂时辞却阴阳事，书画裁缝且慢停。
不是医家穿凿说，古来圣者说章程。
有时一物睹为二，心绪多饶妄与惊。
急服车前丸及散，免教久后变青盲。

补肝散

羚羊角　防风各二两　羌活　车前子　人参　茯苓　细辛　黑参　黄芩各三两半

上为末，食后，米饮汤调下一钱。

山药丸

干山药　干地黄　人参　茯苓　防风　泽泻各一两

上为末，炼蜜为丸，如桐子大，空心，茶下十丸。

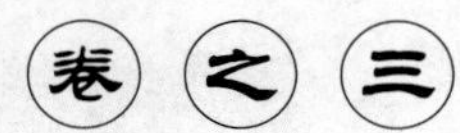

第二十四　肝虚积热外障

此眼初患之时，忽然发动赤色，泪出翳生，或退或聚或散。初时即轻，如经一二年间渐重，瘀目[1]不明，即冤神鬼祈求。此疾皆因肝家劳热所作，毒风入脑眼中。觉患宜服药将息，不得烧灸头面。可服泻肝汤、青葙子丸，及朱砂煎，点之，立效。

诗曰：

用力劳神赤痛来，睛瞳怕日泪难开。
有时发动有时退，怨鬼求神作祸胎。
忽尔翳生还自可，须知肝膈热荣排。
急求汤药先除去，根株莫遣脏中理。
一眼初时生作患，相牵后眼莫相违。
今年发动轻轻过，后岁应多转转危。
丸药青葙须至服，铍镰双睑血相牵。
眼中宜点朱砂药，但灸头中即易为。

泻肝汤

黄芪　大黄　黄芩　知母　芒硝各一两　桔梗一两

上为末，以水一盏、散一钱，煎至五分，食后，去渣温服。

青葙子丸

青葙子　车前子　细辛　干地黄　菟丝子　防风　茺蔚子　五味子　人参　泽泻　茯苓各一两

上为末，炼蜜为丸，如桐子大，空心，茶下十丸。

朱砂煎

龙脑一分　乳香二分　朱砂半两　细辛　白芷　黄连　秦皮各一两

① 目：原文作“日”，误；据上下文义当作“目”。

上为末，以水浸一复[①]时，去滓用汁，以蜜五两煎之，点眼。

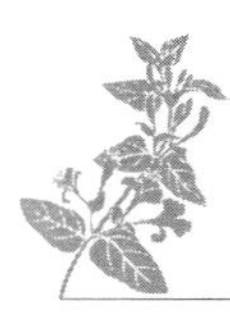

第二十五　伤寒热病后患目外障

此眼初患之时，或因伤寒起早，热病后脏[②]气未全，六腑之热未尽，体虚易损，过食热物过多，致令患眼，或见黑花，瞳仁开大，发歇不定，赤肿泪出。宜令镰出瘀血，服熊胆丸、生犀角饮子、泻肝汤。切不可点药，恐损睛也。

诗曰：

热病伤寒可后虚，因餐壅热患双眗[③]。
睛疼一日先昏暗，不久相牵左右拘。
红肿必须镰睑内，生犀饮子最能驱。
次服决明丸半剂，免教白肉更须瘀。
未宜点眼缘何事，却恐生疮败黑珠。
瞳子忽然开黑大，旧来肝肾有风虚。
神方用胆点和服，双目光明却复初。
若是眼前花出现，三年两载始能除。

熊胆丸

熊胆一个　石决明　车前子　泽泻　细辛各一两　干地黄　茺蔚子各二两　黄牛胆一个

上为末，炼蜜为丸，如桐子大，空心，茶下十丸。

生犀角饮子

生犀角　桔梗各二两　羚羊角　人参　茯苓　黄芩　知母　防风各一两

上为细末，以水一盏、散一钱，煎至五分，去渣温服。

① 一复：谓地支往复一周；一复时，犹言十二时辰，即今二十四小时。复，原文作“復”，本条注释作“复”者皆谓此。按，东汉许慎《说文解字》第二下“彳”部“复”条：“往来也。”东汉班固《汉书·叙传第七十下》卷一百下：“恶复诛臻。”张晏注曰：“复，周也。”又：“十二岁岁星一复。”岁者，太岁也。又唐代韩愈《昌黎先生集·复志赋》卷一：“当岁行之未复兮，从伯氏以南迁。”宋代廖莹中集注曰：“岁行十二年而一复。”

② 脏：原文本字涂抹不见，据文义疑作“脏”。

③ 眗：一音 jū，谓目左右而观；又音 kōu，谓目深凹之貌。《集韵》卷二“虞第十”韵“眗”条：“左右视也。”又卷四“侯第十九”韵“眗”：“目深貌。”

泻肝汤

石决明　川大黄　桔梗　车前子　芒硝各一两　羚羊角　防风各两半

上为极细末，以水一盏、散一钱，煎至五分，去渣温服之。

第二十六　混睛外障

此眼初患之时，先疼后痒，碜涩泪出，怕日羞明，白睛先赤，发歇无定，渐渐眼内赤脉横立遮睛，如隔纱看物，难以辨明。此是毒风在肝脏，积血睑眦之间然也。初患宜令镰洗钩割，莫熨烙，去除根本。然后宜服凉肝散，点七宝膏，服退翳丸，立效。

诗曰：

白睛先赤作根基，痛痒风吹泪出眵。
碜涩难开旬日内，发无定体有瘳时。
年深渐变时为碧，满目凝眵如觉之。
赤脉如丝横与竖，混睛外障莫狐疑。
毒风赤血成其量，如此谁言可易医。
冷涩药中须得妙，点摩翳膜尽为期。
频镰双睑同篦烙，风热平时即住之。
汤药稍和年岁服，要除根本莫镰迟。

凉肝散

川大黄　桔梗各半两　黄芩　羚羊角　黑参　人参　茯苓各一两

上为末，以水一盏、散一钱，煎[①]至五分，食后，去渣温服。

七宝膏

珍珠　水晶　贝[②]齿各一两　琥珀　石决明各三分　空青　玛瑙　龙脑各半两

上为末，研令细匀，水五升，石器内煎至一升，去渣煎至一盏，入蜜半两，煎和为膏。每至夜卧时点之，早晨不得点。

① 煎：原文作“前”，误；据上下文当作“煎”。

② 贝：原文作“具”，疑误；或以“贝”之繁体字形“貝”与“具”形近致误，疑作“贝”。

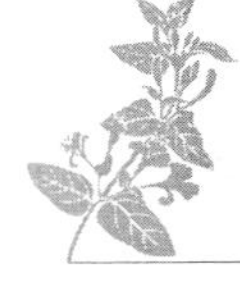

退翳丸

白芷　细辛　五味子　枳壳各一两，去瓤，麸炒[①]　牡蛎　茺蔚子各二两

上为末，炼蜜为丸，如桐子大，空心米饮汤下十丸。

第二十七　胬肉侵睛外障

此眼初患之时，或痒或痛，赤烂多年，肺脏风壅，发无定准，渐生肉翳侵睛，遮满瞳仁。此状宜令钩割熨烙[②]，后宜服除风汤、七宝膏，立效。

诗曰：

胬肉根基有两般，便须分别见根源。
或因赤烂多年后，肺脏风冲亦使然。
或痒或痛无定准，一条根肺渐侵满。
初生浮小钩除易，覆着瞳仁即稍难。
去热去风先服药，终须割烙即长安。
残余服药徒能效，七宝销磨当自痊。

除风汤[③]

防风　黄芪　茺蔚子各二两　桔梗　五味子　细辛　大黄各一两

上为末，以水一盏、散五钱，煎至五分，食后，去渣温温服之。

七宝膏

珍珠末　龙脑　熊胆各一分　石决明　琥珀各三分　水晶　龙齿各五钱

上捣碎为末，研令极匀，水五升，石器内煎至一升，去渣煎至一盏，入蜜半两和为膏。每至夜卧后点之，早晨不可点。

第二十八　两睑粘睛外障

此眼初患之时，或痒或痛，年多风赤，睑中有疮。因热在肺隔，脾胃风壅，致令两睑相粘。即宜钩割熨烙，服排风散[④]、乌犀丸，立效。

诗曰：

---

① 麸炒：将中药材与小麦皮进行拌炒；麸，小麦皮也。东汉许慎《说文解字》第五下“麦”部“麸”条：“小麦屑皮也。”清段玉裁注曰：“麸之言肤也，屑。小麦则其皮可饮兽，大麦之皮不可食用，故无名。”
② 烙：原文后衍“服”字，据上下文义校删。
③ 除风汤：原文脱方名，据上文“宜服除风汤、七宝膏”句校补。
④ 散：原文作“汤”，误；据下所附方名及服药法，当作“散”。

两睑粘睛何所论，多年风赤是其因。

睛疼睑涩皮肉烂，疮可相粘似有筋。

割烙只须多出血，铜篦烧赤烙玄门。

治风丸散须频服，年岁中间只去根。

排风散

天麻　桔梗　防风各三两　乌蛇　五味子　细辛　芍药　干蝎各二两

上为末，空心，食后，米饮汤调下一钱。

乌犀丸

乌犀　茯苓　芍药　细辛　黑参　人参各一两　干山药　羌活各二两

上为末，炼蜜为丸，如桐子大，空心，茶下十丸。

第二十九　膜入水轮外障

此眼初患之时，肝脏积热，虚劳年多。发歇有时，睛上有疮，后更生障翳，渐入水轮，因大肠壅滞致使热也。宜服退热饮子，钩割熨烙镰洗，宜服补虚镇心丸，即瘥。

诗曰：

黑上生疮痾后痕，积生胬肉渐相侵。

时多常覆过痕了，因此名侵入水轮。

虽即三光微可睹，乌珠沉下必氤氲。

庸医猛浪强钩割，遂使双眸转更昏。

退热饮子

防风　黄芩　茺蔚子　桔梗各二两　大黄　黑参　五味子　细辛

上为末，以水一盏、散一钱，煎至五分，食后，去渣服之。

补虚镇心丸

石决明　人参　茯苓　大黄各一两　远志　细辛　干山药　防风各二两

上为末，炼蜜为丸，如桐子大，空心，茶下十丸。

第三十　钉翳根深外障

此眼初患之时，眼中疼痛，作时赤涩，泪出怕日，忽然治疗失时，致令睛上有翳如钉头子相似。不宜钩割熨烙，难得全效，宜令服药。此是热

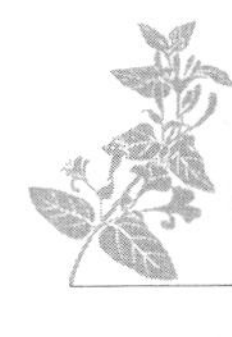

毒在于肝心，宜服除热饮子、镇心丸，即瘥。

诗曰：

滞留邪热在肝心，疼痛生疮那可任。
毒药既深开得后，眼前翳入黑暗深。
万药虽然磨不尽，能除发歇[1]解愁襟。
若乖忌省无坚固，恐怕瘢痕转更深。深，一作“侵”。

除热饮子

黄芩　黑参　桔梗　知母　芒硝各二两　防风　大黄　茺蔚子各一两

上为末，以水一盏、散一钱，煎至五分，每日空心食后，去渣温服。

镇心丸

远志　人参　茯苓　柏子仁　细辛各二两　干山药　茺蔚子　车前子

上捣，罗为末，炼蜜为丸，如桐子大，空心，茶下十丸。

第三十一　黑翳如珠外障

此眼初患之时，忽然疼痛难忍，泪出不开，有翳如黑珠子在黑眼上，如是大人患者，肝肾俱劳，毒风入眼。如此疾状，不宜针灸触发，即服补肾丸。如小儿患者，即是实热急疳，宜服羚羊角饮子，即瘥。

诗曰：

黑翳珠排黑水间，医工会者始知难。
如神药点翻为极，药用汤丸即得安。
不用强看将手擘，恐因手重出青涎。
庸医挑发并烧香，要见三光路更难。

羚羊角饮子

羚羊角　五味子　细辛　大黄　知母　芒硝各一两　防风二两

上为末，以水一盏、散一钱，煎至五分，食后，去渣温温服之。

第三十二　花翳白陷外障[2]

此眼初患之时，发歇忽然，疼痛泪出，立时遽生翳白，如珠枣花陷砌

① 歇：原文作“渴”，据文义疑作“歇”，谓药到虽不能根治，但得缓解而不致发歇无时。
② 障：原文作“陷”，误；据上下各症名，当作“障”。

鱼鳞相似。此为肝肺积热，壅实上冲入脑，致生此疾。切宜服药治疗，不得失时，恐损眼也。宜用摩顶膏，摩于顶内，然后服知母饮子，兼服山药丸，立瘥。

诗曰：

忽生白翳簇瞳仁，点点如花陷彻鳞。
肝肺伏藏多壅实，上冲入脑病为根。
膏摩顶上除风热，汤饮除肝服要频。
酒面休餐诸毒药，莫因小事发贪嗔。

摩顶膏

子鹅脂　牛酥　木香各一两　盐花一两半　朱砂　龙脑各一分

上捣，罗为末，和成膏，每日两度摩之顶上，立效。

知母饮子

知母　茺蔚子各一两　防风　细辛各一两半　桔梗　大黄　茯苓　芒硝各一两半

上为末，以水一盏、散一钱，煎至五分，食后，去渣温温服之。

山药丸

干山药二两　人参　茯苓　五味子　细辛各一两　干地黄　防风各一两半

上为末，炼蜜为丸，如桐子大，空心，茶下十丸。

第三十三　冰瑕翳深外障

此眼初患之时，或痒或疼，发歇不定。作时赤脉泪出，眵漫，致令黑睛上横立似青眼，多少不定，久后为患，全损眼目。此疾不可挑拨。莫去钩割。宜服茺蔚子散，除热人参汤，点退翳清凉散，立效。

诗曰：

黑睛横竖点青瑕，似翳沉沉少与多。
医者细看如此状，根沉入黑莫挑摩。
老忧久后添为患，除热除风药最嘉。
出入不妨须谨慎，志心医疗别无他。

茺蔚子散

茺蔚子　防风各二两　黑参　细辛　大黄　枳壳　知母　芒硝各一两　芍

药一两半

上为末，以水一盏、散一钱，煎至五分，食后，去渣温服。

人参汤

人参　茯苓　五味子　桔梗　大黄　黑参　车前子各一两　黄芩　知母各两半

上为细末，以水一盏、散一钱，煎至五分，食后，去渣温服。

退翳清凉散

马牙硝　白矾　曾青各一两半　龙脑　青黛各一分

上捣为细末，研令匀细为妙，每至临卧时，用散干点半字在眼内。

第三十四　玉翳浮满外障

此眼初患之时，或时疼痛，皆是毒风上冲入脑，积热在于肝膈之间，致令眼内有翳，如玉色相似，遮满瞳仁。如此疾不宜针割熨烙，宜服退翳散，立效。

诗曰：

黑上浮云如玉色，还因疮病后留根。
在施磨翳膏和散，拱手神医无妙门。
服药治风兼去热，还睛丸散是其因。
烧香供养龙树主，觅取来生清净根。

退翳散

石决明　大黄　细辛　黄芩　车前子各一两　防风二两　芍药一两半

上为末，以水一盏、散一钱，煎至五分，食后，去渣温服。

第三十五　因他病后生翳外障

此眼初患之时，或即赤烂，渐生翳目侵睛，盖定瞳仁，即无所见，医者细看。翳心若不赤黄，犹见光明。宜令钩割熨烙，后点烂翳散，服细辛散。

诗曰：

眼因他患后，渐渐失光明。
初觉微生膜，经年翳厚成。

遍通睛上黑，日久赤黄生。

火烧铜箸烙，用意手轻轻。

烂翳散

朱砂　石决明　珍珠末各半两　曾青　硇砂　龙脑各一分

上捣研细，每至干点眼内立效。

细辛散

细辛　茺蔚子各二两　黑参　黄芩　桔梗　大黄各一两　车前子一两半

上为末，以水一盏、散一钱，煎至五分，食后，去渣温服。

卷之四

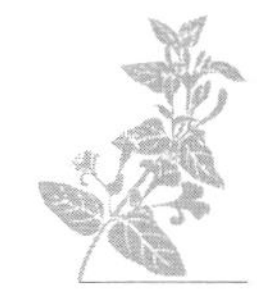

第三十六　逆顺生翳外障

此眼初患之时，皆因五脏虚劳，风热冲入肝膈之间，渐渐生翳，或从上生向下，或从下生向上，名曰顺逆障，亦用钩割熨烙，点膜，去除晕膜，然后宜服补劳人参丸、知母饮子，立效。

诗曰：

此眼眸有翳，逆顺要须知。
从下生为逆，名医效亦迟。
消停经日月，汤药至还生。
熨烙并钩割，涂摩散却宜。
下来生顺逆，治法宜如之。
效速非同逆，忌省即依依。

补劳人参丸

人参　茯苓　桔梗　干地黄　防风　木香　桂心　干山药　细辛各一两

上为末，炼蜜为丸，如桐子大，空心，茶下十丸。

知母饮子

知母　茺蔚子　车前子各二两　黄芩　桔梗　大黄　五味子各一两

上为末，以水一钟，散一钱，煎至五分，食后，去渣温服。

第三十七　鸡冠蚬肉外障

此眼初患之时，皆因脾胃积热，肝脏受风，渐渐入眼，致生翳膜如鸡冠蚬肉，其肉或青或赤。此疾宜令钩割镰洗熨烙，然后宜服抽风汤、除热茺蔚丸，即瘥。

诗曰：

眼中生翳似鸡冠，疗者应须翻出看。
蚬肉或青或赤黑，不嫌割烙始能痊。
要除风热凭汤散，须要曾青点病源。

若言根本未痊愈，志心多服决明丸。

抽风汤

防风二两　大黄　细辛　桔梗各一两　黑参　黄芩　芒硝　车前子各一两半

上为末，以水一盏、散一钱，煎至五分，食后，去渣温服。

茺蔚丸

茺蔚子　人参　干山药各二两　茯苓　石决明　大黄　黑参　黄芩各一两　干地黄一两半

上为末，炼蜜为丸，如桐子大，空心，茶下十丸。

第三十八　睑生风粟外障

此眼初患之时，皆肺脏壅毒，大肠积热，肝家有风，致令眼睑皮肉上下有肉如粟粒相似，唯多泪出涩痛，如米隐一般。积久年深，翳膜昏暗，渐渐加重。此眼切宜三五度，镰洗出血，去根本即瘥，然后服除风汤、退热饮子。

诗曰：

涩痛多泪出，真如米隐睛。
翻看上下睑，粟子只频生。
赤白非言定，针挑更似冰。
直须瘀血尽，凉药必能征。

除风汤

防风二两　犀角　大黄　知母　黄芩　黑参各一两　桔梗　羚羊角各一两半

上为末，以水一盏、散一钱，煎至五分，空心，去渣温服。

退热饮子

茺蔚子　知母　大黄　茯苓　五味子　人参　芒硝各一两　车前子一两半

上为末，以水一盏、散一钱，煎至五分，食后，去渣温服。

第三十九　胞肉胶凝外障

此眼初患之时，皆因脾胃积热，脑内风冲入眼胞。睑有肉初时小如麻米，年多渐长，大如桃李之状，摩隐瞳仁为翳。里边宜令针出血，然后镰洗瘀血，服细辛汤、磨翳散，立效。

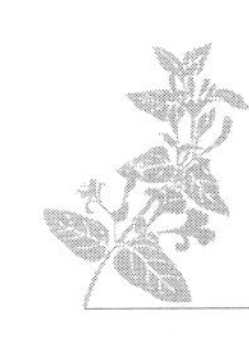

诗曰：

眼胞皮肉夹胶形，渐长如同梅李形。
针破里边脓出后，还须服药使光明。
或因此患加风热，泪出应当有翳生。
铍割理如风毒眼，尽磨退散自相应。

细辛汤

细辛　人参　茯苓　车前子　五味子　黑参　防风　地骨皮一两半

上为末，以水一盏、散一钱，煎至五分，食后，去渣温服。

磨翳散

龙脑　曾青　水晶各一两　珍珠末　琥珀各一两分

上捣，罗为末，令细，至夜后点散眼内，立效。

第四十　漏睛脓出外障

此眼初患之时，微有头旋昏闷，四体如劳，五脏多积风气壅毒，致令疮出于眼中，或流清涎，皆是脑无所作。虽然不痛，渐加昏暗。切宜补治，服治风黄芪汤，即瘥。

诗曰：

眼目缘何患满睛，热和风在睑中停。
眦头结聚为脓汁，或流涎水色粘青。
虽然不痛兼无翳，渐攻疮大岂心宁。
黄芪象胆丸和散，眼安芦荟作膏蒸。
若也因缘经岁月，乌珠渐落始心惊。

治风黄芪汤

黄芪一两半　防风　远志　地骨皮　人参　茯苓　大黄各一两　知母二两

上为末，以水一盏、散一钱，煎至五分，去渣温服。

第四十一　蟹睛疼痛外障

此眼初患，忽然疼痛，坐卧不得，赤涩泪出，怕日羞明，皆是肝脏伏热，膈中胆气不足，致令瞳仁突出如黑珠子，又如桃李相似，此是蟹睛眼也。急宜服药，不可针灸钩割熨烙，恐损眼也。宜服泻肝汤、补胆丸、镇肾决明丸，立瘥。

诗曰：

忽然豆粒出乌珠，蟹眼因兹作号呼。
此状必因疼痛极，便明损翳最难除。
钩膜针镰皆莫用，点诸疼药败须臾。
只宜凉药兼宜补，决明丸散大相宜。
肝中热退还消散，针灸涂摩总不须。

泻肝汤

黑参　地骨皮　车前子　芒硝各一两　大黄　知母各一两半　茺蔚子二两

上为末，以水一盏、散一钱，煎至五分，去渣空心温温服之。

补胆丸

防风　细辛各一两半　远志　黄芩　人参　茯苓　桔梗　芍药各一两

上为末，炼蜜为丸，如桐子大，空心，茶下十丸。

镇肾决明丸

石决明　菟丝子　五味子各一两　细辛　干山药　干地黄　知母各一两半

上为末，炼蜜为丸，如桐子大，空心，茶下十丸。

第四十二　突起睛高外障

此眼初患之时，皆因疼痛发歇作时，盖是五脏毒风所致，令睛突出。此疾不宜针灸钩割，只宜服退热桔梗饮子、还睛丸。若要平稳，用针针破，流出青汁，即得平复。

诗曰：

忽然疼痛便睛高，毒风五脏热相遭。
冷饮泻肝令大泄，又吞丸散渐须明。
莫要中归平稳处，针出青涎莫要挑。
便突更针三五度，睛轮平复似元朝。

退热桔梗饮子

桔梗　茺蔚子　大黄　黑参　芍药　防风　黄芩　芒硝各一两

上为末，以水一盏、散一钱，煎至五分，食后，去渣温服。

还睛丸

远志　茺蔚子　防风　人参　干山药　五味子　茯苓　细辛各一两　车前子一两半

上为末，炼蜜为丸，如桐子大，空心，茶下十丸。

第四十三　风牵㖞偏外障

此眼初患之时，皆因肾脏虚劳，房事不节，脾胃壅毒，夜卧多涎，肝气不足，致使不觉中风，口眼㖞斜，睑中赤痒，时时颞之牵动。宜令火针出泪，又针睛明穴。若有胬肉，即依法钩割熨烙，若无胬肉，不宜钩割，只服羚羊角饮子，用摩风膏摩之。

诗曰：

偏风牵动口斜㖞，泪出还应不奈何。
汤饮去除风毒了，摩风膏与且摩涂。
若除胬肉休钩割，有即应当用亦佳。
承泣睛明须是穴，风牵睑动莫针他。

羚羊角饮子

羚羊角　知母　人参　五味子　茯苓各一两　黄芪　防风　茺蔚子各一两半

上为末，以水一盏、散一钱，煎至五分，食后，去渣温服。

摩风膏

木香　当归　白芷　黑附子　细辛　藁本　防风　骨碎补各一两　乌头　芍药　肉桂各两半　猪脂半斤　牛酥　鹅脂各四两

上为末，以麻油半斤浸药末一宿一日，以文武火煎如膏为度。

第四十四　倒睫拳毛外障

此眼初患之时，皆因肝家受热，膈内风虚，眼多泪出，或痒或疼，乍好乍恶，以手揩摩，致令睫毛倒拳，刺隐瞳仁，碜涩睛上，白膜遮满。不宜镰洗出血熨烙，切恐眼皮渐小急，开合稍难，然后宜服细辛散、补肾丸，立效。

诗曰：

若因风赤泪涓涓，翳膜潜生碧渐满。
乍好乍恶多年后，眼皮急小欲开难。
倒睫拳挛如刺碜，摩应瞳仁岂可安。
医者去毛根永断，太阳针血最为先。
汤药入除风与热，铍镰数数点朱煎。

细辛汤

细辛　防风　知母　茺蔚子各二两　黑参　桔梗　大黄　羚羊角各一两

上为末，以水一盏、散一钱，煎至五分，食后，去渣温温服之。

补肾丸

五味子　人参　泽泻　干山药　车前子　茯苓　细辛　黄芩各一两　干地黄三分

上为末，炼蜜为丸，如桐子大，每服十丸，空心茶清下。

第四十五　风牵睑出外障

此眼初患之时，乍好乍恶，发歇无时。多因泪出[1]不止，盖因胃气受风，肝膈积热，壅毒在睑，致使[2]眼皮翻出。切宜镰洗散去瘀血，熨烙三五度，然后服黄芪汤，煎摩风膏摩之，睑内涂白蔹膏，即瘥。

诗曰：

一般风热入双眸，此眼缘何患异殊。
脾脏毒风翻出睑，肾因传送入为珠。
若是睑翻还易疗，毒风入黑即难除。
铜篦轻熨摩风药，白蔹为膏睑内涂。

黄芪汤

黄芪　茺蔚子各二两　防风一两半　地骨皮　茯苓　川大黄　人参　黄芩各一两　甘草

上为末，以水一盏、散一钱，煎至五分，食后，去渣温服。

摩风膏

黄芪　细辛　当归　杏仁各一两　白芷一两半　防风　松脂　黄蜡各一两

① 出：原文作“二”，据各症“泪出”句，当作“出”。
② 使：原文作“便”，或以“使”“便”形近致误。

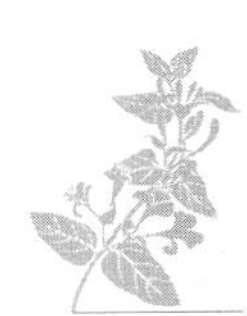

小麻油四两

上捣，罗为末，煎成膏涂之。

白蔹膏

白蔹　白芨　白芷各一两　突厥子两半

上为细末，用牛酥五两，煎为膏，早晨涂在眼睛内，夜半涂亦得。

第四十六　神祟[①]疼痛外障

此眼初患之时，旧无根基，忽然发动，疼痛如锥刺，睑皮亦如火炙。此疾不可忍，且求神祟气风，服药补治脏腑。不得钩割熨烙针灸，不尔恐生翳障，宜服羚羊角饮子，点秦皮煎效。

诗曰：

旧没根基忽患生，疼痛如针刺不安。
兹如火炙来相近，求他神祟不虚言。
痛定须还汤药治，莫教风热更相连。
不须熨烙并烧灸，点去秦皮作散煎。

羚羊角饮子

羚羊角二两　人参　茯苓　大黄　天门冬　黑参　黄芩　车前子各一两

上为末，以水一盏、散一钱，煎至五分，食后，去渣温服。

秦皮煎

秦皮　黄芪　木香　黄连　黑参各一两

上为末，以水一盏，浸药三宿，去渣，入蜜四两，煎成膏用之。

第四十七　旋螺尖起外障[②]

此眼初患之时，忽然疼痛，作时由热积壅毒留在肝间。切宜补治，恐损眼也。宜服搜风汤、泻肝饮子，宣肠立效。

诗曰：

眼前生障翳，尖起似旋螺。
治望难依旧，根深更奈何。

---

① 祟：原文作“颖”，据原本卷之四后“四十六神祟疼痛外障”，当作“祟”。
② 睫颖摩起外障：原本卷之四后“四十七”条所附方上症名作“旋螺尖起外障”。

时时疼痛发，风起未消磨。
汤药勤为服，宣通肝脏多。
治求丸散解，痛定即从他。
是疗不相应，睛高或陷注。

搜风汤[①]

防风　五味子　大黄　天门冬　桔梗　芍药　细辛各两半　茺蔚子二两

上为末，以水一盏、散一钱，煎至五分，食后，去渣温温服之。

泻肝饮子

大黄　细辛　芒硝　车前子　黄芩　桔梗　柴胡　知母各一两

上为末，以水一盏、散一钱，煎至五分，食后，去渣温温服之。

第四十八　鹘眼凝睛外障

此眼初患之时，忽然痒痛泪出，五脏眼起皆硬，难以回转，不辨人物。切宜针引血脉，以摩风膏摩之。此疾皆因五脏热壅冲上，脑中风热入眼所使，宜服泻肝汤、抽风散，立效。

诗曰：

五轮目硬难回转，鹘眼凝睛是本形。
欲知根深何处起，脑中风热脏中蒸。
先将针风引风壅，药压涂摩血脉行。
元损只宜从向泄，除嗔戒行即平平。

泻肝汤

防风　大黄　茺蔚子　黄芩　黑参　桔梗　芒硝各一两

上为末，以水一盏、散一钱，煎至五分，食后，去渣温温服之。

抽风散

石决明　茯苓　车前子　五味子　人参　细辛　知母各一两半

上捣，罗为末，食后米饮汤调下一钱七分。

第四十九　辘轳转关外障

此眼初患之时，皆因膈中壅毒，肝脏热极，风毒入脑，致令眼吊起，

① 搜风汤：原作“泻脑汤”，据上下文改。

睛瞳难以回转，不辨人物。有在胎中患者，乃不可治。若初患之时，急须治疗，宜服天门冬饮子、泻肝散。

诗曰：

上睑藏中下睑藏，则还不肯定中央。
转关恰似辘轳转，圣者留言难改张。
病即虽云医不得，徒教学者用形彰。
堪嗟永处幽冥地，不识青黄坐久常。

天门冬饮子

天门冬　茺蔚子　知母各一两　防风　五味子各一两　茯苓　人参　羌活各二两

上为末，以水一盏、散一钱，煎至五分，食后，去渣温服。

泻肝散

天门冬一两　大黄　黄芩　细辛　芒硝各一两　黑参　桔梗各一两半

上为末，以水一盏、散一钱，煎至五分，食后，去渣温服。

第五十　偶被物撞破外障

此眼初患之时，忽然被物误有打撞，眼胞青珠疼痛，恶肿难开。宜令镰洗出血后，以烂捣地黄绵裹封眼，然后宜服除风散、压热饮子。

诗曰：

非理因遭撞破伤，不任疼痛堪乖张。
瞳仁被振全昏浊，恶血仍流在眼眶。
欲疗只须镰睑血，地黄绵裹密封藏。
除风压热凉汤饮，免使他风作祸殃。

除风散

防风二两　车前子　藁本　细辛　芎䓖　五味子　桔梗各一两半

上捣，罗为末，用陈米饮汤空心调下一钱七分。

压热饮子

犀角　大黄　知母　人参　茯苓　黄芩　黑参　麦门冬两半　甘草

上为末，以水一盏、散一钱，煎至五分，食后，去渣温服。

第五十一　撞刺生翳外障

此眼初患之时，因被物撞刺着，治疗不尽，有余痕积血在睑眦之中，致使生翳。如此病状，不宜钩割熨烙，切须将息，大忌淫欲嗔怒，宜服人参汤、退热茺蔚子散。

诗曰：

若有撞刺翳生根，治疗不尽有余痕。
待他疼定疮徒治，劝君将息忌淫嗔。
觉热便须将药压，莫使增加风热侵。
若然此翳钩除得，知君不是解医人。

人参汤

人参二两　茯苓　黄芩　五味子　黑参　羌活　细辛各一两　车前子一两半

上为末，以水一盏、散一钱，煎至五分，食后，去渣温服。

退热茺蔚子散

茺蔚子二两　防风　芎䓖　桔梗　人参　知母各一两　藁本五分　白芷三分

上捣，罗为末，每日米汤调下一钱。

第五十二　血灌瞳仁外障

此眼初患之时，忽被物误刺着，针或灸[①]之失度，致令一眼先患，后乃相牵俱损。盖为疼痛难忍，卧时好眼安着枕上，便流毒血在好眼中，致使损伤。先宜服止疼没药散，后服坠翳明目丸，点摩挲石散，立效。

诗曰：

眼因射刺五轮亏，疼痛眶中若受锥。
好眼卧将安着枕，便流恶血隔光辉。

① 灸：原文作“即”，据文义疑作“灸”，谓以艾灸疗。

可怜清净无瑕翳，沉没明珠甚可危。

须用摩挲为点药，却教恶血本乡归。

止疼没药散

没药二两　麒麟竭一两　大黄一两半　芒硝一两半

上捣，罗为末，令细，食后热茶调下一钱。

坠翳明目丸

石决明　芎䓖　知母　干山药　五味子各一两　细辛　人参各一两半

上捣，罗为末，炼蜜为丸，如桐子大，空心，茶下十丸。

摩挲石散

摩挲石少许　曾青　龙脑　石胆各一分

上捣，罗为末，令细，早晨夜后点眼，立效。

第五十三　眯目飞尘外障

此眼初患之时，皆因风吹尘物入眼，贴睑皮粘定睛上疼痛，隐涩难开，不辨人物。欲治之时，须翻眼皮，用绵裹针拨出眯物。宜服药将息忌口，若有翳膜，急服退翳车前散、补肝丸。

诗曰：

眯目诸般物，飞扬并溅来。

贴睛粘定后，疼痛隐难开。

绵裹针疗出，寻清自畅怀。

因兹生翳膜，好药却能回。

车前散

车前子　五味子　芍药各一两半　细辛　黑参　茯苓　人参　大黄　桔梗各一两

上为末，以水一盏、散一钱，煎至五分，食后，去渣温服。

补肝丸

泽泻　菖蒲各一两半　人参　茯苓　干山药　远志　防风　知母　干地黄各二两

上为末，炼蜜为丸，如桐子大，空心，茶下十丸。

第五十四　天行后赤眼外障

此眼初患之时，忽然赤肿泪出，若有患者，或轻或重，还从一眼先患，后乃相牵俱损。切宜镰洗去瘀血，后宜服泻肝散，用洗眼汤，点龙脑煎，即效。

诗曰：

忽然赤疼肿相并，天行赤眼是为名。
厉竹热气相传染，体性随人有重轻。
泻肝汤饮应须服，睑中镰血更星星。
秦皮汤洗吞丸药，不瘥经年玉翳生。
忌毒也须将息治，不须钩烙恐伤睛。
若将痛药强为点，损败神光实可惊。
医疗之门何最稳，多餐凉药得平平。
些些翳膜得消散，善散□之自见征。

泻肝散

知母　黄芩　桔梗各一两半　大黄　黑参　羌活　细辛　茺蔚子各一两

上为末，以水一盏、散一钱，煎至五分，食后，去渣温服之。

洗眼汤

秦皮　甘草　细辛　黄芩各一两　防风一两半

上捣，罗为末，以水一盏、散三钱，煎至一盏半，热洗，一日两度用之，立效。

龙脑煎

龙脑一分　秦皮　防风　细辛　甘草　宣黄连各一两半

上捣，罗为末，以水一大碗，浸药末三日三夜，用银铫子煎至七分，以束绵滤去渣，又入蜜四两，煎至五七沸，入磁瓶子内盛，勿令泄气。每用点眼，立效。

第五十五　暴赤眼后急生翳外障

此眼初患之时，忽然白睛赤肿泪出，或痒或痛，皆是肝心壅毒在胸膈之间，更相击发，脏气上冲，致使如此。切宜镰洗出血，后饮芦根饮子、镇肝丸，立效。

诗曰：

忽然暴患白睛红，轻者无妨重者疼。
定是肝心二脏热，更须击发莫相攻。
芦根饮子须通泄，莫遣他时更复纵。
丸散镇肝吞半剂，如斯治疗有神功。

芦根饮子

芦根　大黄　防风　黄芪　芒硝各一两　黄芩　黑参各一两半

上捣，罗为末，以水一盏、散一钱，煎至五分，食后，去渣温服。

镇肝丸

羌活　石决明各二两　藁本一两半　干山药　细辛　五味子　茯苓　车前子　人参各一两

上捣，罗为末，炼蜜为丸，如桐子大，空心，茶下十丸。

第五十六　胎风赤烂外障

此眼初患之时，皆因生后乳母多食湿面酒醋壅毒之物，致令小儿双目尽赤，眵掩四眦赤烂，号曰胎风，后长成十五以来，切[①]宜镰洗出血。服黄芪饮子，点蕤仁膏，即瘥。

诗曰：

襁褓双眸眦尽红，医人欲识号胎风。
婴儿乳母吞诸热，潜入初于五脏中。
痒发手揉能禁制，外风因便得侵冲。
良医先用通丸散，次用蕤仁眶内攻。
服药临时随冷热，铍镰瘀血断根踪。
不然久后为何状，倒睫拳毛一世中。

黄芪饮子

黄芪三两　车前子　细辛　黄芩　五味子各一两　防风一两半

上捣为末，以水一盏、散一钱，煎至五分，食后，去渣温服。

① 切：急也。

蕤仁膏

蕤仁五钱　石胆　黄蜡　小麻油　腻粉各少许

上捣研，令细如粉为妙，后入油蜡子磁碗内，慢火煎成膏，点眼。

第五十七　风赤疮痍外障

此眼初患之时，或即痒痛，作时发歇不定，或出多泪，遂合睑内疮出，四眦如朱砂色相似，然后渐生膜翳，障闭瞳仁。盖是脾脏毒风即热膈中，致令眼病，不宜点药，炙着头面，恐伤眼也。宜服泻脾[①]汤、坠膈丸，立效。

诗曰：

风赤生于脾脏家，疮生面睑似朱砂。
乌珠洁净未为事，两年还有翳来遮。
轻翳点除权得瘥，欲饮钩镰知者夸。
若把炙烧来退却，欲除根本路程赊。

泻脾汤

人参　黄芩　茯苓　大黄　桔梗　芒硝各一两　黑参一两半　茺蔚子二两

上为末，以水一盏、散一钱，煎至五分，食后，去渣温温服之。

坠膈丸

五味子　干山药　知母　泽泻　车前子　石决明各一两　防风一两半

上为末，炼蜜为丸，如桐子大，空心，茶下十丸。

第五十八　冲风泪出外障

此眼初患之时，盖因毒风入眼，遂乃泪出，拭却还生，冬月即多，夏月即少，后至三五年间，不分冬夏，皆有泪出。此疾盖谓泪膛通肺脏中，久次便令眼目转加昏暗，难辨物色。如此疾状，宜服细辛丸、暖肺汤。以铜箸烧烙睛明穴，点点眼止泪散，乃得痊效。

诗曰：

风冲泪出血还流，每到三冬法不休。

① 脾：原文作“肝”，误；据上文“盖是脾脏毒风即热膈中”句及所附方“泻脾汤”之名，当作“脾”。

倾侧泪膛通肺脏，细辛丸散断根由。
雄黄五味迎风点，铜箸炙烧烙眦头。
早早劝君医治却，他时免得一生忧。

细辛丸

细辛二两　五味子　熟、干地黄各一两半　人参　茯苓　地骨皮　山芋　防风各一两

上为末，炼蜜丸如梧桐子大。空心盐汤下二十丸。日再。

暖肺汤

茺蔚子　细辛　五味子　干地黄各一两半　藁本一两半　知母　黄芩　芎䓖各一两

上为末，以水一盏、散一钱，煎至五分，食后，去渣温服。

点眼止泪散

雄黄五钱　曾青一两　龙脑　白矾灰　细辛　干姜灰各等分

上捣，罗为末，令十分细，如粉面，每至夜后点在眼内立效。

第五十九　暴风客热外障

此眼初患之时，忽然白睛胀起，都覆乌睛和瞳仁。或痒或痛，泪出难开，此是暴风客热，久在肺脏，上冲肝膈，致令眼内浮胀白睛，不辨人物。此疾宜服泻肺汤、补肝散，铍镰出血，后点抽风散，即瘥。

诗曰：

白睛胀起盖乌睛，睑肿还应痒痛生。
此是暴风兼客热，来侵肺脏不安宁。
泻汤之内加风药，丸散临时得妙名。
铍镰瘀血应须尽，抽风膏药眼中烹。

泻肺汤

羌活　黄芩　黑参各一两　桔梗　大黄　芒硝　地骨皮各一两

上为末，以水一盏、散一钱，煎至五分，食后，去渣温服。

补肝散

藁本二两　白芷　车前子　石决明各一两半　芍药　天麻　防风　细辛各一两

上为末，每日空心，米汤调下一钱。

抽风散

黄柏　秦皮　秦艽　防风　细辛各一两　黄连　木香各五钱

上为末，以水一盏，浸一宿，去渣，入龙脑少许、蜜四两，同煎为膏，点眼。

第六十　睑硬睛疼外障

此眼初患之时，胞睑赤胀，肿硬难开，泪出疼痛。还从一眼先患，后乃相牵俱损，渐生翳膜，昏暗，皆是膈中积肝脏风毒，上冲入眼。宜令镰洗去瘀血，后服泻肝散、熁肿膏，宜谨诸事。

诗曰：

睑中红肿睛酸疼，肝膈风来热生冲。
腮肿涂膏兼服药，轻轻镰洗断其踪。
无令发歇生浮翳，此后寻医枉费工。
省谨若能三五日，其间诸事却通容。

泻肝散

大黄　知母　芒硝　车前子　茺蔚子　黄芩　天冬各一两　黑参一两半

上为末，以水一盏、散一钱，煎至五分，食后，去渣温服。

熁肿膏

代赭石　黄蜡各半两　细磁末　麻油一两　腻粉少许　黄柏一两

上为末，于铫子内入油蜡，同煎为膏，涂睑上。

第六十一　眼痛如针刺外障

此眼初患之时，微有头痛目眩，眼系常急，夜卧涩痛，泪出难开，时时如针刺外障相似。是心脏伏毒，热气壅在膈中，以后渐生障翳，遮满相牵。如此疾状，宜服泻心汤，后服补肝散，兼镰洗出血，火针太阳穴，立效。

诗曰：

忽然睛内痛如针，热毒潜藏伏在心。
遂使双眸兼系急，日晌急则痛侵侵。
太阳阳白将针刺，汤饮宣通宜洗淋。

隐涩难开由睑内，铍镰出血即能禁。

泻心汤

大黄　黄芩　桔梗　知母各一两　马兜铃　黑参各一两半　防风二两

上为末，以水一盏、散一钱，煎至五分，食后，去渣温服。

补肝散

人参　茯苓　五味子　芎䓖　藁本各一两　茺蔚子　细辛各一两半

上为末，每日空心，米汤调下一钱。

第六十二　眼痒极难忍外障

此眼初患之时，忽然痒极难忍，此乃肝脏有风，胆家壅热冲上所使。切宜镰洗出瘀血，火针针阳白、太[①]阳二穴，后服乌蛇汤、还睛散、马兜铃丸，即瘥。

诗曰：

时时睛痒极难忍，此病根由谁与寻。
瞳子气连清净府，遭他风热上来侵。
也须阳白将针刺，汤用乌蛇病自轻。
此日不忘丸与散，教君去却病根深。

乌蛇汤

乌蛇　藁本　防风　芍药　羌活各一两　芎䓖　细辛各半两

上为末，每日食后，米汤调下一钱。

还睛散

防风　车前子　黑参　石决明　五味子　细辛各一两　知母五钱

上为末，每日食后，米汤调下一钱。

马兜铃丸

马兜铃　柴胡　茯苓各一两半　黑参　桔梗　细辛各一两

上为末，炼蜜为丸，如桐子大，每日空心，茶下十丸。

① 太：原文作“火”，误；当即“太”字之讹。

第六十三　眼坐起生花外障

此眼初患之时，眼中别无所苦，惟久坐多时，忽然起后头旋，眼中黑花发昏，良久乃定，皆因肝肾俱劳受风，心脏热毒上冲，致有此疾。如治疗稍迟，以后变为青盲。宜服镇心丸、补肝散，立效。

诗曰：

眼中别无患，蹲坐便生花。
初患头旋闷，心肝风触他。
肾虚兼受热，房事每频多。
镇心肝要补，早服莫蹉跎。
任信年深后，为灾可奈何。
更因诸疾作，瞳子染沉疴。

镇心丸

银液银液当取见成银箔，以水银销之为泥，合硝石及盐，研为粉，烧出水银，淘去盐石，研细用之　芎䓖　藁本　人参　细辛各一两　石决明　远志　黑参各半两

上为末，炼蜜为丸，如桐子大，空心，茶下十丸。

补肝散

茺蔚子一两半　羌活　知母　旋覆花各一两　甘菊花三分　防风

上为末，以水一盏、散一钱，煎至五分，食后，去渣温服。

第六十四　瞳仁干缺外障

此眼初患之时，忽因疼痛发歇，作时难忍，夜卧不得睡，即瞳仁干缺，或上或下，或东或西，常不圆正，不辨三光，久后俱损。大人多患，其瞳仁或白黑不定。白者，脑脂流下为患；黑者，胆热，肾脏俱劳，肝风为患。宜服泻肝汤、镇肝丸，立效。

诗曰：

瞳仁干缺水金无，或黑或白作形模。

白即脑脂来闭塞，黑即其中本自虚。
此状必须疼痛后，胆家风热作劳劬。
名医拱手无方救，堪叹长年暗室居。

泻肝汤

麦门冬　黑参　黄芩　知母　地骨皮各一两　赤芍药　茺蔚子各一两半

上为细末，以水一盏、散一钱，煎至五分，食后，去渣温服。

镇肝丸

车前子　人参　茯苓　石决明　五味子　细辛各一两半　干山药二两

上为末，每日空心，米汤调下一钱。

第六十五　眼黄膜上冲外障

此眼初患之时，疼痛发歇，作时赤涩泪出，渐生黄膜，直覆黑睛，难辨人物。皆因肾脏风冷，胃家极热。切宜镰钩熨烙，然后宜点曾青膏，服通脾泻胃汤，立效。

诗曰：

黑睛从下生黄膜，脾胃含风热与并。
疼痛发时多计较，门冬犀角便能征。
或镰或点依轻法，若用邪巫不用争。
若用烧炙无效后，再来求疗为施行。

曾青膏

曾青　秦皮　细辛　白芷　乳头香　龙脑各一分　黄连五分　诃子　木香各一两

上为末，研令匀细，以水二碗浸三日后，煎至一盏，以束绵滤渣后，更入蜜四两，同煎为膏。盛磁瓶中封[①]之，勿令泄气。用之点眼，立效。

通脾泻胃汤

麦门冬　茺蔚子各一两　防风　大黄　黑参　知母各一两　天门冬　黄芩各一两五钱

上为末，研令匀细，以水一盏、散一钱，煎至五分，食后，去渣温服。

① 封：原文作“卦”，盖以卦、封二字形近致误。

第六十六　眼赤膜下垂外障

此眼初患之时，忽然赤涩，泪下痛痒，摩隐瞳仁，黑睛渐生翳障，赤膜下垂，直覆眼睛。有此障闭，如云霞之色。最宜镰洗出血，熨烙前后，点清凉煎，服羚羊饮子，即瘥。

诗曰：

黑睛从上直来遮，脏腑原知受客邪。
热气上攻肝内壅，睛轮被覆似云霞。
上睑还令瘀血尽，饮子宜除效不差。
消停又点清凉药，诸药临时任减加。

清凉煎

龙脑　腻粉　马牙硝　秦皮各一两　防风　黄连各三分

上为末，研极细，以水二碗浸药二日后，煎取二大盏，以束绵[①]滤去渣，更煎三五沸，用磁盒子盛之，别入龙脑，搅匀密封，勿令尘入。用之点眼，立效。

羚羊角饮子

羚羊角一两五钱　黄芪二两　茺蔚子二两　黄芩　天门冬　黑参　知母　桔梗各一两

上为末，以水一盏、散一钱，煎至五分，食后，去渣温服。

第六十七　眼小眦赤脉外障

此眼初患之时，还从上眦渐生赤脉，奔来睛上，皆因三焦聚热，冲肝膈壅热使然。治疗稍迟，以后恐损眼目。宜服犀角饮子，后点摩翳膏，即瘥。

诗曰：

赤脉根深小眦中，自然渐渐觉奔冲。
三焦聚热为灾患，欲疗先令饮子通。
浮大必须钩割烙，频频用药即消融。

① 绵：原本“以束”二字倒入后文“用磁盒子盛之”之前，且脱“绵”字，据上文“以束绵滤渣后”句校改。

酸咸热物房中事，谨戒如师受戒同。

犀角饮子

犀角　羚羊角　大黄　人参　茯苓　知母　黄芩各一两　桔梗　防风各二两

上为末，以水一盏、散一钱，煎至五分，食后，去渣温服。

摩翳膏

石决明　水晶　朱砂　龙脑　珍珠末各一分　琥珀二分

上为末，研如粉面，后入酥为膏，每至夜后点服立效。

第六十八　小儿通睛外障[①]

此眼初患之时，皆因失误筑打[②]着头面额角，倒蹙扑下，令小儿肝受惊风，遂使眼目通睛。宜服牛黄丸、犀[③]角饮子、通顶石南散，立效。

诗曰：

小儿两目患通睛，欲拟看西又看东。
振着脑中睛带转，肝家受得内惊风。
牛黄犀角频研服，细研石南吹鼻中。
乳母牵连须忌口，数朝方得旧时容。

牛黄丸

牛黄　白附子　肉桂　干蝎　芎䓖　石膏各一分　白芷二分　藿香五钱　朱砂　麝香各少许

上为末，炼蜜为丸，如桐子大，临卧薄荷汤下三丸，乳母忌湿热面、猪肉等物，小儿化服亦得。

犀角饮子

犀角一两　射干　草龙胆各五钱　钩藤　黄芩五分　人参二两　茯苓　甘草各一分　远志二分

上为末，以水一盏、散一钱，煎至五分，食后，去渣温服。

---

① 小儿通睛外障：原文脱“睛”字，且原本卷之六后“六十八”条所附方上症名曰“儿通睛外障”，脱“小”字，前后二者相比照，固当作“小儿通睛外障”，据此校改。

② 筑打：打筑，详见前“筑”条。

③ 犀：原文作“准”，误；据下所附方“犀角饮子”名，当作“犀”。

通顶石南散

石南一两　藜芦黄三分　瓜蒂五七个

上为末，每用一粳米许，一日两度，通顶为妙。

第六十九　小儿斑疮入眼外障

此眼初患之时，不论大小，须患斑疮一度，疮子患时，觉入眼中，即时将息慎忌。若不忌口将息，即便疼痛泪出，赤涩，怕日难开，肿硬，翳如银色。此乃热气在肝，上冲入眼，肝膈壅毒，因成障翳。宜用秦皮汤洗之，后服凉肝丸。不宜镰洗出血，点药挑拨，恐损眼，得疼痛定，即点退翳药。

诗曰：

夫为人子一生身，须患斑疮不可论。
热气透肝冲上睑，难开肿硬更羞明。
眼疼翳出如白银，不要强将两手亲。
却恐叫啼伤破后，顺时保护要殷勤。
秦皮煎水频频洗，服药应教微有旬。
病者若能依此诀，遗君终老眼分明。

秦皮汤

秦皮二两　秦艽　细辛　防风各一两　甘草五钱

上为末，以水一盏、散一钱，煎至三五沸，热淋洗眼，立效。

凉肝丸

防风二两　黄芩　茺蔚子　黑参　大黄　知母各一两　人参　茯苓各一两五钱

上为末，炼蜜为丸，如桐子大，空心，茶下十丸。

第七十　小儿眼中生赘外障一作眼作睑

此眼初患之时，皆因脾胃壅热，上冲入眼睑眦之中，致令生肉，初时小如麻米，后三五年间长大，摩隐瞳仁，赤涩泪出。切宜钩割散去瘀血，后乃熨烙，宜服搜胃散、补肝丸[1]，点曾青膏，立效。

诗曰：

小儿眼睑赘虽稀，医者先来也要知。
初即小如麻子大，日深渐长豆珠垂。
必须割烙流瘀血，斟量汤丸宜三思。
若逢高贵娇儿女，点药还须得妙奇。

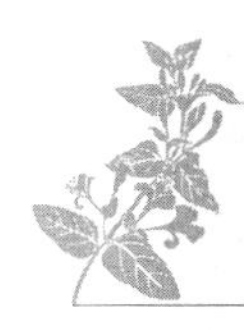

搜胃散

大黄　桔梗　黑参　防风　车前子　细辛　芒硝　黄芩各等分

上为末，以水一盏、散一钱，煎至五分，食后，去渣温服。

补肝丸

芎䓖　藁本　细辛　五味子各一两　茺蔚子二两　羌活　知母各一两五钱

上为末，炼蜜为丸，如桐子大，空心，茶下十丸。

曾青膏

曾青一两　龙脑少许　朱砂　乳头香　琥珀　珍珠各一分

上为末，研如面相似，调酥为膏，每至夜后点眼。

第七十一　小儿疳眼外障

此眼初患之时，皆因脑热，头上有疮，或因雀目多时，泻痢潜冲，疼痛，泪出难开，膈间热，肝风入。初患之时，时时痒涩，挦[2]眉，咬甲，揉鼻，致令翳生。赤肿疼痛，泪出难开，膈硬，白膜遮满，怕日，合面而卧，不喜抬头。此疾不宜烧灸头面，恐损眼目，尤忌点药，宜服杀[3]疳散、退翳丸，立效。

诗曰：

小儿疳眼自何来，脑热肝风起祸灾。
或固泻痢潜中上，雀目多时亦是媒。

---

① 宜服搜胃散补肝丸：原文作“宜服后胃壅热肝丸”，于文义颇不通，据下文附方改。

② 挦（xián）：犹言拔取也。西汉扬雄《方言》卷一：“挦、攓、摭、挻，取也。南楚曰攓，陈宋之间曰摭，卫鲁扬徐荆衡之郊曰挦；自关而西秦晋之间，凡取物而逆谓之篡；楚部或谓之挻。”《宋本玉篇》上卷六“手部第六十六”之“挦”条：“徐林切，取也，又视占切。”《集韵》卷四“盐第二十四”韵“挦”条：“摘也。”

③ 杀：原文作“煞”，误；据本症所附方，当作“杀”。

初患时时闭痒涩，病深生翳肿难开。
手捋头发兼揉鼻，怕见光明头不抬。
计拙便将头面灸，枉遭疼痛实堪哀。
庸医不解轻轻点，刺着疮痕疼不谐。
欲知痊瘥求何道，服药如风卷雾开。

杀疳散

防风　龙脑　牡蛎各二两　五味子　白芷　细辛各一两

上为细末，每日空心，米汤调下一钱。

退翳丸

黑参　防风　人参　茯苓　石决明　细辛　黄芩　桔梗　车前子各一两

上为末，炼蜜为丸，如桐子大，空心，茶下十丸。

第七十二　小儿青盲外障

此眼初患之时，在母腹中忽受惊邪之气，今生后五七岁以来，便多患眼。其初患夜卧多惊，呕吐痰涎黄汁，渐渐失明。还从一眼先患，后乃相牵俱损。初觉便宜将息急疗，服牛胆丸、犀角饮子，立效。

诗曰：

胎中受得风邪气，五脏相遭各有名。
天吊只因心领得，目盲肝纳是前程。
痰涎呕吐皆黄汁，神彩时时只欲惊。
两眼若能求见物，服药良医始见明。

牛胆丸

牛胆　钩藤各五钱　人参　羚羊角　藿香　广香各一两　琥珀少许

上为末，炼蜜为丸，如桐子大，空心，薄荷汤下三丸，七岁以上五丸。

犀角饮子

犀角　防风　芍药　黄芩各一两　羚羊角　知母各二两　人参五两

上为末，以水一盏、散一钱，煎至五分，食后，去渣温服。

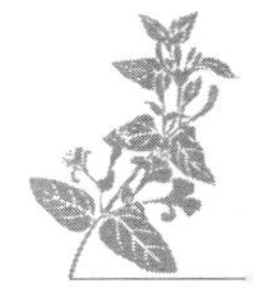

诸家秘要名方凡五家

巢氏论针眼候

凡眼内眦头忽结成疱，三五日间便生脓汁，世呼为“偷针”。此由热气客在眦间，热搏津液所成，但其势轻者，故止小小结聚，汁溃热歇方瘥。

三因方十三方

千金神曲丸 主明目，百岁可读细书，常服大益眼目。

神曲四两 磁石二两，火煅，醋淬七次 光明朱砂二两

上为末，炼蜜为丸，如梧桐子大，米汤服五丸，食后日三服。

羌活散 治风毒上攻，眼目昏涩，翳膜生疮，及偏正头疼、目小黑花累累者。

羌活 川芎 天麻 青皮 藁[①]本 旋覆花 天南星炮，各一两

上为末，每服二钱，水一盏，姜三片，薄荷七叶，煎至七分，食后服。一法入牵牛末二两，以生姜汁煮糊丸，如桐子大，茶酒任下二三十丸。

白蒺藜散 治肾脏风毒上攻，眼目赤肿，热泪昏涩，胬肉攀睛。

白蒺藜炒，去刺 甘草生 僵蚕去头嘴，直者，炒 防风各一两 天南星一两半，黑豆二合、青盐半两，水煮透，取出焙干，不用盐豆 甘菊花三两，生

上为末，每服二钱，煎甘草汤调下，食后服，忌炙煿物。

洗肝散 治肝热，赤脉贯睛，涩痛，冲风泪下，兼治热血攻心。

白蒺藜一两半 防风 羌活各半两 马牙硝二两 甘草一分

上为末，每服二钱，食后白汤调下。

椒红丸 治明目，暖水脏，补虚，久服驻颜、缩小便。

川椒取红，四两 巴戟去心 金铃子锉，炒 附子炮，去皮煮 茴香炒，各一两

① 藁：原文作“膏”，据诸本草药名，当作“藁”。

上为末，别用山药三两为末，酒煮糊为丸，如桐子大，空心盐汤下三五十丸。

煮肝散 治眼赤有耳痒证，用四生散入羊子肝煮，甚妙。

白附子 白蒺藜 黄芪 羌活各等分

上为末，每服四钱七，盐、酒入羊子肝煮，空心温服。子肝，即羊肝上有小片者是。

驱风散 治风毒上攻眼肿，痒涩痛不可忍，或上下睑眦赤烂，或翳肉侵睛。

五倍子一两，去尘土 蔓荆子一两半，洗

上锉散，每服三钱，水二盏，铜石器内煎，取一盏澄清热洗；留滓，二服再煎。

立胜散

治风毒攻眼，及时眼隐涩，羞明肿痛。

黄连、黄柏、秦皮去粗皮、甘草各等分。

上锉散，每服四钱，水一盏、枣一个、灯心七茎。煎数沸去滓，以新羊毛笔蘸刷眼，候温，即以手沃之。一法不用黄柏、甘草，有防风、黄芩。

神仙照水膏 治障翳。

蜡一两 黄丹一两，水飞 蛇蜕一分 水银一钱 初生乌鸡壳一个

上为柳木槌研细，滴蜡为饼，临卧用之，候天明，将水点眼，药坠水中，翳膜尽去。

柏竹沥膏 治一切赤眼障翳。

慈竹截作段，去两头 黄柏刮去粗皮，刮细者蒲填竹内

上用新砖对立，置竹砖上，两头各安净碗，以干竹火烧，令沥出，尽收之，以铜箸点眼。

通和膏 治眼赤涩，翳膜遮障，时多热泪。

轻粉一字 乳香皂荚子大 杏仁二十一个，去皮、尖，嚼细

上旋入口中都嚼，候津液满口，吐出瓷器中，置火上，令四边沸，以绵滤别盏中，入生脑子皂子大，研匀，再滤过，以铜箸点之。

通神膏 治眼生翳膜，赤脉胬肉，涩痒痛有泪。

沙蜜四两 青盐 麝香各一字 乳香 硇砂滴过 枯矾各半字 当归五分

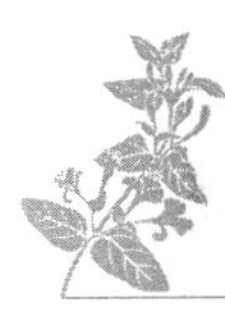

黄连一钱

上件乳钵内研碎，同蜜入竹筒内密封定，煮半日，厚绵滤过，点眼。

蛤粉丸 治雀目，不拘久近，但日落便不见物。

黄蜡 上色蛤粉细研，各等分

上镕蜡，搜粉为丸如枣大，每用猪肝一片二两许，批开，裹药一丸，麻绵缠定。磁器内用水一碗煮熟，取出。乘热熏眼，至温吃肝，以瘥为度。

本事①方

镇肝明目羊肝丸

甘菊花 羌活 柏子仁 白术 细辛 官桂 五味子各半两 黄连三分 羯羊肝一具，新瓦盆中炙干，更焙，肝若大②，只用一半

上为末，炼蜜为丸，如桐子大，空心、食前温水下三四十丸。

又方

菟丝子 车前子 麦门冬 决明子 白茯苓 五味子 枸杞子 茺蔚子 苦葶苈 地肤子去壳 蕤仁 泽泻 防风 黄芩 杏仁大者，炒 华阴细辛 桂心 青葙子各一两 熟地黄一两半 白羯羊肝只用子肝一片薄切，新瓦上炙干

上为细末，炼蜜为丸，如桐子大，每服三四十丸，温水下，日三服，不拘时候。

张台卿尝苦目暗，京师医者令灸肝俞，遂转不见物，因得此方，服之遂明。有一男子内障，医治无效，因以余剂遗之。一夕于灯下语家人曰："适偶有所见，如隔门缝见火者。"及旦视之，眼中翳膜且裂如线。张云③："此药最灵，勿妄与人，忽之则无验。"子隘之，且欲广④其传。

又方

羌活 川芎 旋覆花 防风各半两 甘草 楮叶各一两 甘菊花一分 苍术米泔浸，去皮，一两 枳实 蝉蜕 木贼各一两 桑叶八月授，阴干，一两

① 事：原文作"木"，据本条所引诸方皆出自宋许叔微《类证普济本事方》卷五"眼目头面口齿鼻舌唇耳诸疾"条下治眼目方，当作"事"。按，《本事方》作"丸"为"圆"，且诸方所附药虽与本条所引排列有异，然名一量同，皆无碍于诸方之用，故存原文以见古籍之本貌。

② 肝若大：原文"若"字倒入"肝"字前，且"大"字后衍"小"字，据《类证普济本事方》卷五"镇肝明目羊肝圆"条"肝若大"句改删。

③ 云：原文作"公"，据上"镇肝明目羊肝圆"下"又方"之一条，当作"云"。

④ 广：原文作"度"，据上"又方"之一条，当作"广"。

上木臼中捣为末，茶清调下二钱，早晚食后、临卧各一服，亦治赤眼，忌湿面及酒。楮叶须真无实者，余不堪用，不尔，诸药悉无效；合时不得烙及犯铁器。予观此方，取楮叶必无实者，盖[①]阴阳二物相配尔。有实者阳也，无实取叶者阴也，所以不得其真，诸药悉无效。

菊花散 治肾肝风毒热气上冲眼痛。

甘菊花 牛蒡子炒熟各八两 防风三两 白蒺藜去刺一两 甘草一两

上细末。每服二钱，熟水调下。食后临卧服。

《素问》云："久视伤血，血主肝。"故勤书则伤[②]肝，主目昏，肝伤则自生风热气。上凑于目，其昏亦甚，不可专服补药，须服益血镇肝明目药。

地黄丸

黄连 决明子各一两 没药 甘菊花 防风 羌活 桂心 光明朱砂各半两 干熟地黄一两半

上为细末，炼蜜为丸，如桐子大，每服一二十丸，熟水下，食后日三服。

读书之苦，伤[③]肝损目，诚然。晋范宁尝苦目痛，就张湛求[④]方。湛戏之曰："古[⑤]方宋阳子少得其术，以授鲁东门伯，次授左丘明，遂世世相传，以及汉杜子夏、晋左太冲，凡此诸贤，并有目疾，得此方云'用损[⑥]读书一，减思虑二，专内视三，简外观四，旦起晚五，夜早眠六。凡此六物，熬以神火，下以气蓰，蕴于胸中，七日然后纳诸方寸。修之一时，近能数其目[⑦]睫，远视尺棰[⑧]之余。常服不已，动见墙壁之外，非但明目，乃亦延年'。"审如是而行之，非可谓之嘲戏，亦奇方也。

治头风冷泪庞安常二方

甘菊花 决明子各三分 白术 羌活 川芎 细辛 白芷 荆芥穗各半两

上为细末，温汤调下，食后日三服。

---

① 盖：原文作"羔"，据上"又方"之二条，当作"盖"。
② 伤：原文作"易"，据《类证普济本事方》卷五"治肾肝风毒热气上冲眼痛菊花散"条，当作"伤"。
③ 伤：原文作"肠"，据上"治肾肝风毒热气上冲眼痛菊花散"所附"地黄丸"条，当作"伤"。
④ 求：原文作"水"，据上，当作"求"。
⑤ 古：原文作"若"，据上，当作"古"。
⑥ 损：原文脱，据上校补。
⑦ 目：原文作"日"，据上，当作"目"。
⑧ 尺棰：原文作"又华"，据上，当作"尺棰"。

又方

川芎　甘菊　细辛　白术　白芷各一分

上为细末，蜡丸如黍米大，夜卧纳一丸目中，一时辰换一丸。

荀牧仲顷[①]年尝谓予曰："有人视一物为两，医者作肝气有余，故见一为二，令服补肝药，皆不效，此何疾也？"予曰："孙真人云'目之系上属于脑，后出于项中，邪中于颈，因逢身之虚，其入深，则随目系入于脑则转，转则目系急，急则目眩以转。邪中其睛，所中者不相比[②]则睛散，睛散则歧，故见两物也'。令服驱风入脑药，愈。"

百一选方

芎菊散　治暴赤眼。

薄荷二两　菊花　甘草　川芎各一两　防风七钱　白芷半两

上为细末，食后茶少许，沸汤点服；如伤风，用酒调服，其效尤速。

冀州郭家明上膏　治远年近日不睹光明，内外障眼，攀睛胬肉，连睑赤烂，隐涩难开，怕日羞明，推眵有泪，视物茫茫，时见黑花，或睑生风粟，或翳膜侵睛，时发痒痛，并皆治疗。此药神妙无比，不可尽述，兼治口疮，涂之立愈。冀宰曾合服，甚奇。

白沙蜜一斤　黄丹四钱　硇砂另研　乳香另研　青盐　轻粉　硼砂以上俱另研，各二钱　麝香另研，五分　金星石　银星石　井泉石　云母石各一两　脑子另研，二钱　黄连去须　乌鱼骨各五钱

上件药于净室中，不得令妇人鸡犬见，用银石器内慢火先炒黄丹，令紫色；次下蜜，候熬得滴水不散，其色皆紫；次入腊月雪水三升，再熬二十余沸，将其余药研入末，一处同熬，用箸滴在指甲生成珠不散为度。以厚纸三张铺在筲箕内，倾药在纸上滤过，再用瓶子盛，放在新水内浸三昼夜去火毒，其水日一易之。看病眼轻意，临晚用箸头蘸药点大眦头，以眼涩为度。若治内障眼目，用面、水和成条而捏作圈子，临睡置眼上，倾药在内，如此用之，一月见效。

---

① 顷：原文作"项"，据《类证普济本事方》卷五"治头风冷泪庞安常二方"下"又方"条，当作"顷"。

② 比：原文作"此"，据《灵枢·大惑论》，当作"比"。

五蜕散　治内障得效方。

龙蜕即蛇皮　蝉蜕　凤凰蜕乌花鸡卵壳　人蜕男子退发　佛蜕即蚕纸

上等分，不以多少，一处同烧作灰，研为细末，每服一钱，用熟猪肝吃，不拘时候，日进三服。

五生散　治目赤，去头风，退翳；钱文子传。

天雄　附子尖，各半两　防风一两　天南星一两　川续断一两，并生用

上为饮子，每服二钱，水一盏半，生姜七片，酒少许，煎至六分，食后温服，因头风而病目者，食之必效。

地黄丸

唐丞相李恭公扈从在蜀中，日患眼，或涩或生翳膜，或即疼痛，或见黑花如豆大，累累数十不断，或见如飞虫翅羽，百方治之不效。僧智深云："相公此病缘受风毒，夫五脏实则泻其子，虚则补其母，母能令子实，子能令母虚，肾是肝之母，令肾受风毒，故令肝虚。肝虚则目中恍惚，五脏亦然。脚气、消渴、诸风等皆由肾虚也，地黄丸悉主之。"

生干地黄一斤　熟干地黄一斤　石斛去苗，四两　防风去芦，四两　枳壳麸炒，四两　牛膝酒浸　杏仁去皮、尖，麸炒黄为末，入瓦器内研，去油

上为细末，不犯铁器，炼蜜为丸，如桐子大，空心以豆淋酒下五十丸。豆淋酒法，黑豆半升，净拣簸炒，令烟出，以酒三升浸之，不用黑豆。用此酒煮独活，即是紫汤也。

和剂方

锦鸠丸　治肝经不足，风邪内乘，上攻于眼，眼暗泪出，怕日羞明，隐涩痒痛，瞻视茫茫，多见黑花，或生翳膜，并皆治之。

斑鸠一只，去皮毛、肠、嘴、爪，用文武火连骨炙干用　牡蛎去土，取粉用　羯羊肝一具，薄批，炙干令焦　黄连去须　防风去芦　蔓荆[①]子二升，淘洗，绢袋盛饭甑蒸少时，晒　桂去皮　杜蒺藜去尖角，炒，各二两　干菊花拣净，各五两　蕤仁去皮　羌活去芦　瞿麦　草决明各三两　白茯苓去皮四两　细辛

上十五味为末，炼蜜和杵千百杵，丸如桐子大，每服十五丸至二十丸，

① 荆：原文作"莆"，据诸本草药名及宋代陈师文等撰《太平惠民和剂局方》卷七"眼目"之"锦鸠圆"条，当作"荆"。

温水或酒下，空心、日午、临卧三服，如久患内外障眼，服诸药不效者，渐加至五十丸，必效。暴赤眼疼痛，食后用荆芥汤下二十丸。

驻景丸 治肝肾俱虚，眼常暗昏，多是黑花，或生障翳，视物不明，迎风有泪，久服补肝肾、增眼力。

车前子三两 干熟地黄三两 菟丝子五两，酒浸，别研为末

上为末，炼蜜为丸，如桐子大，每服三十丸，温酒送下，空心、晚食前日二服。

密蒙花散 治风气攻注，两眼昏暗，眵泪羞明，睑生风粟，隐涩难开，或痒或痛，渐生翳膜，视物不明，久患偏头疼，牵引两眼，渐觉细小，昏涩隐疼，并暴赤肿疼，皆治之[1]。

密蒙花拣净 羌活去芦 菊花去土 石决明 杜蒺藜炒，去尖 木贼锉，各等分

上为细末，每服一钱，茶清调下，食后日二服。

羚羊角散 治大小儿一切风毒气。上冲眼目，暴发赤肿，或生疮疼痛，隐涩难开，羞明怕日。

羚羊角半钱 川升麻 黄芩 车前子 甘草微炒，各二十两 决明子二十两 草龙胆去芦 栀子仁各五两

上为细末，每服一钱，食后温熟水调下，日三服，小儿服半钱。

秦皮散 治大人小儿风毒，赤眼疼肿，痒涩眵泪，昏暗羞明。

秦皮锉 桂府滑石杵碎 黄连去须，各等分

上为细末，每服半钱，沸汤点，去滓，温热频洗。

镇肝丸 治肝经不足，内受风热，上攻眼目，昏暗痒痛，隐涩难开，眵多有泪，怕日羞明，时发肿赤，或生障翳，并皆服之。

决明子 地肤子 白茯苓去皮 远志去心 茺蔚子 防风去芦头及叉股 蔓荆子去白皮 人参去芦，各一两 青葙子 车前子 地骨皮去土 柏子仁炒 甘草锉 甘菊花 柴胡去芦 玄参 山药各半两 细辛去苗，一分

上为末，蜜水煮糊为丸，如桐子大，每服二十丸，米饮下，食后日三服。

① 之：原文作“七”，据文义及《太平惠民和剂局方》卷七“眼目”之“密蒙花散”条，当作“之”。

菊睛丸 治肝肾不足，眼目昏暗，瞻视不明，茫茫漠漠，常见黑花，多有冷泪，久服补不足、强目力。

巴戟一两，去心 枸杞子三两 甘菊花四两 苁蓉一两，酒浸，去皮炒切

上为细末，炼蜜为丸，如桐子大，每服二十丸至五十丸，温酒或盐汤下，空心、食前服。

菩萨散 治风气攻注，两眼昏暗，眵泪羞明，睑眦肿痒，动时亦痛，耳鸣头眩。

白蒺藜炒 防风锉炒 甘草一两 荆芥穗一两半 苍术米泔浸一宿，锉炒，各二两

上为末，不拘时候，入盐少许，沸汤或酒调下一大钱，神效。

拨云散 治风毒上攻，眼目昏暗，翳膜遮障，怕日羞明，时多热泪，隐涩难开，眶痒赤痛，睑眦红烂，瘀肉侵睛，但是风毒眼疾，并皆治之。

羌活 防风 甘草炒 柴胡各等分

上为细末，每服二钱，水一盏，煎至七分，食后临睡时服，薄荷汤茶调下亦得。忌腌藏、酱、盐鲊、湿面、炙煿、发风等物。

流气饮 治肝经不足，内受风热，上攻眼目，昏暗，视物不见，常见黑花，当风多泪，怕日羞明，推眵赤肿，隐涩难开，或生翳障，倒睫拳毛，眼眩赤烂。及妇人血风眼，及时行暴赤，眼胞紫黑，应有眼病，并宜服之。

荆芥去梗 山栀去尖皮 牛蒡子炒 蔓荆子去白皮 白蒺藜去尖 细辛去叶 防风去芦 玄参去芦 木贼去尖、节 川芎各一两，净 草决明一两半 制苍术二两，米泔浸洗 大黄炮 菊花 甘草炙 黄芩各一两

上为细末，每服二钱，临卧冷酒调下，如婴孩有患[①]，只令乳母服之。

睛明散 治外障，退翳膜，疗风毒，上攻眼疼赤肿，或睑痒烂，时多热泪昏涩。

黄连去须 当归去芦、洗 赤芍药 滑石细研，各五两

上件锉，研为细末，研滑石拌匀，每用半钱，沸汤点，澄清去滓，热

① 川芎……孩儿有患：原文“川芎各一两，净”后脱“草决明一两半，苍术二两，米泔浸洗”十四字，“每服二钱”后脱“半”字，“临卧”后脱“用冷酒调下，如孩儿有患”十字，据《太平惠民和剂局方》卷七“眼目”之“流气饮”条补。

洗，忌一切腌藏、鱼鲊、酒、面等毒物[①]。

春雪膏 治肝经不足，内受风热，上攻头目，昏暗痒痛，隐涩难开，推眵赤肿，怕日羞明，不能远视，迎风有泪。多见黑花。

脑子二钱半　蕤仁二两去皮，二两细研

上用生蜜六钱重，将蕤仁、脑子同和，每用铜箸或以金银钗股。大小眦时复少许点之。又治连眶赤烂，以油[②]纸涂膏贴之。

菊花散 理肝气风毒，眼目赤肿，昏暗羞明，隐涩难开，攀睛胬肉，或痒或痛，渐生翳膜，及暴赤肿疼，并皆治之。

蝉蜕去头、翅、足、土　木贼去根节　白蒺藜去尖　羌活去芦，不见火，各三两　菊花去梗，各六两

上为细末，每服二钱，食后临卧茶清调下，常服明利头目、洗肝去风，忌发风、腌藏、炙煿等物。

洗肝散 治风毒上攻，暴作赤目，肿痛难开，隐涩眵泪，昏暗羞明，或生翳膜，并皆治之。

大黄煨　山栀去皮　当归酒洗，去芦　防风去芦　薄荷去梗　羌活去芦　甘草炙　川芎各等分

上为细末，每服二钱，冷水或熟水调下，食后日三服，见效[③]。

① 当归……毒物：原文“当归”后脱“去芦、洗，赤芍药，滑石细研，各五两”十三字，“研滑”前脱“入”字、后脱“石拌匀，每用半钱，沸汤点，澄”十一字，“忌一切”后脱“腌藏、鱼鲊、酒、面等毒物”九字，据上“目睛散”条补。

② 治肝经……以油：原文“治肝经不足，内受”后脱“风热，上攻头目，昏暗痒痛”十字，“将蕤仁、脑子”后脱“同和，每用铜箸”六字，“又治”后脱“连眶赤烂，以油”六字，据上“春雪膏”条补。

③ 每服二钱……见效：原文“每服二钱”后脱“冷水或熟水调下，食后日三服，见效”十四字，据上“洗肝散”条补。

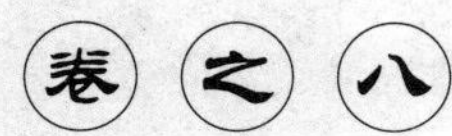

卷之八

针灸经凡二十一

一　偃伏头部中行凡十九

神庭一穴，在鼻舌直入发际五分，督脉、足太阳、阳明三脉之会，治头风目眩，鼻出清涕不止，目泪出，可灸二七壮止。岐伯曰："凡欲疗风，勿令灸多。"缘风性轻，多即伤，宜灸七壮，至三七壮止，禁不可针，针即发狂，忌生冷、鸡猪、酒面、动风物等。

上星一穴，在鼻直上入发际一寸陷中，督脉气所发，治头风目眩，睛痛不能远视，以细三棱针刺之，即宣泄诸阳热气，无令上冲头目，可灸七壮，不宜多灸。若频灸，即拔气上，令目不明，忌如前法。

囟会一穴，在上星后一寸陷中，可容豆，督脉气所发①，治目眩，可灸二七壮至七七壮。初灸即不痛，病去即痛，痛则罢灸，针入二分，留三呼，得气即泻。针讫，以末盐生麻油相和，揩发根下，头风即永除；若八岁以下，即不得针，忌如前法。

前顶一穴，在囟会后一寸五分骨陷中，督脉气所发，疗头风目眩，针入一分，可灸三壮至七七壮即止，忌如前法。

百会一穴，一名"三阳五会"，在前顶后一寸五分顶中央旋毛中，可容豆，督脉、足太阳交会于巅上，针入二分，得气即泻，可灸七壮至七七壮即止。至秦鸣鹤，刺微出血，头痛立愈，凡灸头顶，不得过七七壮，缘头顶皮肤浅薄，灸不宜多。

后顶一穴，一名"交冲"，在百会后一寸五分枕骨上，督脉气所发，治目眩、头偏痛，可灸五壮，针入三分。

强间一穴，一名"大羽"，在后顶后一寸五分，督脉气所发，治脑旋目晕、头痛不可忍，可灸七壮，针入二分。

---

① 督脉气所发：原文"督脉气所"后脱"发"字，据前"上星"条"督脉气所发"及后"前顶"条"督脉所发"句补。

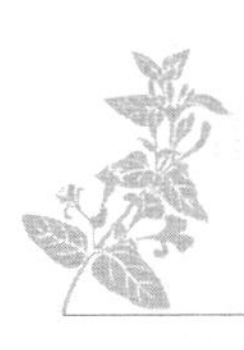

脑户一穴，一名“合颅”，在枕骨上强间后一寸五分，督脉、足太阳之会，禁不可针，针之令人哑不能言，治目睛痛、不能远视，可灸七壮，亦不可妄灸，令人失喑。

风府一穴，一名“舌本”，在项发际上一寸大筋内宛宛中，疾言其肉立起，言休立下，督脉、阳维之会，禁不可灸，不幸使人失喑，治头痛目眩，针入三分。

哑门一穴，一作喑，一名“舌横”，一名“舌厌”，在顶中央入发际五分宛宛中，督脉、阳维之会，入系舌本[①]，仰[②]头取之，禁不可灸，灸之令人哑，治头痛，针入二分，一作五分。

二　偃伏头部第二行左右凡十四穴

曲差二穴，在神庭旁一寸五分入发际，足太阳脉气所[③]发[④]，治头顶痛、目视不明，针入二分，可灸三壮。

五处二穴，在上星旁一寸五分，足太阳脉气所发，治目不明、头风目眩，针入三分，留七呼，可灸三壮。

承光二穴，在五处后一寸五分，足太阳脉气所发，治风眩头痛、目生白膜，针入三分，禁不可灸。

通天二穴，在承光后一寸五分，足太阳脉气所发，治偏风、鼻多清涕、衄血、头重，针入三分，留七呼，可灸三壮。

络却二穴，一名“强阳”，又名“脑盖”，在通天后一寸五分，足太阳脉气所发，治青风内障，目无所见，可灸三壮。

玉枕二穴，在络却后一寸五分夹脑户旁一寸三分，起肉枕骨，入发际三寸，足太阳脉气所发，治目痛不能视、脑风疼痛不可忍者，可灸三壮。

天柱二穴，侠项后发际。大筋外廉陷中，足太阳脉气所发，治目瞑视，头旋脑痛，针入五分，得气即泻，立愈。

① 本：原文作“木”，据晋代皇甫谧《针灸甲乙经》卷三“头自发际中央旁行凡五穴第六”之“喑门”条“入系舌本”句，当作“本”。
② 仰：原文作“下”，据上“喑门”条“仰头取之”句，当作“仰”。
③ 所：原文作“新”，据下文“五处”“承光”等条“足太阳脉气所发”句，当作“所”。
④ 发：原文“发”后衍“落”字，据上删。

三　偃伏头部第三行左右凡十二穴

临泣二穴，在目上直入发际五分陷中，足太阳、少阳之会，治目生白翳、多泪，针入三分，留七呼，得气即泻，忌如前法。

目窗二穴，在临泣后一寸，足少阳、阳维之会，治目外眦赤痛、忽头旋、目䀮䀮、远视不明，针入三分，可灸五壮，三度刺目，大明。

正营二穴，在目窗后一寸，足少阳、阳维之会，治头项偏痛，针入三分，可灸五壮。

承灵二穴，在正营后一寸五分，足少阳、阳维之会，治脑风头痛，可灸三壮。

脑空二穴，一名"颞颥"，在承灵后一寸五分夹玉枕骨下陷中，足少阳、阳维之会，治脑风头痛不可忍、目瞑，针入五分，得气即泻，可灸三壮。魏公苦患头风，发即心闷乱、目眩，华佗当针而立愈，忌如前法。

风池二穴。在颞颥后发际陷中，足少阳、阳维之会，治目眩苦头痛、目泪出、目内眦赤疼、目不明，针入七分，留七呼，可灸七壮。

四　侧头部左右凡十二穴

颔厌二穴，在曲周下颞颥上廉，手足少阳、阳明之交会，治头风眩、目无所见、偏头痛、引目外眦，急针入七分，留七呼，可灸三壮，忌如前法。

悬颅二穴，在曲周上颞颥中，足少阳脉气所发，治头偏痛、引目外眦赤，针入三分，留三呼，可灸三壮，忌如前法。

悬厘二穴，在曲周上颞颥下廉，手足少阳、阳明之交会，治头偏痛、目外[①]眦赤痛，针入三分，灸三壮。

角孙二穴，在耳郭中间上开口有空，手足少阳之会，治目生肤翳，可灸三壮。

窍阴二穴，在枕骨下摇动有空，足太阳、少阳之会，治头目痛，针入

① 外：原文作"光"，据唐王焘《外台秘要方》卷三十九"明堂灸法七门"下"胆人胆者肝之腑也两旁一百四穴"之"悬厘"条"主热病、偏头痛引目外眦、耳鸣、善嚏"句及西方子撰《明堂灸经》卷七"侧人头颈二十穴"之"悬厘"条"目外眦赤痛"句，当作"外"。

三分，可灸七壮[①]。

瘈脉二穴，一名“资脉”，在耳本后鸡足青络脉，刺出血如[②]豆汁，不宜出血多。治头风眵蒙，目睛不明，针入一分，可灸三壮[③]。

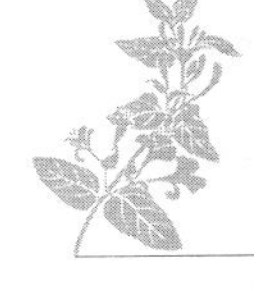

五　正面部中行凡一穴[④]

断交一穴，在唇内齿上断缝筋中，治目泪眵汁、内眦赤痒痛、生白肤翳，针入三分，可灸三壮。

六　面部第二行左右六穴

攒竹二穴，一名“始光”，一名“光明”，一名“员住”，在两眉头陷中，足太阳脉气所发，治目䀮䀮、视物不明、眼中赤痛，针入一分，留三呼，泻三吸，徐徐而出针，不宜灸，宜以细三棱针刺之，宣泄热气，三度刺目，大明，忌如前法。

睛明二穴，一名“泪孔”，在目内眦，手足太阳、少阳、足阳明五脉之会，治攀睛、翳膜覆瞳子、恶风泪出、目内眦痒痛、小儿雀目疳眼、大人气眼冷泪，眛[⑤]目视物不明、大眦胬肉侵睛，针入一寸五分，留三呼，禁不可灸。雀目者宜可久留针，然后速出针，忌如前法。

巨髎二穴，侠[⑥]鼻孔旁八分。直目瞳子，跻脉、足阳明之会，治青盲、目无所见、远视䀮䀮、白翳覆瞳子面，针入三分，得气而泻，灸亦良，可灸七壮。

① 在枕骨下……之会：原文“在枕骨下摇动有”后脱“空”字，“足太阳、少阳之会”前衍“左”字，据宋徽宗敕编《圣济总录》卷一九一“针灸门”之“足少阳胆经”条“首窍阴二穴，在枕骨下摇动有空，足太阳、少阳之会”、元代滑寿《十四经发挥》卷中“足少阳胆经”条“窍阴在完骨上、枕骨下摇动有空”、明楼英《医学纲目》卷八“阴阳脏腑部”下“穴法下”之“窍阴二穴”条“在完骨上、枕骨下摇动有空，足太阳、少阳之会，针入三分，可灸七壮”等句补删。

② 如：原文作“入”，据《针灸甲乙经》卷三“耳前后凡二十穴第十一”之“瘈脉”条“刺出血如豆汁”句，当作“如”。

③ 资脉……灸三壮：原文“资脉”后脱“在耳本后鸡足青络脉，刺出”十一字，“针入一分”后脱“灸三壮”三字，据上“瘈脉”条补。

④ 穴：原文作“次”，据前后诸条目及所附“断交一穴”句，当作“穴”。

⑤ 眛：原文作“眛”，据文义，当作“眛”，言目不明也。

⑥ 侠：原文作“陕”，据《针灸甲乙经》卷三“面凡二十九穴第十”之“巨窌”条，当作“侠”。

七　面部第三行左右凡六穴

阳白二穴，在眉上一寸。直目瞳子，足少阳、阳维之会，治头目痛、目眵。可灸三壮，针入三分，一作二分。

承泣二穴，在目下七分。直目瞳子陷中，跻脉、任脉、足阳明之会，治目视䀮䀮、冷泪、眼眦赤痛，禁不宜针，针之令目乌色，可灸三壮，炷如大麦，忌如前[①]法。

四白二穴在目下一寸，足阳明脉气所发，治头痛目眩、眼生白翳，可灸七壮，针入三分，凡用针，稳审方得下针，若针深，即令人目乌色。

八　面部第四行左右凡八穴

本神二穴，在曲差旁一寸五分。一曰直耳。上入发际四分，足少阳、阳维之会，治目眩、颈项强急痛，针入三分，可灸三壮。

丝竹空二穴，一名"目髎"，在眉后陷中，足少阳脉气所发，禁不可灸，不幸使人目小，又令人目无所见，治目眩头痛、目赤、视物眩眩，眼睫拳倒，针入三分，留三呼，宜泻不宜补。

瞳子髎二穴，在目外眦五分，手太阳、手足少阳之会，治青盲目无所见、远视䀮䀮、目中肤翳白膜、头痛、目外眦赤痛，可灸三壮，针入三分。

颧髎二穴，在颧骨下廉锐骨端陷中，手少阳、太阳之会，治目黄、眼瞤动不止，针入三分。

九　侧面部左右凡二穴

头维二穴，在额角入发际。本神旁一寸五分，足少阳、阳明脉之交会，治头偏痛、目视物不明，针入三分，禁不可灸。

十　背俞部中行凡二穴

陶道一穴，在大椎[②]节下间，俯而取之，督脉、足太阳之会，治头重目

① 前：原文作"尝"，据前"上星""临泣"等条"忌如前法"句，当作"前"。
② 椎：原文作"颧"，误；据《针灸甲乙经》卷三"背自第一椎循督脉行至脊骶凡十一穴第七"之"陶道"条"在大椎节下间"句，当作"椎"。以下凡"颧"当作"椎"者，皆依此例校改，不再出注。

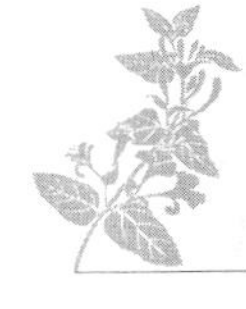

瞑，可灸五壮，针入五分。

筋缩一穴，在第九椎[①]节下间，俯而取之，督脉气所发，治目转上垂，可灸三壮，针入五分。

十一　背俞部第二行左右凡十穴

风门二穴，一名“热府”，在第二椎下两旁相去各一寸五分，督脉、足太阳之会，治目瞑、风劳，针入五分，留七呼，可灸五壮。

肺俞二穴，在第三椎下两旁相去各一寸五分，足太阳脉气所发。甄权《针经》云：“在第三椎下两旁，以搭手左取右、右取左，当中指末是穴。”治头目眩，针入五分，留七呼，可灸一百壮。

肝俞二穴，在第九椎下两旁相去各一寸五分，治目上视、目眩头痛、目䀮䀮、生白翳，针入三分，留六呼，可灸三壮。

三焦俞二穴，在第十三椎下两旁相去各一寸五分，治目眩、头痛，针入五分，留七呼，可灸三壮。

肾俞二穴，在十四椎下两旁相去各一寸五分，与脐平，治目视䀮䀮、五劳七伤，针入三分，留七呼，可灸以年为壮，慎如前法。

十二　背俞部第三行凡二穴

譩譆二穴，在肩髆内廉侠六椎下两旁相去各三寸，正坐取之，足太阳脉气所发，以手痛按之，病者言“譩譆”，针入六分，留三呼，泻五吸，治目眩、鼻衄，可灸二七壮至百壮止，忌苋菜、白酒等物。

十三　手太阴肺经左右凡四穴

太渊二穴，土也。在手掌后陷中，手太阴脉之所注也，为输，治目生白翳、眼眦赤筋，可灸三壮，针入二分。

天府二穴，在腋下三寸动脉中，以鼻取之，治目眩、远视䀮䀮，禁不得灸，针入四分，留三呼。

① 椎：原文作“权”，误；据《针灸甲乙经》卷三“诸穴”之“背自第一椎循督脉行至脊骶凡十一穴第七”下“筋缩”条“在第九椎节下间”句，当作“椎”。以下凡“权”当作“椎”者，亦皆依此例校改，不再出注。

十四　手阳明大肠经左右凡四穴

商阳二穴，金也，一名“绝阳”，在手大指、次指内侧。去爪甲角如韭叶，手阳明脉之所出也，为井，治目青盲，可灸三壮，右取左，左取右。如食顷立已，针入一分，留一呼。

合谷二穴，一名“虎口”，在手大指、次指歧骨间陷中，手阳明脉之所过也，为原，治目视不明、头痛，针入三分，留六呼，可灸三壮。若妇人妊娠，不可刺之，损胎气。

十五　手少阴心经左右凡四穴

通里二穴，在腕后一寸，治目眩头痛，针入三分，灸三壮。

少海二穴，水也，一名“曲节”，在肘内廉节后，又云“肘内大骨外去肘端五分”，手少阴脉之所入也，为合，治目眩，甄权云“屈手向头取之”，治脑风头痛，不宜灸，针入五分。

十六　手太阳小肠经左右凡十四穴

少泽二穴，金也，一名小吉，在手小指之端。去爪甲下一分陷中，手太阳脉之所出也，为井，治目生肤翳覆瞳子，可灸一壮，针入一分。

前谷二穴，水也，在手小指外侧本节之前陷中，手太阳脉之所流也，为荥，治目生白翳，可灸一壮，针入一分。

后溪二穴，木也，在小手指外侧本节后陷中，手太阳脉之所注也，为输。治目赤生翳，可灸一壮，针入一分。

腕骨二穴，在手外侧腕前起骨下陷中，手太阳脉之所过也，为原，治目冷泪、生翳膜、头痛，可灸三壮，针入二分，留三呼。

阳谷二穴，火也，在手外侧腕中锐骨之下陷中，手太阳脉之所行也，为经，治目眩，可灸三壮，针入二分，留二呼。

养老二穴，在手踝骨上一空腕后一寸陷中，手太阳郄，治目视不明，可灸三壮，针入三分。

交正二穴，在腕后五寸，别走少阴，治头痛目眩，可灸三壮，针入三分。

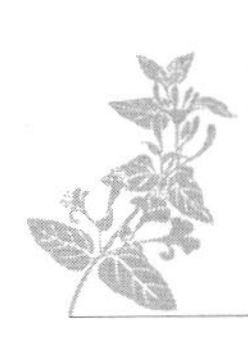

十七　手少阳三焦经左右凡六穴

关冲二穴，金也，在手小指、次指之端。去爪甲角如韭叶，手少阳脉之所出也，为井，治目生翳膜、视物不明，针入一分，可灸一壮，忌慎如前。

液门二穴，水也，在手小指、次指间陷中，手少阳脉之所流也，为荥，治目眩头痛、目赤涩，针入二分，可灸三壮。

中渚二穴，木也，在手小指、次指本节后间陷中，手少阳脉之所注也，为输，治目瞑头痛，目生翳膜，针入一分，可灸三壮。

十八　足少阳胆经左右凡四穴

侠溪二穴，水也，在足小指、次指歧骨间本节前陷中，足少阳脉之所流也，为荥，治目外眦赤、目眩，可灸三壮，针入三分。

丘墟二穴，在足外踝下如前陷中去侠溪四寸五分，足少阳脉之所过也，为原，治目生翳膜，可灸三壮，针入五分，留七呼。

十九　足太阳膀胱经左右凡八穴

至阴二穴，金也，在足小指外侧。去爪甲角如韭叶，足太阳脉之所出也，为井，治目生翳，针入二分，可灸三壮。

通谷二穴，水也，在足小指外侧本节前陷中，足太阳脉之所流也，为荥，治目眩、颈项痛、目视䀮䀮，可灸三壮，针入三分。

束骨二穴，木也，在足小指本节后陷中，足太阳脉之所注也，为输，治目眩、项不可回顾、目内眦赤烂。可灸三壮，针入三分。

京骨二穴，在足外侧大骨下赤白肉际陷中，足太阳脉之所过也，为原，治目内眦赤烂、目眩，针入三分，可灸七壮。

二十　推人神所在法

一日足大指，二日外踝，三日股内，四日腰，五日口舌、悬壅，六日手掌，七日内踝，八日足腕，九日尻，十日腰背，十一日鼻柱，十二日发际，十三日牙齿，十四日胃脘，十五日遍身，十六日胸前，十七日气冲，十八日股内，十九日足膝，二十日内踝，二十一日手小指，二十二日外踝，二十三日肝俞，二十四日手阳明、两腰，二十五日足阳明，二十六日胸，二十七日膝，二十八日阴，二十九日膝、胫、颞颥，三十日关元下至足。以上人神所在之日，禁忌针灸，若遇疾急，不拘。

二十一　推逐时人神所在

子时在踝，丑时在腰，寅时在目，卯时在面，辰时在头，巳时在手，午时在胸，未时在腹，申时在心，酉时在背，戌时在项，亥时在股。

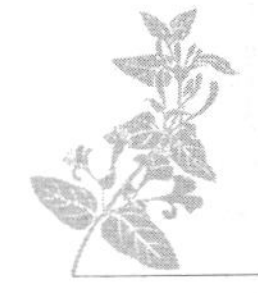

卷之九

诸方辨论药性凡二条

一　玉石部凡二十五种

雄黄　味苦，甘平，寒，大温，有毒，治目痛。

矾石　味咸，寒，无毒，主目痛。《外台秘要》[①]："治目翳及胬肉。取矾石最白者，内[②]一黍米大于翳上及胬肉上，即令泪出，绵拭之，令恶汁出尽。其疾日日减，翳自消薄，便瘥。矾石须真好者，方可用。"《肘后方》："治目中风肿赤眼方。白矾二钱，熬，和枣丸如弹丸大，以摩上下，食顷[③]止，日三度。"姚合众方，治小儿目睛上白膜。白矾一分，以水四合，熟铜器中煎取半合，下少白矾调之，以绵滤过，每日三度，点一芥子大。

芒硝　味苦，辛，大寒。《孙真人食忌》："治眼有翳。取芒硝一大两，置铜器中，急火上炼之，放冷后，以生绢[④]细罗[⑤]点眼角中，每夜欲卧时，一度点妙。"

马牙硝　味甘，大寒，无毒。点眼药中多用，甚去赤肿、障翳、涩泪痛。《经验方》："退翳明目白龙散，取马牙硝洗净者，用厚纸裹，令按实，安在怀内着肉处，养一百二十日取出，研如粉，入少龙脑同研细，不计年数深远，眼内生翳膜渐渐昏暗、远视不明，但瞳[⑥]仁不破并医得，每用药末两米许，点目中。"

滑石[⑦]　味甘，寒，大寒，无毒。

---

① 外台秘要：原文前衍"一"字，据前后文义及宋代唐慎微、寇宗奭《新编类药图注本草》卷一"玉石部上品"之"矾石"条删。
② 内：通"纳"。
③ 顷：原文作"项"，据文义及宋代唐慎微、寇宗奭《重修政和经史证类备用本草》卷三"玉石部上品"之"矾石"条引《肘后方》又方"食顷止"句，当作"顷"。
④ 绢：原文作"缉"，据《新编类药图注本草》卷一"玉石部上品"之"芒消"条引《孙真人食忌方》"以生绢细罗点眼角中"句，当作"绢"。
⑤ 罗：原文作"置"，据上，当作"罗"。
⑥ 瞳：原文作"肿"，据上"马牙消"条引《经验方》"但瞳人不破散"句，当作"瞳"。
⑦ 石：原文作"骨"，据诸本草药名及《新编类药图注本草》卷二"玉石部上品"之"滑石"条，当作"石"。

石胆 味酸辛寒有毒，主明目目痛。

空青 味甘酸，寒，大寒，无毒[①]，主青盲明目，益肝气，疗目赤肿，去肤翳止泪。《唐本》："空青为眼药之要。"《日华子》："空青大者如鸡子，小者如相[②]思子，其[③]青厚如荔枝壳，内有浆酸甜，能点多年青盲，内障翳膜，其壳又可摩翳也。"《千金方》："治眼𥆧𥆧不明。以空青少许，渍露一宿，以水点之。"

曾青 味酸，小寒，无毒，主目痛、止泪，疗头风、脑中寒。

摩娑石 主头痛。

丹砂 味甘，微寒，无毒，主益气明目。

盐花 味咸，温，无毒。陈藏器："明目，去皮肤风毒。"《日华子》："明目，止风泪、邪气。"《范汪方》："主目中泪出不得开。即刺痛，以盐如大目许，内目中，习习去盐，以冷水数洗目，瘥。"《药性论》："空心漱齿，少许时吐水中洗眼，可夜见小字。"《食忌》："主眯眼者，以少盐并豉置水，视之立出。"

水银 味辛，寒，有毒。

朱砂 陈藏器云："水银出于朱砂，则知二物其味同也，妊妇不可服。"

石膏 味辛甘，微寒，大寒，无毒，主中风。《日华子》云："治头风。"

银液 味辛平，有毒，明目。

腻粉 即轻粉也，又名水银粉，味辛，冷，无毒。

磁石 味辛咸，寒，无毒。《日华子》："治眼昏。"

珊瑚 味甘，平，无毒，去目中翳。《钱相公箧中方》："治七八岁小儿眼有麸翳未坚，不可妄敷药，宜点珊瑚散。细研如粉，每日少点之，三日愈。"

玛瑙 味辛，寒，无毒，主目赤烂。

硇砂 味咸苦辛，有毒，妊妇不可服。

石蟹 主青盲、目淫肤翳，细研，水飞过，入诸医相佐，用之点目，良。

代赭石 味苦甘，寒，无毒，主贼风，妊妇不可服。

---

① 空青……无毒：原文作"石胆味酸辛，寒，无毒"，据《新编类药图注本草》卷二"玉石部上品"之"空青"条，当作"空青味甘酸，寒，大寒，无毒"。

② 相：原文作"想"，据上所引《日华子》"小者如相思子"句，当作"相"。

③ 其：原文作"具"，据上所引《日华子》"其青厚者如荔枝壳"句，当作"其"。

古文钱 治翳障，明目，疗风赤眼，盐、酒浸用。

戎盐 治眼赤、眦烂风赤。细研和水，点目中。

井泉石 得大黄、栀子，治眼睑肿；得石决明、菊花，疗小儿眼疳生翳膜。

二 草部凡五十六种

菖蒲 味辛，温，无毒，明耳目。《药性论》："治头风泪下，一寸九节者良。"《千金方》："甲子日取菖蒲一寸九节者，阴干百日为末，服方寸匕[①]，日三服，耳目聪明不忘。"

菊花 味苦甘，平，无毒，主头风眩、肿痛、目欲脱泪出。《日华子》云："菊有两种，花大、气香、茎紫者，为甘菊；花小、气烈、茎青小者，名野菊。味苦甘者入药，苦者不任，治四肢游风头痛，作枕用之，可明目，叶亦可明目也。"《食疗》："甘菊，平。其叶正月采可作羹，茎五月五日采，花九月九日采，并主头风、目眩、泪出。"《食医心镜》："甘菊主头风、目眩、泪出，可切作羹煮粥，生食亦得。"

人参 味甘，温，微寒，无毒，主除邪气、明目、通血脉。

天门冬 味苦甘，平，大寒，无毒，主诸暴风温[②]、保定肺气。

甘草 味甘，平，无毒，通经脉，利血气，解百药毒。

术 味苦甘，温，无毒，主风眩、头痛、目泪出。《圣惠方》："治雀目不计时月，用苍术二两，捣为细末，每服一钱，不计时候。以好羊子肝一个，用竹刀子批开，摊药在内，麻绳缠定。以粟米泔一大盏，煮熟为度。患人先熏眼，药气绝即吃之。"《简要济众》："亦治小儿雀目。"《经验方》："苍术不拘多少，用米泔水浸三两日，逐日换水，候满日取出，刮去黑皮，切作片，暴干，用慢火炒，令黄色，细捣末，每一斤末用蒸过茯苓半斤，炼蜜为丸如桐子大，空心卧时，温熟水下十五丸；别用术末六两、甘草末六两，拌合匀，作汤点之，可壮颜色、明耳目，忌桃李蛤雀三日。又治内外障眼，苍术四两，米泔浸七日，逐日换水，后刮去黑皮，细切入青盐二

① 匕：原文作"七"，据唐代孙思邈《备急千金要方》卷十四"小肠腑"下"好忘第七"之"治好忘久服聪明益智方"下"又方"条"服方寸匕，日三"句，当作"匕"。

② 湿：原文作"温"，据《新编类药图注本草》卷七"草部上品之上"之"天门冬"条"主诸暴风湿"句，当作"湿"。

两，同炒，黄色为度，去盐不用，木贼二两，以童子小便浸一宿，水淘焙干，同捣为末，每日不计时候，但饮食、蔬菜内调下一钱七分，甚妙。”

菟丝子 味辛甘，无毒，久服目明。

茺蔚子 味辛甘，微寒温，微温，无毒，主明目，疗头痛。

柴胡 味苦，平，微寒，无毒，去肠胃中结气，久服轻身明目。

麦门冬 味甘，微寒，无毒，主目黄。陈藏器：“和车前子、干地黄为丸，服之明目，夜中见光。”

羌活 味苦甘，平，微温，无毒，疗诸贼风、百节痛风。又《日华子》：“治一切风旋、眼目赤痛。独活，即羌活母类也。”

车前子 味甘咸，寒，无毒，主养肺、明目，疗赤痛。《药性论》：“能去肝中风热，毒风冲眼，目赤肿，障翳，脑痛泪出。”《圣惠方》：“治久患内障眼，车前子、干地黄、麦门冬，等分为末，蜜丸如桐子大，服之屡有效。”

木香 味辛，温，无毒。

薯蓣 味甘，温，平，无毒，主头面游风、头风、眼眩，久服耳目聪明。

泽泻 味甘咸，寒，无毒，主风。扁鹊云：“多服病人目。”

远志 味苦，温，无毒，主耳目聪明，去心下膈气、皮肤中热、面目黄。

草龙胆 味苦，寒，大寒，无毒，益肝胆气。《日华子》云：“明目。”

细辛 味辛，温，无毒，主头痛脑动，益肝胆，通精气，久服明目。陶隐君云：“最能除痰、明目也。”

巴戟天 味辛甘，微温，无毒，增志益气，疗头面游风。

芎䓖 味辛，温，无毒，主中风、入脑头痛、除脑中冷、目泪出、多涕。《御药院方》：“真宗赐高祖相国去痰清目生犀丸。川芎十两，紧小者，粟米泔浸三日，薄切片子，日干为末，作两料入，料入脑、麝各一分，生犀半两，重汤煮，蜜杵为丸，小弹子大，茶酒任嚼下一丸。头目昏眩，加细辛一分；口眼㖞斜，炮天南星一分。”

黄连 味苦，寒，微寒，无毒，主热气目痛、眦伤泪出、明目益胆。

《图[①]经》："治目方用黄连多矣，而羊肝丸尤奇异。取黄连末一大两、白[②]羊肝一具去膜，同于砂盆内研，令极[③]细，众手捻[④]为丸，如桐子大，每食以暖浆水吞之二七枚，连[⑤]作五剂，瘥。但是诸眼目疾及障翳、青盲，皆主之，令禁食猪肉及冷水。刘禹锡云'有崔承元者，因官治一死罪，囚出活之，囚后数年亦病死。一日，崔为因内障所苦，丧明逾年，后因半夜叹息独坐时，闻阶除间窸窣之声。崔问，为谁？曰，是昔所蒙活者囚，今故报恩至此。遂以此方见告，讫而没。崔依此合服，不数日[⑥]眼复明，因传此方于世'。又今医家洗眼汤，以当归、芍药、黄连等分，锉细，以之雪水或甜水煮浓汁，乘热洗，冷即再温洗，甚益眼目，是风毒、赤目、花翳皆可用之。其说曰'凡眼目之病，皆血脉凝滞使然，故以行血药合黄连治之；血得热即行，故乘热洗之，用者无不神效'。"《外台秘要》："治目卒痒痛，末黄连，以乳汁浸点目中。"《抱朴子》："乳汁煎黄连，治目中百病。"《肘后方》："治眼泪出不止，浓煎黄连汁，浸绵拭之。"

蒺藜子　味苦辛，微温寒，无毒，主风痒、头疼、咳逆伤肺、肺痿其叶[⑦]，可煮以浴，久服明目，古蒺藜子皆用刺者，治风最良。《外台秘要》："补肝散，治三十年失明。蒺藜子七月七日收，阴干，捣散食，白水服方寸匕。"

黄耆　味甘，微温，无毒，主安痛补虚。《日华子》："治头风、热毒、赤目等，药中有益，呼为羊肉。"

肉苁蓉　味甘酸咸，微温，有毒，主补中。

防风　味甘辛，无毒，主头眩痛、恶风、风邪、目盲无所见。《日华子》："治风赤眼，止泪。"

决明子　味咸苦甘，平，微寒，无毒，主青盲目淫、肤赤白膜、眼赤痛泪出。《唐本》："主明目，故以决明名之，俗方惟以疗眼也。"《日华子》："治肝气，协太阳穴，治头痛。作枕胜黑豆，治头风，明目。"《食疗》："叶

---

① 图：原文作"丸"，据《重修政和经史证类备用本草》卷七"草部上品之下"之"黄连"条所引《图经》者，当作"图"。
② 一大两白：原脱，据上所引《图经》补。
③ 极：原文作"为"，据上所引《图经》"令极细"句，当作"极"。（卷七第8页）
④ 细众手捻：原脱，据上所引《图经》补。
⑤ 二七枚连：原脱，据上所引《图经》补。
⑥ 日：原文作"目"，据文义，当作"日"。
⑦ 叶：原文后衍"主风痒"三字，据前文删。

主明目，利五脏，食之甚良；子主肝家热毒气，风眼赤泪。每日服一匙，接去尘，空心水吞之，百日后夜见光、物也。”《外台秘要》：“治积年失明不识人，决明子二升杵散，食后以粥饮，方寸匕。”《千金方》：“治肝毒热，取决明作菜[1]食之。”

五味子 味酸，温，无毒。《日华子》：“治风明目。”

地肤子 味苦，寒，无毒，去皮肤中热气，久服耳目聪明。《外台秘要》：“治目痛及眯目。忽中伤因有热瞑者，取地肤子白汁注目中。”

干姜 味辛，温，大热，无毒，逐风邪。《唐本》：“久服令目暗。”《肘后方》：“治身体重、小腹急热、必冲胸膈、头重不能举、眼中生翳，干姜四两，末，温和，温服，管取汗得解。”《集验方》：“治头旋、眼眩，干姜为末，热酒调半钱，立效。”

当归 味甘，辛，温寒，无毒。《日华子》：“治一切风。”

芍药 味苦酸，平，微寒，有小毒，通顺血脉。《药性论》：“能治肺邪气。”《日华子》：“治头风痛、明目、赤胬肉。”赤色者，别本注：“赤者利小便，下气；白者，止痛散血。”

瞿麦 味苦辛，寒，无毒，明目去翳，孕妇不可食。《日华子》云：“治眼目赤肿痛。”

玄参 味苦咸，微寒，热，毒，补肾气，令人目明。

秦艽 味苦辛，平，微温，无毒，疗风无问久近。

知母 味苦，寒，无毒，疗膈中恶及风汗，多服令人泻。《日华子》：“润心肺，补不足、虚劳。”

贝母 味辛苦，平，微寒，无毒，主目眩、项直。《药性论》：“末之点眼，去肤翳。”

白芷 味辛，温，无毒，主头风侵目泪出、头眩、目痒。《药性论》：“除风邪，明目，止泪。”《日华子》：“治目赤、胬肉。”《百一选方》：“都梁丸，王定国因被风吹，项背拘急，头目昏眩，太阳并脑俱痛，自山阳拿舟至泗州求医，杨吉老既诊脉，即与药一丸使服，王因款话，经一时，再作，并进两服，病若失。王甚喜，问为何药？答曰，公如道得其中一味，即传

① 菜：原文脱，据《经史证类备急本草》卷七“草部上品之下”之“决明子”条引《千金方》句校补。

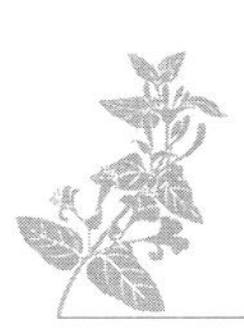

此方。王思索良久，自川芎、防风之类，凡举数种皆非，但一味白芷耳，王益神之，此药初无名。王曰，是药处自都梁，人可名都梁丸也。大治诸风眩晕、妇人产前后乍伤风邪、头目昏重及血风头痛，服之令人目明。凡沐浴后，服一二粒，甚佳。方用香白芷大块，择白色新洁者，先以棕刷刷去尘土，用沸汤泡洗四五遍，为细末，炼蜜丸如弹子大，每服一丸，多用荆芥点茶蜡，细嚼下，食后常服，诸无所忌，只干嚼咽亦可。”

黄芩 味苦，平，大寒，无毒，疗痰热、胃中热。

前胡 味苦，微寒，无毒，主风气头痛，推陈致新，明目。

藁本 味苦辛，温，微寒，无毒，主除风头痛。

天麻 味辛，平，微温，无毒，疗风无问久近。

牡丹皮 味辛苦，温，微寒，无毒，疗头痛、头风。萧炳云：“白，补赤利。”

芦荟 味苦，寒，无毒，主热风、脑间热气、明目。

胡黄连 味苦辛，平，无毒，疗风。《唐本》：“补肝胆，明目。”

附子 味辛甘，温，大热，有大毒，主风寒。《张文仲方》：“疗眼暴赤肿、碜痛不得开、又泪出不止，削附子黑皮，末如蚕粪屎，着眦中，以定为度，孕妇不可服。”

乌头 味辛甘，温，大热，有大毒，主中风、目中痛、不可久观，孕妇不可服之。

半夏 味辛，平，微寒，有毒，主头眩、悦泽面目、消胸膈痰热、堕胎。

大黄 味苦，寒，大寒，无毒，主推陈致新、和五脏、除痰实、肠间结热。

葶苈 味辛苦，寒，大寒，无毒，治面目浮肿[①]，中风。

桔梗 味辛苦，微温，有小毒，补血气，除寒热风。《日华子》云[②]：“补虚，养血。”

旋覆花 味咸苦，温，微冷利有小毒，主目中眵䁾。

---

① 葶苈……肿：原文“苈”字前脱“葶”字，“面目浮”后脱“肿”字，据《经史政类备急本草》卷十“草部下品之上”之“葶苈”条补。

② 桔梗……云：原文“味辛苦”前脱“桔梗”二字，“日华子”后脱“云”字，据上“桔梗”条补。

牛膝《圣惠方》:“治眼卒生珠管，牛膝并叶捣绞取汁，目三四度点之[①]。”

白蒿 《深师方》云:“取白艾十束，如升大，煮取汁，以曲及米一如酿酒法，候熟稍稍饮之，但是面目有疮，皆可饮之。”《斗门方》:“治火眼，用艾烧，令烟起，以碗盖之，候烟上碗成煤[②]，取下，用温水调化，洗火眼即瘥，更入黄连甚妙。”

菥蓂子 崔元亮:“疗眼热痛、泪不止，以析蓂子一物，捣筛为末，欲卧时以铜箸点眼中，当有热泪及有恶物出，并去[③]胬肉，可三四十夜点之，甚妙。”

仙灵脾 《经验方》:“治疮毒入眼，以灵脾、葳灵仙等分为末，食后米汤下二钱七，小儿半钱。”

夏枯草 《简要济众方》:“治肝虚、目睛疼，冷泪出不止，筋脉痛，及羞明怕日。补肝散，夏枯草半两、香附子[④]一两共为末，每服一钱，腊茶调下，无时候服。”

---

① 牛膝……之：原文“方”前脱“牛膝圣惠”四字，“目”后脱“三四度点之”五字，且“目”当作“日”，据《经史政类备急本草》卷六“草部上品之上”之“牛膝”条引《圣惠方》注改。

② 艾蒿……煤：原文“取白艾”前脱“艾蒿深师方”五字，“以汁米”后脱“一如酿酒法”五字，“皆可”后脱“饮之”二字，今据宋代唐慎微、寇宗奭《重修政和经史证类备用本草》卷六“草部上品之上”之“白蒿”条校补。又，“方治眼”前脱“斗门”二字，“以碗盖之候”后脱“烟上碗成煤”五字，且原文作“用艾”为“久女”，今皆据宋代唐慎微、寇宗奭《重修政和经史证类备用本草》卷九“草部中品之下”之“艾叶”条校改。按，所以以“艾蒿”为药名者，盖以其后所引出自“白蒿”“艾叶”故也。

③ 去：原文作“玄”，据《重修政和经史证类备用本草》卷六“草部上品之上”之“菥蓂子”条，当作“去”。

④ 子：原文脱，据宋代唐慎微、寇宗奭《重修政和经史证类备用本草》卷十一“草部下品之下”之“夏枯草”条引《简要济众方》补。

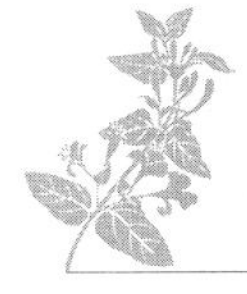

诸方辨论药性凡四条

三　木部凡二十九种

桂　味甘辛，大热，有小毒，主利肝、肺气，头痛。《日华子》："治一切风，明目。"

松脂　味苦甘，温，无毒，除胃中伏热。

枸杞　叶苦，寒；根名地骨皮，大寒；子，微寒，无毒。春夏采叶[①]，秋采茎、实，冬采根。《药性论》："叶和羊肉作羹，益人甚，除风明目。若渴，可煮作饮，大茶饮之，主患眼风障、赤膜、昏痛，取叶捣汁，注眼中妙。"《圣惠方》："治肝虚，或当风眼泪，枸杞最肥者二升捣破，纳绢袋中，置罐中，以酒一斗浸干，密封勿泄气，三七日，每日饮之，任性勿醉。"《肘后方》："疗风目热生肤赤白眼，捣枸杞汁点眼，立效。"《外台秘要》："疗眼暴赤，天行肿痒痛，地骨皮三升、水三斗，煮取三升，绞去渣，更内盐二两，煎[②]取二升敷目，或加干姜二两。"

柏实　味甘，平，无毒，主益气除风，久服耳目聪明。

茯苓　味甘，平，无毒，主开胸腑、调脏气。雷公云："凡采得，捣令细，于水盆中绞，令浊，浮者去之，是茯苓。而若误服之，令人眼中瞳子并黑睛点[③]小兼目盲，记之。"

琥珀　味甘，平，无毒。《日华子》："明目，摩翳。"

黄柏　味苦，寒，无毒，疗目热赤肿。《日华子》："洗肝，明目，止泪。"

楮实　味甘，寒，无毒，主明目，叶亦入方用。《外台秘要》："点眼翳，

---

① 叶：原文为"味"，据上下文义应作"叶"。

② 煎：原文作"炒"，据唐王焘《外台秘要方》卷二十一"眼疾二十四门"之"又疗眼天行暴肿痒痛方"条，当作"煎"。

③ 点：原文作"然"，据《经史证类备急本草》卷十二"木部上品"之"茯苓"注引雷公条，当作"点"。

取楮白皮暴干，合作一绳子如钗股，火烧作灰，待冷，细研如面，每点于翳上，日三五度，渐消。”

蔓荆　味苦辛，微寒，平，温，无毒，主明目、头风痛、目泪出。《日华子》：“治赤眼。”

蕤核　味甘，温，微寒，无毒，主明目、赤肿痛、泪出、目肿、眦烂。《图经》：“刘禹锡《传信方》所注法最奇，云‘眼风泪痒，或生翳，或赤眦，一切皆主之。宣州黄连捣筛末，蕤仁去皮研为膏，缘此性稍湿[①]，末不得故耳，与黄连等分合和，取无虫干枣二枚，割头[②]少许留之，去却核，以二物满填于中，却取所割下枣头，依前合定，以小绵裹之，惟薄绵为佳，以大茶碗量水半碗于银器中，文武火煎取一鸡子大[③]，以绵滤，待冷点眼，万万[④]不失。前后试验数十人皆应’。今医家亦多用得效，故附之。”

藿香　微温，疗风。

乳香　微温。《日华子》：“味辛，热，微毒，去恶风。”

桑叶　主除寒热。《日华子》：“暖，无毒，除风痛，春叶未开枝[⑤]，可作煎服，治一切风。”《经验方》：“治青盲，此一法当依而用之，视物如鹰鹘者，有此效。正月八，二月八，三月六，四月四，五月五，六月六，七月七，八月二十，九月十二、十七，十月二[⑥]，十二月晦。每遇上件神日，用桑柴灰合以煎汤，沃之于磁器也，澄令极清，以药稍热洗之，如觉冷，即重汤煮令得所，不住手洗。遇上件日不得不洗，缘此神日本[⑦]法也。”

栀子　味苦，寒、大寒，无毒，疗目热赤痛、胃中热气。

---

① 湿：原文作“温”，据宋代唐慎微《经史证类备急本草》卷十二“木部上品”之“蕤核”条注引《图经》“缘此性稍湿”句，当作“湿”。

② 头：原文作“须”，据《经史证类备急本草》卷十二“蕤核”条注引《图经》“割头少许留之”句，当作“头”。

③ 大：原文作“以朿”，而《经史证类备急本草》卷十二“蕤核”条注引《图经》作“以来”，两者于文义皆有所不通，当误；据明代李时珍《本草纲目》卷三十六“木之三”部“灌木类”之“蕤核”条注引苏颂《本草图经》“文武火煎取一鸡子大”句，当作“大”。

④ 万万：原文作“方方”，据《经史证类备急本草》及《本草纲目》“万万不失”句，当作“万万”。

⑤ 枝：原文脱，据《经史证类备急本草》及《重修政和经史证类备用本草》“桑根白皮”条注引《日华子》“春叶未开枝”句校补。

⑥ 九月十二十七十月二：按《经史证类备急本草》卷十三“木部中品”之“桑根白皮”条引《经验方》作“九月十二、十一月二”，《重修政和经史证类备用本草》卷十三“木部中品”之“桑根白皮”条引《经验方》作“九月十二、十月十二、十一月二十六”。

⑦ 此一法……本：原文“此一法”后脱“当”字，“有此效”之“效”作“郊”，“每遇”后脱“上”字，“重汤煮令”后脱“得”字，且“遇上件日”之“上”作“止”，“缘此神日”后脱“本”字，据《经史证类备急本草》及《重修政和经史证类备用本草》校改。

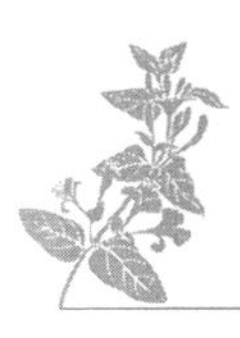

骐𬴊竭 味甘咸，平，有毒，小破积血。《日华子》：“此药性急[①]，亦不可多使。”

龙脑 味辛苦，微寒，一云“温、平，无毒”，主明目、去目赤。《海药》谨按陶弘景云：“主内外障眼，又有苍龙脑，用点眼则有伤，切宜择用。”

枳壳 味苦酸，微寒，无毒，止风痛。《日华子》：“除风、明目及肺气。”《食医心镜》：“用枳壳一两，杵末，如茶法煎用，明目。”

秦皮 味苦，微寒、大寒，无毒[②]，去风，除热、目中青翳白翳，可作汤洗目。《药性》：“主明目、去肺中久热、两目赤肿疼痛、风不止泪，秦皮一升，水煎澄清，冷洗赤眼极效。”《外台秘要》：“治赤眼及睛上疮，秦皮一两、清水一升，于白碗内浸，春夏一食时以上，看碧[③]色出，即以箸顶缠绵，仰卧，点所患眼，仍先[④]从大眦中满眼着，微痛不畏，良久三五饭间，即侧卧，沥却热汁，每日十度，以上着不过两日，瘥。”又：“治眼内因赤瘥后翳晕，秦皮一两、切，水一升五合，煮取七合，澄清，渍[⑤]目中。”

没药 味苦，平，无毒，主目中翳晕痛、肤赤。

五倍子 味苦酸，平，无毒，疗肺脏风。《博[⑥]济方》：“治风毒上攻眼目、肿痒涩痛不可忍者，或上下睑眦赤烂、浮翳瘀肉侵睛，神效。驱风散，五倍子一两、蔓荆子一两半，同杵末，每服二钱、水二盏，铜石器内煎及一盏，澄滓，热淋洗，留滓二服，又依前淋洗，大能明目、去涩痒。”

密蒙花 味甘，平、微寒，无毒，主青盲、肤翳、赤涩[⑦]、多眵泪[⑧]、消目中赤脉及疳气攻眼。

---

① 骐𬴊竭……急：原文“骐”后脱“𬴊”字，“此药性”后脱“急”字，据《重修政和经史证类备用本草》卷十三“木部中品”之“骐𬴊竭”条掌禹锡按语引《日华子》校补。

② 毒：原文作“每”，据前后诸条“有毒”“无毒”句，当作“毒”。

③ 碧：原文作“勇”，据《重修政和经史证类备用本草》卷十三“木部中品”之“秦皮”条注引《外台秘要》“看碧色出”句，当作“碧”。

④ 先：原文作“洗”，据《重修政和经史证类备用本草》注引《外台秘要》“仍先从大眦中满眼著”句，当作“先”。

⑤ 渍：原文脱，据《重修政和经史证类备用本草》注引《外台秘要》“又方”条校补；渍，犹言浸洗。

⑥ 博：原文作“转”，据《重修政和经史证类备用本草》卷十三“木部中品”之“五倍子”条注引《博济方》，当作“博”。

⑦ 涩：原文作“洗”，据《重修政和经史证类备用本草》卷十三“木部中品”之“密蒙花”条“主青盲、肤翳、赤涩、多眵泪”句，当作“涩”。

⑧ 多眵泪：原文脱，据前条所引句校补。

诃梨勒　味苦，温，无毒。《图经》："取其核，入白蜜研，注目中[①]，治风赤涩痛，神效。"

石南　味辛苦，中，有毒，能逐诸风。

钩藤　微寒，无毒。

突厥白　味苦。

槐木　《千金方》："疗胎赤眼，取槐木枝如马鞭大，长二尺作一段，齐头，麻油一匙，置铜钵中，旦使童子一人以其木研之，至暝，令仰卧，以涂眼眦，日三度[②]，瘥。"又方："明目、黑发，取槐子于牛胆中渍，阴干，百日后吞槐子一枚，十日身轻，三十日白发黑[③]，百日内通神。"《食医心镜》："明目方，嫩槐叶一斤，蒸如造炙肝[④]，取叶研末，如茶法煎，呷之。

牡荆木　《肘后方》："疗目卒痛，烧牡荆木出黄汁，敷之。"

鸡[⑤]舌香　《抱朴子》："用此香入黄连，乳汁煎，治目中病。"

苦竹　《梅师方》[⑥]："治目中赤、眦痛如刺不得开、肝实热所致，或生障翳，苦竹沥五合，黄连二分，绵裹，入竹沥内，浸一宿，以点目中[⑦]数度，令热泪出。"凡叶竹皆可煎汤饮之，盖竹叶能生胆上膏。

四　人部凡二种

乳汁　味甘，平，无毒。唐《别录》："首生男乳，疗目赤肿痛、多泪；又取和雀屎，去赤胬肉。"《肘后方》："疗目热生肤赤白膜，取屎细直者[⑧]，以人乳和敷，自消烂尽。"陈藏器："鸲鹆眼睛和乳汁研，滴目，能见云外

① 目中：原文脱，据《重修政和经史证类备用本草》卷十四"木部下品"之"诃梨勒"条注引《图经》"注目中"句校补。

② 疗胎赤眼……日三度：原文"疗胎赤眼"之"胎"作"肝"，"长二尺作二段"之"二"作"一"，"旦使童子一人"之"旦"作"且"，"日三度"之"日"作"目"，皆误；据《重修政和经史证类备用本草》卷十二"木部上品"之"槐实"条注引《千金方》内容校改。

③ 阴干……黑：原文"阴"后脱"干"字，"三十日白发"后脱"黑"字，据前条注引《千金方》"又方"内容校补。

④ 肝：《食医心镜》中作"法"。

⑤ 鸡：原文为"难"，误；据诸本草，当作"鸡"。

⑥ 梅师方：原文作"孙真人食忌"，误；据《经史证类备急本草》及《重修政和经史证类备用本草》卷十三"木部中品"之"竹叶"条注引《梅师方》"又方"内容，当作"梅师方"。

⑦ 中：原文作"申"，误；据前条注引《梅师方》"又方"之"以点目中"句，当作"中"。

⑧ 取屎细直者：原文见《经史证类备急本草》及《重修政和经史证类备用本草》卷十九"禽部三品"之"雀卵"条附"雄雀屎"注引《肘后方》，是以所谓"取屎细直者"，盖言雄雀屎。

物。"[①] 又："主目病，以象睛和乳汁，滴目中[②]。"

怀孕妇人爪甲 取研细末，置目中，去障翳。

五　兽部凡十四种

麝香 味辛，温，无毒，疗风毒、去目中肤翳。雷公："凡使麝香，并用子日开之，不用苦，细[③]研筛用。"孕妇不可服。

牛黄 味苦，平，有小毒，孕妇不可服。

熊脂 味甘，微寒、温，无毒。《日华子》："治风，疗头旋。"

酥[④] 微寒。《日华子》："益心肺。"陈藏器："堪用诸膏摩风肿。"

牛胆 味苦，大寒，益目睛。《药性论》："腊月牝牛胆盛黑豆一百粒，后百日开取，食后夜间吞三七粒，镇肝明目。黑豆盛汁，不计多少。"

牛肝 主明目。

青羊胆 主明目。《药性论》："青羊肝，服之明目；胆点眼，主赤障、白膜、风泪。"《食疗》："治肝风虚热、目赤暗痛、热病后失明者，以青羊胆或子肝薄切，水浸，敷之极效；生子肝吞之尤妙，主目失明。取羖肝一斤，去脂膜，薄切，以末着水，新瓦盆一口，揩令净，铺肝于盆中，置于炭火上煿，令脂汁尽，候极干，取决明子半斤、蓼子一合，炒令香，为末，和肝捣之为末，以白蜜浆下方寸匕，食后服之，日三，加至三匕止，不过三剂，目极明，一年服之，妙，夜见文字并诸物；其羖羊即骨历羊是也。当患眼痛涩不能视物，及看日光及灯火光不得者，取热羊头眼睛中白珠子二

---

① 滴目能见云外物：原文"滴目"后、"见云外物"前衍"暗肤病"三字，脱"能"一字，据《经史证类备急本草》及《重修政和经史证类备用本草》卷十九"禽部三品"之"鸲鹆"条注引陈藏器《本草拾遗》校改。

② 主目病以象睛和乳汁滴目中：《经史证类备急本草》及《重修政和经史证类备用本草》卷十六"兽部上品"之"象牙"条附"睛"云："主目疾，和乳滴目中。"又掌禹锡按引《日华子本草》云："胆明目。"又注引陈藏器云《本草拾遗》："胆主目疾，和乳滴目中。"明代刘文泰《本草品汇精要》卷二十三"兽部上品"之"象牙"条附"睛"云："主目疾，和乳滴目中。"又注引《日华子本草》云："胆明目。"又注引《别录》云："胆合乳滴目中，疗目疾。"明代李时珍《本草纲目》卷五十一"兽之二"下"兽类三十八种"之"象"条云："象胆明目，能去尘膜，与熊胆同功。雷敩《炮炙论》云：'熊胆挥粘。'是矣。"又附"睛"条注引陈藏器《本草拾遗》云："主治目疾，和人乳滴目中。"盖象胆、象睛皆足以疗目疾，且治法无别，并见载于陈藏器《本草拾遗》。

③ 苦细：原文倒为"细苦"，据《经史证类备急本草》及《重修政和经史证类备用本草》卷十六"兽部上品"之"麝香"条注引雷敩《雷公炮炙论》"不用苦，细研筛用之也"句校改。

④ 酥：原文作"酸"，误。《经史证类备急本草》及《重修政和经史证类备用本草》卷十六"兽部上品"之"酥"条："微寒。"又注引日华子《诸家本草》云："牛酥凉，益心肺。"又注引陈藏器《本草拾遗》云："酥堪合诸膏摩风肿。"据此，当作"酥"。

枚，于细石上和枣汁研之，取如小麻子大，安眼睛上仰卧，日二、夜二，不过三四度[①]，瘥。"《千金方》："治目赤及翳，羊眼睛暴干为末，敷两目。"又："疗目䀮䀮，青羊肝内铜器内煮，以面饼覆面上，上钻两孔如人眼，以目向上熏之[②]。"《肘后方》："治目暗、热病后失明，以羊胆敷之，旦暮时各一敷之。"《梅师方》："治眼暗黄昏不见者，以青羊肝切，淡醋食之，煮亦佳。" 羖羊角，主青盲、明目、疗百节中结气、风头痛[③]。

羚羊角 味咸苦，寒、微寒，无毒，主明目。

犀角 味苦酸咸，寒、无毒，疗头痛。《日华子》："镇肝明目。"

虎睛 《日华子》："镇心。"

兔肝 主目暗。孟诜："肝主明目，和决明子作丸服之；又主服丹石人上冲眼暗不见物，可生食之，一如服羊子肝法[④]。"《日华子》："肝明目，治头眩、眼痛。"

猪胆 方家多用之。《外台秘要》："疗目盲，猪胆一枚，微火上煎之，可丸如黍米大，内眼中，食顷，良。" 又："翳如重者，取猪胆白皮曝干，合作小绳子如粗钗股[⑤]大，火烧作灰，待冷，便以灰点翳上，不过三五度。"

犬胆 《圣惠方》："治眼痒急、赤涩，用犬胆汁注目中。"《食疗》："上伏日采犬胆，以酒调服，明目、去眼中浓水。"

马齿 《刘涓子》："主目有白翳、息肉，取齿一大握，洗，和朴硝少许，杵，以绢裹安眼上，数易之。"

---

① 铺肝于盆中……度：原文"肝于盆中"前脱"铺"字，"明子半斤"前脱"决"字，"食后服之，日"后脱"三"字，"日光及灯火光不得者"前脱"看"字；"候极干"之"候"原文作"俱"，"加至三匕止"之"匕"原文作"上"，"常患眼"之"常"原文作"当"，皆误；"日二、夜二，不过三四度"之"二不"原文倒作"不二"，亦误。据《重修政和经史证类备用本草》卷十七"兽部中品"之"羖羊角"条注引孟诜《食疗本草》校改。

② 疗目……熏：原文"疗目䀮䀮"之"疗"作"傅"，误；"以目向上熏"倒为"以目上熏向"，亦误。据前"羖羊角"条注引孙思邈《千金方》"又方"校改。

③ 疗百……痛：原文"疗"字作"痒"，误；"气、风头痛"前脱"百节中结"四字。据前"羖羊角"条正文校改。

④ 又主……法：原文"主服丹石人"前脱"又"字，"服羊子肝法"前脱"一如"二字，据《重修政和经史证类备用本草》卷十七"兽部中品"之"兔头骨"下附"肝"条掌禹锡按引孟诜句校补。

⑤ 微火……股：原文"微"后、"上煎之"前脱"火"字，"翳"后、"重者"前脱"如"字，"如粗钗"后脱"股"字，据《重修政和经史证类备用本草》卷十八"兽部下品"之"豚卵"条注引《外台秘要》"又方"校补。

六　禽部凡二种

白鹅膏、斑鸠　味甘，平，无毒，主明目。

七　虫鱼部凡十七种

石蜜　味甘，平、微温，无毒，明目。《葛氏方》："目生珠管，以蜜涂目中，仰卧半日，乃可洗去，生蜜佳。"

蜜蜡　味甘，微温，无毒。《集验方》："治雀目如神，黄蜡不以多少，器内溶化成汁，取出，入蛤粉内，相合所成球。每用以刀切下二钱，以猪肝二两，批开，渗药在内，麻绳扎定，水一碗，同入铫子内煮熟，熏眼，至温冷并肝食之，日二，以平安为度。"

牡蛎　味咸，平、微寒，无毒。陶隐君："左顾者雄，故名牡蛎。"

珍珠　味寒，无毒，粉点目中，去肤翳、障膜。

石决明　味咸，平，无毒，主目障翳、痛、青盲。《日华子》："凉，明目，壳磨翳障，亦名九孔螺也。"《图经》："壳大者如[①]手，小者如三两指，海人亦啖其肉，亦取其壳渍水洗眼，七孔者良，十孔者不佳。"

鲤鱼胆　味苦，寒，无毒，主目热、赤痛、青盲、明目。《药性论》："目赤痛，翳痛。"《食疗》："胆主除目中赤及热痛，点之良。"

蝉蜕　味甘，寒，无毒。《御药院》："治头风、目眩，为末，饮汤下。"

白僵蚕　味咸辛，平，无毒。《日华子》："治一切风病。"

青鱼胆　味甘，平、微寒，无毒，主目暗，滴汁目中。

贝子　味咸，平，有毒，主明目，一名贝齿。《千金方》："点小儿黑花、眼翳涩痛，用贝齿一两，作烧灰研如粉，入少龙脑点之，妙。"又："去目翳，贝子十枚，烧灰细筛，取一大胡豆着翳上卧，如炊一石米久，乃灭。息肉者，加珍珠[②]与贝齿等分。"

蛇蜕　味咸甘，平，无毒，主明目。

蝎　味甘辛，有毒，疗诸风、口眼㖞斜。

---

① 如：原文作"姫"，误；据后"小者如三两指"句，当作"如"。
② 珠：原文作"珍"，误；据《重修政和经史证类备用本草》卷二十二"虫鱼部下品"之"贝子"条注引《千金方》"又方"之"加真珠与贝子等分"句，当作"珠"。

乌贼鱼 《经验方》："治疳眼，取乌鱼骨、牡蛎等分为末，糊丸皂角子大，每服用猪肝一具、药一丸，清米泔内煮肝，熟为度，和肝食，用煮肝泔水[①]下三两服。"

蛴螬 《千金方》："治稻麦芒入眼，取蛴螬，以新布覆目上，持蛴螬从布上摩之，其芒着布上。"

蜘蛛 《外台秘要》："治疣目，以蜘蛛网丝缠绕，自落。"

田中螺 《药性论》："治肝热、目赤肿痛，取田中螺大者七枚，净洗，新汲水养去秽泥，重换水一升浸洗，仍旋取于干净器中，着少盐花于口上，取自然汁，用点目，逐个如此，用了却放却之。"《百一方》："治目痛累年或三四十年，方取生海螺一枚，螺口开，以黄连末内螺口中，令[②]螺饮黄连汁，绵箸取汁，着眦中。"

白鱼 即衣鱼是也。《外台秘要》："治目翳，白鱼末着少许于翳上。"

八 果部凡一种

杏仁 味甘苦。《广利方》："治眼筑损胬肉出，杏仁七枚去皮细嚼吐于掌中，及热以绵裹箸头，将点胬肉上，不过四五度瘥。"《左慈秘诀》："杏不用多食，令人目盲。"《千金方》："治头面风眼瞤、鼻塞、眼暗、冷泪，杏仁三升为末，水煮四五沸，洗头令汁尽。三度瘥。"

九 米谷部凡二种

小麻油 大寒，无毒。行[③]风气，去头浮风。《千金方》："治物落眼中，以清水研好墨点。"

青蘘 味甘，寒，无毒。主益气补[④]脑，久服耳目聪明。

---

① 清米……水：原文"清米泔内煮肝"之"米"作"水"，"和肝食用"之"和肝"二字作"如用"，"煮肝泔水"之"泔"作"谁"，据《经史证类备急本草》《重修政和经史证类备用本草》卷二十一"虫鱼部中品"之"乌贼鱼骨"条引《经验方》校改。

② 令：原文作"含"，据《经史证类备急本草》《重修政和经史证类备用本草》卷二十二"虫鱼部下品"下"三十六种陈藏器余"之"海螺"条引《百一方》校改。

③ 行：原文脱，据《经史证类备急本草》《重修政和经史证类备用本草》卷二十四"米谷部上品"之"白油麻"条校补。

④ 补：原文作"着"，误；据前"米谷部上品"之"青蘘"条，当作"补"。

十　菜部凡七种

芜菁　味苦，温，无毒，子主明目。《唐本》："北人为蔓菁子，主[①]目暗。"《千金方》："常服明目，洞视肝肠。芜菁子三升，以苦酒三升煮，令熟，日干，筛末，以井花水服方寸匕，加至三匕[②]，日三服。"

瓜蒂　味苦，寒，有毒。《日华子》："治脑寒、热痫、眼昏。"

马齿苋　主[③]目盲、白翳，子明目，仙经用之。《食医[④]心镜》："主青盲、白翳、除邪气、利大小肠、去寒热。马齿苋实大升捣为末，每一匙煮葱豉粥和搅食之；煮粥及着米糁、五味，作羹亦得[⑤]。"

假苏　味辛，温，无毒，主寒热。《唐本》注："即菜中荆芥是也。"陈者良，主血劳、风气头痛、头旋眼眩。《经验方》："产后中风、眼反折、四肢搐搦[⑥]，下药可立待应效，以如圣散。荆芥穗为末，酒服二钱匕。"《后方》："治一切风、口眼偏斜。青荆芥一斤、青薄荷一斤，一处砂盆内研，生绢绞汁于瓷器内，看厚薄，煎成膏，余滓三分去一分，漉滓不用，将二分滓日干为末，以膏和为丸，如梧桐子大，每服二十丸，早至暮可三服，忌动风物[⑦]。"

葱实　味辛，温，无毒，主明目。《食医心镜》："理眼暗，补不足。葱实大半升为末，每度取一匙头，水二升，煮取一升半，滤取滓，葺米煮粥食良，久食之；又捣葱实和蜜丸，如梧桐子大，食后饮汁服二十丸，日三

---

① 主：原文作"茸"，误；据《经史证类备急本草》《重修政和经史证类备用本草》卷二十七"菜部上品"之"芜菁"条，当作"主"。

② 匕：原文作"三"，误；据前"芜菁"条引《千金方》，当作"匕"。

③ 主：原文作"注"，误；据《重修政和经史证类备用本草》卷二十九"菜部下品"之"马齿苋"条，当作"主"。

④ 医：原文作"翳"，误；据前"马齿苋"条引《食医心镜》，当作"医"。

⑤ 主青盲……得：《重修政和经史证类备用本草》卷二十九"菜部下品"之"马齿苋"条引《食医心镜》"又方"作："主青盲、白翳、除邪气、利大小肠、去寒热。马齿苋实一大升捣为末，每一匙煮葱豉粥和搅，食之；煮粥及着米糁五味，作羹亦得。"《经史证类备急本草》卷二十九"菜部下品"之"马齿苋"条引文全同；又明李时珍《本草纲目》卷二十七"菜之二"部"柔滑类"之"马齿苋"条引《食医心镜》作："(子主治)青盲、白翳、除邪气、利大小肠、去寒热。以一升捣末，每以一匙用葱豉煮粥食，或着米糁五味作羹食。"纠合三书引文及"子明目"句，或作"马齿苋实一大升捣为末，每一匙和葱、豉煮粥食之，及着米糁、五味作羹亦得"尤为通顺明允。又，原文"糁"作"掺"，"五"作"吾"，"羹"作"羡"，皆误，今据前诸引文校改。

⑥ 搦：原文作"榒"，据《经史证类备急本草》《重修政和经史证类备用本草》卷二十八"菜部中品"之"假苏"条引《经验方》，当作"搦"。

⑦ 口眼偏……物：原文"口眼偏"后衍"偏"字，据"假苏"条引《经验后方》删；"青荆"后全脱，据此补。

服，亦甚明目[①]。”服胡葱甚损目，明甚记之。

白蘘[②]荷 《唐本》注：“治稻麦芒入眼中不出，以汁注眼中即出。”

苦匏瓠 《千金方》：“治眼暗，取七月七日苦苦匏瓠白，绞取汁一合，以酢一升、古文钱七文和渍，微火煎之减半，以沫内目眦中。”又去翳法，以石胡荽挼[③]内鼻中，翳自落，亦名鹅不食草。

① 久食之……目：原文“久食之”前全脱，据上“葱实”条补。
② 蘘：原文脱，据上“白蘘荷”条补。
③ 挼：原文脱，据上卷二十七“菜部上品”之“石胡荽”条补。

附：葆光道人秘传眼科

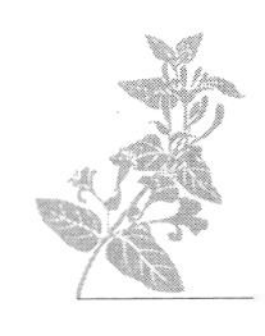

夫六识之中，以眼为上，称为日月，喻以骊珠记二两，下以玄黄，脏四气而通胆，胆视故得身安。明达规矩，全躯莫贵乎斯。上士之人，自调五脏而能养神之安，即使脏和，和则眼目清洁，时遇失养，治疗易痊，纵有微疴，容可驱遣；中士之人，犹能眼动静，自晓节宜，设使气厄，亦能除矣；下等之类，损益既昧，寒暄失宜，但有疾证，不能疗矣，遂有所伤者也。故致如目者，惟轻膜果里水，水之性澄清，不奈纤埃，易致其损，皎洁莹净，无不鉴明，贵如宝珠，故曰明珠者。凡举动瞻视，假借三光，设若外视昧则内视，昧则内视不明，内明则外视即耀，故眼五脏之中主也。瞳仁及黑睛，肾之主也，白睛应肺，总管于肝，明孔遍通于五脏，气若少乱，目生患也。五脏既安，何敢有损？是以枝病花衰，根枯叶落，若内有所伤，则外生诸疾也。又曰：目者，精气之余也，心之主，肝之管也。五脏之精气皆主于目，骨之精气为瞳仁，筋之精为白睛，肉之精为约束，是以筋血气骨之精，为目瞳仁共成也。夫忧愁思虑，皆会于心神。肝藏魂，肾藏志，肝为中将，取决于胆，会气于心，而主于目。目者，五脏之精气也，五脏有病，皆形于目。目赤则病在于心，目白在肺，目青在肝，目黄在脾，目黑在肾，不可明者，病在胸中。气失则目瞑，气绝则目暗。肝气通于目，肝气和则色明，肝有病则目夺精而眩，肝中寒则目昏而瞳仁痛，邪伤肝则目青目黑、瞻视不明，肝有实热则眼痛如刺，肝若虚寒则目眩流涕、瞻视生花，肝若劳寒则混而不欲开，肝气不足则目昏暗、迎风有泪、视物不明，然冲睛、目眦赤痛、瘀肉生息、睛目黄。胆与肝合，胆虚则阴邪所伤、目中生花，肝热则目中多赤痛泪出，肝不和则昏而热，中风欲疼则泪出。文云“肝久实热，目赤、涩痛、息肉”，故目者五脏中气所成也。又曰“目中有五轮”，夫五轮者，有风轮，有血轮，有气轮，有水轮，有肉轮，乃应于五脏，随气所产也。肝之色青，其味酸，属东方甲乙木也，旺于春，气通于左目，属甲为阳，右目属乙为阴；肝主风，故曰风轮也，虽有其名，而形状难晓，与水轮相辅之也。心之色赤，其味苦，属南方丙丁火也，旺于夏；心主血，故曰血轮也，血轮与肉轮相辅，赤黑色是也，此轮忌之针。脾之色黄，其味甘，属中央戊己土，旺于四季，各一十八日；脾主肉，故曰肉轮也，肉轮在外。郁郁黄白金色也，白睛也，肺之色白，其味辛，属西方庚辛金也，旺于秋，故肺主气，故曰气轮也，在肉轮之下，隐而不显也。肾之色黑，其味咸，属北方壬癸水也，旺于冬，故曰水轮也；水轮在四轮之内，为四轮之母，能以克明视万物，故乃呼为瞳仁。肝脏有病，应于风轮，病则迎风有泪，视物烟生，夜退昼增，涩疼裹白，或青翳拂拂似蝇联之状，此乃肺家之病也，宜治肺经。心脏有病，应于血轮，病则满眼飞花兢起，散乱纵横，胬肉渐沿目睛，两眦泪淹赤烂，此心经之病也。脾脏有病，应于肉轮，病则睑[1]生肉，瞳仁有病，眦乱涩疼，眼见飞花缭乱，文如毛发纵横，夜半即甚，黄昏日午增于早起，此脾经之病也。肺脏有病，应于气轮，病则如云遮日，逡巡即渐分明，一如云影中花，或似飞蝇相赶，此乃肝经受病也。肾脏有病，应于水轮，病则满眼黑花簇簇，雾气昏昏，视一物如二物，睹太阳如底，此肾病也，宜治肾经，余皆仿此。且夫病有多端，其说非一，今将眼科不能言详细，妄说多端，在夫精妙，一一具载于后。

五轮歌

风轮肝木

东方生木木生风，本脏于肝在两中。
饥饱不均生热毒，睛疼有翳热浸瞳。

血轮心火

心属南方火丙丁，热风流入脏中停。
眼眦两头生赤涩，远视铜环似碎星。

肉轮脾土

脾属中央土最尊，胬肉攀睛起黑云。
胞沿肿痛羞明涩，赤脉来侵障犯睛。

气轮肺金

脏肺停流热毒生，满眸微觉滴乳轻。

① 睑：原文作“验”，据上下文义校改。

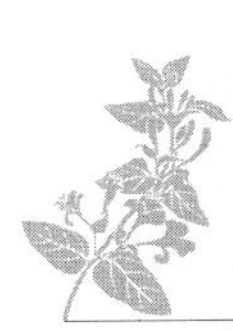

但将凉药宣肠胃，免使昏昏滴血轮。

水轮肾水

肾脏元来受贼邪，上生两眼内生花。
分明蝴蝶交加舞，莫待朦胧似雾遮。

八廓歌

关泉廓

小肠之腑属关泉，受病先从心胆传。
两眦多生热泪痒，但调经热自然痊。

养化廓

三焦有病肝中藏，冒暑冲风时犯光。
凉膈邪犹留中宫，连投热药病难当。

抱阳廓

内抱真阳是命门，眼前花乱色难分。
不能补肾调肝胆，赤脉交加热有根。

传道廓

道传为土本经根，肺家壅滞热风侵。
太阳若顺应须愈，病涩之时翳犯睛。

水谷廓

食气阳脾在胃中，更加积热两相冲。
胞沿渐肿侵瞳赤，不解中宫热不通。

津液廓

膀胱为水肾为元，冷热相刑本截居。
青赤翳来轮廓内，非凭妙手不能除。

清净廓

视物依稀似雾中，似雾隐手障睛瞳。
更加冷泪频频下，此是肝家虚冷攻。

会阴廓

肾中之病有因由，酒色气多有带忧。
莫道睛疼无大咎，那堪障翳裹睛休。

夫眼者，乃天地之日月也。天地清净，日月光明；天地昏瞑，日月薄蚀。经云：眼应于肝，旺在春三月，作魂神宝，眼为户牖所通，万物无不睹之，好恶是非，自然分别，自少及长，疾病多般，皆是谋养有乖，致使眼目生患，凡人多食热物，或食五辛，喜怒无时，淫欲不节，冲寒冒暑，坐湿当风，恣意喧呼，狂情啼叫，长夜不寐，天日无闲，极目视高，凝神远望，或久处烟火，或博戏经时，拈掇多年，雕镌画绣，灯下细书，月中读书，皆能耗散精华，大能损目，更有驰骋田猎，冒涉霜雪，向日延风，昼夜不息，皆是损目之因。恣一时之快意，为目病之根源，所以疾生眼目，凡有养性之事，必须慎之，终身保息，自然无忧，永无眼目之患也。

钩割针镰法

夫眼之内，两头皆赤有息肉者，宜钩起，以铍针割取令尽，如未全尽，可再取之，以尽为度，或以镰，或以细针以线穿，用口衔定线头，牵起，以铍针折起，令离黑珠，向日割之，割了以火熨，令断其势，即不再生，不然则二三年仍前发动，生者粘睛不落，则云难疗，须审细察之，绝后者入水轮，即以细针篦子折起，勿使损掣瞳仁，切须稳当，不得粗心大胆，瞳仁前薄不易伤损。凡钩割取，用针不得在旦，旦则腹空即晕闷便倒，须用人扶头，若有此疾，皆是虚弱之人，宜缓缓调理。但凡钩针，不得一时促急取之，须自斟酌，渐次镰脱遮，无晕闷之患也，若有赤脉胬肉，宜针镰也，可看所患相应，大宜仔细，不可老草[①]，便用此法，恐有侵睛肿疼之患，慎之慎之。

论眼捷法

夫眼之圣功莫大焉，且如眼生黑花者，如不患眼相似，何以辨之？切须仔细看，瞳仁生黑角五六分者，乃真黑花也，此疾因损虚房室得之；若瞳仁间微小生黑角气，黑花也，因饥饱劳心得之；若热花者，只白晕侵睛，可辨也。若眼中生翳者，从上生下者难治也，自下而上者亦易治，若头尾生者亦可治也。大凡肉障之眼，宜仔细详审缓看，瞳仁间里有白者，是肉

① 老草：犹言潦草。清代翟灏《通俗编》卷七“文学”之“老草”条：“今言潦草，乃老草之音讹。”

障也，凡五风患候者，瞳仁间尽是也，此证切须缓缓推详，故使患者复旧也。

论眼昏花捷要

且夫医眼之法，最为多端，非则一体，不可以为轻慢。如患目昏不明，非有一状，肝肾虚而近视不快，脾虚而见白花，气虚而瞻视茫茫，血虚则飞蝇散乱，血冷则瞳仁开张，肾虚则瞳仁缩小，或不明者气不和也，黑花散乱者乃精血虚也，更迎风泪不止者。或昏，是思虑伤也，膀胱损也，最宜用和血壮气，切不可针镰割点，只宜服收花平补之药也。

七十二问

第一问：眼赤痛者，何也？

答曰：此乃五脏积毒于肝之外家，受邪热，使血散乱于肝经，故目赤而痛也，服《局方》八正散。

《局方》八正散方

车前子　瞿麦　萹蓄　滑石　甘草　栀子　木通　大黄各等分

上㕮咀，每服一两，水二钟，灯心七茎，煎至八分，去渣，食后温服。

第二问：目赤而不痛者，何也？

答曰：此肝之实也，肝者血源，其候在目，血乃肝之实，血盛则流入四肢，血气上冲，流注于目，血侵于睛，睛受其血，故赤而不痛，宜用《局方》拨云散、秘方顺肝散、退赤散；如治目痛、热泪流、昏涩肿胀，宜用《局方》拨云散方。

《局方》拨云散方

羌活　防风　柴胡　甘草各等分

上为末，每服二钱，水一钟半，煎至一钟，临卧薄荷菊花茶清汤下亦得，忌用藏盐、酱鲊、湿面、炙煿、发热动风等物。

秘方顺肝散方

生地黄　当归　大黄　瓜蒌仁各等分

上为末，每服一钱，水一钟调下，或用新汲水半钟调下。

退赤散方

生地黄　木通　甘草　栀子各等分

上为细末，每服二钱，用竹叶汤调下，食后日进三服。

秘方拨云散方

川芎　荆芥　薄荷　甘草　决明子　当归　防风　熟地黄　木贼　旋覆花　大黄　石膏各等分

上为细末，每服二钱，食后用茶清调下，如目赤、胬肉侵睛者，用淡竹叶汤调下。

第三问：目赤者，何也？

答曰：此肝之虚也，肝属木，木生火，火发木灭，火属心，赤灌大眦，侵睛则肿，宜服秘传黄芪丸、活血煎、当归丸。

秘传黄芪丸方

黄芪蜜炙　防风　茴香炒　白蒺藜炒　牡丹皮各等分

上为末，酒糊为丸，如桐子大，每服三十丸，食后盐汤下，或酒亦可，妇人用艾醋汤下。

活血煎方

当归一两　地黄　川芎　香白芷　羌活各五钱　乳香　没药另研，各一钱

上为细末，炼蜜为丸桐子大，每服三十丸，薄荷荆芥汤下，或茶清亦可。

当归丸方

上方秘传黄芪丸内去黄芪，加当归，名当归丸。

第四问：大眦赤者，何也？

答曰：此心实也，五轮分布，大眦属心，心者，帝王南面之尊，其候在大眦赤者，乃心实也。宜用三黄丸、菊花散。

三黄丸方

黄连去皮　黄芩去芦　大黄各等分

上为细末，炼蜜为丸，如桐子大，每服三十丸，热水送下，如脏壅实，加瓜蒌，小儿积，宜可服之。

菊花散方

白蒺藜炒　羌活去芦　木贼去节　蝉蜕去头、足，三两　菊花去梗，六两

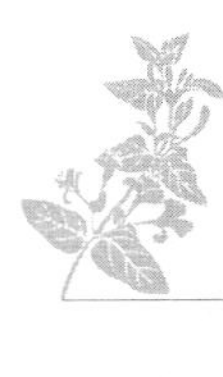

上㕮咀，每服三钱，食后临卧茶清调下，常服清利头目、洗肝去风，忌发风、腌炙煿等物[①]。

第五问：小眦赤者，何也？

答曰：此心之虚也。心者，五脏六腑之宗，上应荣卫，其属南方之位，五行生杀，火生土，土实则火虚。小眦赤者，心之虚也，宜服茯苓散、定光朱砂膏。

茯苓散方

白附子　玄参各五钱　白茯苓七钱五分　川续断　白僵蚕各一两

上㕮咀，每服三钱，水一钟半，煎至半钟，去渣温服。

定光朱砂膏

滑石水飞　砂蜜各五钱　朱砂　片脑

上为极细末，煎蜜作膏，每用铜箸点大小眦内，立效。

第六问：目睛多泪出者，何也？

答曰：此乃肺之实也，肺乃西方庚辛金也，金生水，水发则流注，金属肺经，则其色白。《五轮八廓经》曰："泪本肺之精华。"目出眵而硬者，肺之实也，宜用秘方泻肺汤。

泻肺汤方

桑白皮　地骨皮　甘草各等分

上㕮咀，每服一两，水一钟半，煎至一钟，食后服。

第七问：怕日羞明者，何也？

答曰：此脾之实也，脾属土，土生湿气，气结传肺，肺受脾邪，上腾于目，目受脾之湿气，脾主肌，内热难开，属太阳，真气腾其上，土湿稍胜，精华涩结，不荣于目。宜用秘方密蒙花散、千里光汤、《局方》羊肝丸。

千里光汤方

千里光即石决明　海金沙　甘草　菊花分两同

上㕮咀，每服八钱，水一钟半，煎至一钟，去渣，食后温服。

① 物：原文作"分"，据前第二问"拨云散方"条"忌用藏盐、酱鲊、湿面、炙煿、发热动风等物"句，当作"物"。

秘方密蒙花散方

石决明煅　木贼　枸杞子　白蒺藜　青葙子　羌活　菊花　蔓荆子

上㕮咀，每服一两，水二钟，煎至一钟，去渣，食后温服。

《局方》羊肝丸方

白羊肝一具净洗，去膜　黄连细罗

上将羊肝先安盆内，研烂，旋旋入黄连末，拌匀得所，为丸如桐子大，每服四十丸，食后温浆水下，连作五剂。诸般眼疾、障翳青盲皆主之，禁食猪肉及冷[①]水。

第八问：视物不明者，何也？

答曰：此脾脏虚也，目轮属五脏，青黄白黑也，黄轮属脾，即揭睛是也。目本应其色青，属木，脾主被肝木所克，青黄相争，不青不黄，目睛杂色，而视物不明也，宜服秘方苍术汤、千里光汤，方见前。

秘传苍术汤方

苍术　玄参　甘草　远志　茺蔚子各等分

上㕮咀，每服五钱，水一钟半，煎至一钟，秦皮一片，食后温服，渣再煎。

第九问：眼[②]常见黑花如蝇[③]牵者，何也？

答曰：此肾脏之实也，肾属水，其应北[④]方黑色，乃肝之母，母实，肝肾之邪伤于经，胆者目之经，神水之源，肾邪入目，时复落落蝇羽者，肾之实也，宜用秘方猪苓汤、苦参汤。

秘方猪苓汤方

猪苓　木通　栀子　大黄　金毛狗脊[⑤]　萹蓄各等分

---

① 冷：原文作“令”，据文义当作“冷”。
② 眼：原文作“服”，据文义当作“眼”。
③ 蝇：原文作“绳”，据后“落落蝇羽”句，当作“蝇”。
④ 北：原文作“此”，据前“肾之色黑，其味咸，属北方壬癸水也，旺于冬，故曰水轮也”句，当作“北”。
⑤ 脊：原文作“春”，据《经史证类备急本草》《重修政和经史证类备用本草》卷八“草部中品之上”之“狗脊”条引《药性论》谓狗脊“能治男子女人”“肾气虚弱”，又引《本草图经》谓“今方亦用今毛者”；明代李时珍《本草纲目》卷十二“草之一”部“山草类”之“狗脊”条谓“狗脊有二种，一种根黑色，如狗脊骨；一种有金黄毛，如狗形，皆可入药”，又谓其根可以“强肝肾”。清代黄宫绣《本草求真》卷一“补剂”之“温肾”下“狗脊”条谓“其气温，温则能补肾养气”，又谓“有黄毛如狗形，故曰‘金毛狗脊’”，总兹三论，金毛狗脊能补肝肾，合乎本问“肝肾之邪伤于经”之治用，且“狗春”之名，义既不通，亦于诸本草经无所发见，则是“春”或即“脊”字之讹。

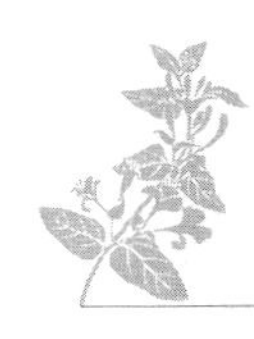

上㕮咀，每服五钱，水一钟半，煎至一钟，去渣温服，无时。

苦参汤方

苦参　地骨皮各半两　丹参三钱　乳香三钱，另研

上㕮咀，每服五钱，水一钟半，煎至一钟，去渣温服，无时。

第十问：迎风有泪者，何也?

答曰：此肾家虚也。《五轮》曰："黑睛属肾，肝属木，木生风，肾属水，水枯不能滋木。"故迎风有泪，肾之虚也，用石燕子散、艾煎丸、蚕沙汤，服此药一止其泪，大有神效。

石燕子散方

石燕子一双，煅，醋淬十次　玳瑁　羚羊角各一两　犀角五钱

上为末，用好酒、薄荷汤或茶清食后调下。

艾煎丸方

艾叶醋炒　肉苁蓉　川牛膝酒浸　甘草　桑叶向东者用　山药　牛膝炒　当归各等分

上为末极细，炼蜜为丸，如桐子大，每服十丸，茶清调下。

蚕沙汤方

蚕沙炒，四两　巴戟去皮　川楝肉　马兰花去梗，各二两

上为细末，每服二钱，无灰酒，不拘时候调下。

第十一问：目中红筋附睛者，何也?

答曰：此乃心之肝也，心属火，火主血，肝属木，木主筋，血侵于筋者，肝之候，血者肝之源，传入目，渐灌瞳仁，故曰侵睛也，宜服当归散主之。

当归散

当归　防风苗炮　蒺藜炒　牡丹皮各等分

上为末，每服二钱，生葱、薄荷、茶清调下；或作㕮咀，煎服亦可。

第十二问：白膜遮睛者，何也?

答曰：此乃肺克肝也，肝属木，肺属金，金能克木，金色白，风邪肺克肝也。甚则火旺，白轮胜者，轮在睛上，复即灌交，是母子相刑，五花白膜遮睛，故金克木，宜用秘方连翘散、蝉花散、密蒙花散，方在七问下。

秘方连翘散方

连翘　栀子　甘草　朴硝　黄芩　薄荷各等分

上为末，每服三钱，茶清调下，无根水亦可。

秘方蝉花散方

蝉花一两　菊花四两　白蒺藜二两

上为末，每服三钱，清水调下。

第十三问：目中迎风受痒者，何也？

答曰：肝邪自传，肝属木，风动即痒也，宜用秘方二处膏、局方明目地黄丸。

秘方二处膏

上将田螺养开，掩入黄连末，焙干为末，入脑、麝二味各少许，绵裹泡水洗眼。

明目地黄丸方

生地黄洗　熟地黄各一两　牛膝各浸三两　石斛　枳壳炒　防风各四两　杏仁二两，去皮尖，火炒黄，细研，去油

上为细末，炼蜜为丸如桐子大，每服三十丸，空心温水下，或米汤下，忌一切风动诸物。

第十四问：目中常早晨昏者，何也？

答曰：此乃头风攻冲于头，目者太阳之首，肝脏为阳，气旺故使头风攻注于目，宜服《局方》芎菊散、白蒺藜散、石膏散。

《局方》芎菊散方

川芎　菊花　甘草各一两　薄荷二两　防风七钱半　白芷五钱

上为末，每服三钱，食后茶清下，伤风头眩，用无根水调下，尤速。

白蒺藜散方

白蒺藜　细辛　萹蓄　白芷　下香各等分

上为细末，每服一钱，米汤调下，或温酒亦可，食后日进三服。

石膏散方

石膏　石决明煅　荆芥　白芷　川芎　防风　旋覆花各等分

上为细末，每服一钱，食后薄荷、生葱、茶清调下，日进三服。

第十五问：常日①中昏者，何也？

答曰：乃痰之所作也，在巳午时，真阳之气火胜，心胜肺，肺壅痰灾，时复浑浑而昏也，宜用《局方》辰砂化痰丸、《局方》玉壶丸。

《局方》辰砂化痰丸方

枯白矾　辰砂五钱　南星炮，一两　半夏一两

上将白矾、半夏、南星为末，和匀，生姜汁煮面糊为丸，桐子大，每服十丸，食后姜汤下，仍用朱砂为衣。亦治小儿风壅痰嗽，一岁服一丸，捣碎，用薄荷生姜汤调下。

《局方》玉壶丸散

南星　半夏　天麻各五钱　重罗白面三两

上为细末，滴水为丸，如桐子大，每服三十丸，水一钟，煎沸，令下药煮五七滚，候药浮，漉出，别用生姜汤下，不拘时。

第十六问：目常暮昏者，何也？

答曰：此脑者天真，万物行于阳道，不行阴道，至申酉戌时，寒气欲生，脑损则风寒所致，目中微昏不真，到晚宜衣。灸风火穴。

第十七问：目夜间昏者，何也？

答曰：此阴毒肾盛也。经云："阴好静，阳好动，血散漫而不行阴道，寒邪克之，致使寒气太盛。寒气者，属阴，旺在申时，乃一阳之气生，故夜痛目昏，宜用六问泻肝汤，九问内苦参汤。"

第十八问：目中浮翳遮睛者，何也？

答曰：此乃肺经大热。肺者西方庚辛金，其色白，肺者气之源，气盛则热，血盛则寒，肺之热气灌注瞳仁木之气，白膜者肺之苗，根盛苗盛，白膜遮者，肺经热也。宜用六问泻肺汤、二问顺肝散、四问《局方》三黄丸。

第十九问：旋螺突睛者，何也？

答曰：此睛损也。目者，五脏之源，六腑之宗，脏腑积热，外发于肝脏，肝脏更衰，而发疮疖，脓血结硬，其睛突也，宜用琥珀膏、救睛丸。

秘方琥珀膏方　一名立退散，一名定志丸。

---

① 日：原文作"目"，据前问"目中常早晨昏者"、后问"目常暮昏者"及本问"在巳午时"句，当作"日"。

人参二钱　石菖蒲炮　天门冬去心　远志去心　预知子各一两　白茯苓　麦门冬去心，各一两

上为细末，炼蜜为丸，如桐子大，每服十丸，朱砂为衣，茶清下，或水亦可。

救睛丸方

栀子　薄荷叶　赤芍药　枸杞子各二两　苍术三两

上为末，酒糊为丸，如桐子大，每服三十丸，井花水送下，或茶清下亦可。年壮之人可服，如是年老之人，可于前方内加茯苓三两尤妙。

第二十问：目睛倒出者，何也？

答曰：脏之损也。眼应五行，青黄赤白黑，内应心肝脾肺肾。五脏者，目宗源；睛深枯入者，五脏损也，宜服前秘方琥珀膏。

第二十一问：青膜遮睛者，何也？

答曰：此病证是外障也。目神为水之源，精华之腑，五脏蕴积，攻冲外发于目，目属肝，其色青，宜用蝉花散，方见十二问下；顺肝散，方见二问下；秘方洗肝散；许学士方。

秘方洗肝散方

熟地黄　大黄　栀子　当归　甘草　干葛各五钱　赤芍药　甘松　黄芩各三两

上为细末，每服三钱，米泔调下。

许学士方

大黄　芍药　石决明煅　黄芩　人参　栀子　甘草各等分

上为细末，每服三钱，食后清水调下。

第二十二问：瞳仁倒者，何也？

答曰：此病多是内障病。五行应变，应变升为气，气血皆衰，荣卫凝滞，不得荣于目也。宜用救睛丸，方见十九问下；活[①]血煎，方见三问下；秘方琥珀膏，方见十九问下；秘方生犀角丸；生犀升麻汤。

秘方生犀角丸方

犀角　麻黄　防风　石决明　当归　楮实子　枸杞子各等分

① 活：原文作“滑”，据第三问“活血煎方”条，当作“活”。

上为细末，面糊为丸，如桐子大，每服三十丸，茶清下；小儿量大小，加减丸数。

生犀升麻汤方

犀角一两一线　川升麻　防风　白附子　白芷　黄芩各五钱　甘草一钱

上㕮咀，每服三钱，水一钟半，煎至一半钟，去渣再煎，日进三服，在食后。

第二十三问：头晕眼见赤乱、星乱者，何也？

答曰：此乃血衰也。血者心经也，周流百脉于六阳之首，阳经不行，故目昏也，宜用活血[①]煎、地黄丸、石膏散。此方按，《素问》云："久视[②]伤血。"血主肝，故勤[③]书伤肝，主目昏，肝伤则自生风，热气上凑，目故昏也；此药大能养血明目，其功不可尽述。活[④]血煎，方在三问下；石膏散，方在十四问下。

地黄丸　系许学士方。

熟地黄两半　决明子　黄连各一两　黄芩　防风　桂心　没药　羌活　朱砂各五钱　菊花五钱，去根

上为细末，炼蜜为丸，如桐子大，每服三十丸，热水下。

第二十四问：目不疼不痒而赤昏者，何也？

答曰：此血聚也。经云：荣属阳，卫属阴，阴好静，阳好动，血气流行，气乃升降，荣卫通矣。血聚则成痈疽，血滞则麻而不痒不痛。宜用蝉花散，方在十二问下；顺肝散，方在二问下；秘方匀气散。

秘方匀气散方

香附子炒　甘草　苍术　茴香各一两

上为细末，每服三钱，盐汤调下。

第二十五问：目赤而不热痛者，何也？

答曰：此血实也。经属阳，络属阴，经主气，络主血，气盛则壅，血盛则肝实也，应于目，故赤而不热痛，血实也。宜服当归散，方在十一

① 血：原文脱，据后文"活血煎方载三问下"句及第三问"活血煎方"条校补

② 视：原文作"血"，据《素问·宣明五气》之"五劳所伤，久视伤血"句，当作"视"。

③ 勤：原文作"谨"，据《审视瑶函》卷五"目昏"之"瞻视昏渺症"下"地黄丸"条"久视伤血，血主肝，故勤书则伤肝而目昏"句，当作"勤"。

④ 活：原文作"生"，据第三问"活血煎方"条，当作"活"。

问下。

第二十六问：血侵睛者，何也？

答曰：此肝经虚热也。肝之外候，津液之府，道路宗脉之所聚也。邪热法于肝经，虚则血流，走于两目，故赤而侵睛也。宜用连翘散，方在十二问下；顺肝散，方在二问下；秘传郁金散。

秘传郁金散方

郁金　大黄　朴硝等分

上三味为末，用桃条、生地黄自然汁调服，点瞳仁。

第二十七问：目久昏如物遮者，何也？

答曰：此为卫①实也。荣主血，卫主气，上为天，下为地。《内经》曰：清气为天，浊气为地，清阳走腠理，浊阴走五脏。五脏者，应于心肝脾肺肾也，受卫之气，流于两目，久②昏如物遮睛者。用猪苓汤，在十九问下；连翘散，在十二问下。

第二十八问：目痛而憎寒者，何也？

答曰：此为卫③虚也。卫为阴而无阳，荣为阳而无阴。经曰：荣者肝之司，卫者肾之府。肾属北方，水为邪乘，一府荣邪，痛而憎寒也。用秘方蟹黄散。

秘方蟹黄散方

黄连　黄芩　蒲黄　郁金　栀子　秦皮　当归　滑石　白僵蚕　五倍子　薄荷　白杏仁上十二味各五钱　铜绿一钱　杏仁洗七次，去皮尖，别研

上㕮咀，每服三钱，水一钟半，煎至一钟，频频暖洗，如冷再暖，无时洗。

第二十九问：目痛而身热者，何也？

答曰：荣之实也。荣属阳而能发热，卫属阴而能发寒，荣卫乃阴阳之道路，在上属心，在下属肝与肾。目痛而身热，在心也，少阴君火之化。宜用秘方洗心散、菊花散。

---

① 卫：原文作“问”，据后文五脏“受卫之气，流于两目，久昏如物遮睛者”，当作“卫”。
② 久：原文作“放”，据本问“目久昏如物遮者”句，当作“久”。
③ 卫：原文脱，据前问“此为卫实也”、本问“卫者肾之府”及“肾属北方，水为邪乘”句校补。

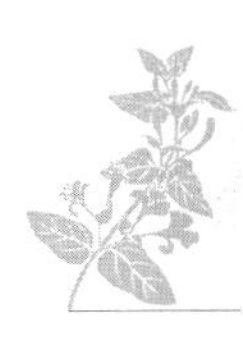

秘方洗心散

荆芥　甘草　菊花　大黄　当归　芍药各等分

上㕮咀，每服三钱，水一钟半，煎至一钟，食后生姜、薄荷少许同煎，去渣温服。

秘方菊花散方

菊花　甘草　防风　荆芥　蝉蜕　大黄　石决明煅，各等分

上七味为细末，每服三钱，水一钟调服，茶亦可，食后卧时服。

第三十问：目乍暗者，何也？

答曰：此乃荣卫俱虚也。荣卫者，阴阳之道路，心肝之宗源，荣卫流则血气行，荣相争而不及卫也，故目时复乍明乍暗。宜用活血煎，方在三问下；艾煎丸，方在十问下。

第三十一问：目患左赤而传右者，何也？

答曰：此乃阳经太旺也。阴中之阳心也，阳中之阴肝也，心中邪热，蕴积于肝，肝交于心，邪传本源也，左目属太阳，右目属太阴，此乃太阳经之旺也。宜用洗心散，方在二十九问下；三黄丸，方在四问下。

第三十二问：目患右赤而传左者，何也？

答曰：此阳经太旺也。目有阳络，有阳经，有阴络，有阴经。阴经属血，如目赤右传之于左，乃肝经邪热，经脉太旺也。宜用泻肝汤，在六问下；退赤散，方在二问下。

第三十三问：目患左右相传者，何也？

答曰：此乃血之邪气攻冲，肺脏不足，为风邪所使，热气相争也。宜用密蒙花散，方在七问下；秘传珍珠膏。

秘传珍珠膏方

苍术三两　谷精草　甘草　木贼　川芎　荆芥　草决明　楮实子　羌活各等分　蝉蜕一个

上为末，炼蜜为丸，桐子大，每服十丸，茶清送下。

第三十四问：目赤而痒涩者，何也？

答曰：此风邪攻冲也。肝者厥阴之经，而风邪内外相攻，风热相传，气血痞涩，时复气邪相动，是以作痒且涩。宜用二处膏，在十三问下。

第三十五问：目之两睑赤烂者，何也？

答曰：此乃风湿气使之也。目者，精华之宫，魂魄之所聚，血脉之源，阴阳之首，经络之源，风邪客于腠理，湿气相争，停于两睑，目时赤烂，湿之故也。宜用洗心散，方在二十九问下；艾煎丸，方在十问下；二处膏，方在十三问下。

第三十六问：目睛通黄者，何也？

答曰：此乃酒之毒也。或渴之时，饮酒如浆，或好酒侵入四肢，随入经络，流注往来上下，致使血潮于目，酒之湿热流注于目，使目俱黄也。宜用《局方》三黄丸，方在四问下。

第三十七问：目不能远视者，何也？

答曰：此乃劳[①]伤于五脏六腑之间。目者肝之外候[②]，风邪客之，使精华之府衰弱，肝气不足，则不能远视也。宜用蝉花散，方在十二问下；羊肝丸，在七问下。

第三十八问：目患每年常发者，何也？

答曰：此证随天地同，少阳旺复得甲子，阳明旺复得甲子，太阳旺复得甲子，太阴旺复得甲子，六十日，三百六十日，其气一周。今太阳受病，复得来年六十日而当发，宜令泻之，如太阳受病，只泻太阳经膀胱是也。

第三十九问：目中拳毛倒睫者，何也？

答曰：脾之损也。脾之主肌肉，肌肉消瘦，则饮食不能进，外感风邪，克于腠理，故毒生于目也。宜用《局方》省风汤；猪苓汤，在九问下。

《局方》省风汤方

防风去苗　南星生用，各四两　半夏白好者，浸洗之，生用　甘草　黄芩各二两

上㕮咀，每服四钱，水二钟，生姜十片，煎至一钟，去渣温服，不拘时服。

第四十问：目中漏睛脓出者，何也？

答曰：此乃五脏冷热相攻，肾败也。宜服保光散。

保光散方

大黄　龙胆　赤芍药　川芎　白芷　牛蒡子　防风　防己　黄芩　当

① 劳：原文作“荣”，据隋·巢元方《诸病源候论》卷二十八“目病诸候”之“目不能远视候”条“夫目不能远视者，由目为肝之外候，脏腑之精华，若劳伤脏腑，肝气不足”句，当作“劳”。

② 候：原文作“便”，据前卷二十八“目病诸候”之“目风肿候”条“目为肝之外候”句及“目不能远视候”条，当作“候”。

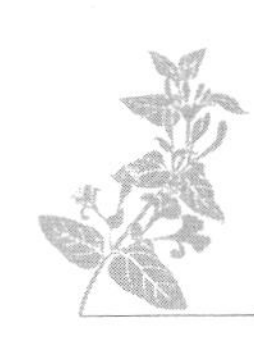

归　甘草　栀子　生地黄　细辛　羌活　荆芥各等分

上㕮咀，用水一钟半，煎至一钟，去渣，食后温服。

第四十一问：目中胬肉侵睛者，何也？

答曰：此脾之实也。脾者，仓廪之官，肌肉之府，毒气攻冲，风邪之气冲肺，肺受脾邪，传之于目，故胬肉侵睛也。宜用羊肝丸，在七问下；三黄丸，方在四问下；拨云散，方在二问下；《局方》紫金膏。

《局方》紫金膏方

朱砂另研　乳香另研　硼砂另研　赤芍药　当归洗，各二两　雄黄二钱，水飞　麝香另研，半两　黄连五钱

上为细末，入研药内拌匀，再擂，炼蜜为丸皂角子大，每用一丸，安于净盏内，沸汤泡开，于无风处洗眼，药冷，闭目少时，候三两时再煨，令热，依前洗之。一帖可洗三五次，不可犯铜铁器内洗。如暴赤眼及瞳者，不可洗之。

第四十二问：目数赤点者，何也？

答曰：风邪伤肝。主风目胡则伤目昏赤，肌肉虚热则邪气肝之故，目病积年不瘥也。用宜省风汤，方在四问下；活血煎，方在三问下；牡丹煎丸。

牡丹煎丸方

延胡索　砂仁各半两　赤芍药　牡丹皮各一两　山茱萸　干姜炮烙，半两　龙骨细研　熟地黄酒浸　槟榔　羌活各三两　藁[①]本　五味子　人参　白芷　当归酒浸　干山药　肉桂去皮　白茯苓　白术　附子炮，去皮、脐　木香　牛膝酒浸　荜拨水泡，各一两　石斛酒浸，三两

上为细末，炼蜜为丸，如桐子大，每服二十丸，温酒或醋汤空心下，日进三服，孕妇不可服。

第四十三问：两眼非时肿[②]赤者，何也？

答曰：此风肿也。目乃肝之候，肝虚不足，冷热相争，邪主于目，及睑结而邪热不散，因风而发，风[③]肿故也。宜用洗肝散，方在二十问下；秘

① 藁：原文作“膏”，据诸本草，当作“藁”。

② 肿：原文作“瞳”，据本问“风肿”“荣肿”句，当作“肿”。

③ 风：原文作“荣”，据本问“风肿”及《诸病源候论》卷二十八“目病诸候”之“目风肿候”条“肿因风所发，故谓之风肿”句，当作“风”。

方犀角消毒饮方。

秘方犀角消毒饮方

防风　荆芥穗　鼠黏子　甘草各等分

上㕮咀，每服三钱，水一盏，煎至七分，去渣温服，不拘时候。

第四十四问：眼珠脱出者，何也？

答曰：此脏腑阴阳不和也。目者，阴阳之精，魂魄[①]之宗，肝之候。阴阳不和，蕴积出热痰饮，五脏之中攻冲于目，故使眼疼，甚则珠脱出者。宜用救睛丸，方在十九问下。

第四十五问：目常见黑花者，何也？

答曰：肝虚之故也。目者，肝之候，脏腑之精华，气血津液之宗。气血不足，虚不能荣于神，目常昏暗，时时见如黑绵羊胎毛。宜服羊肝丸，方在七问下。

第四十六问：目中瘀肉血潮于睛者，何也？

答曰：此厥阴旺也。肝之脉起于大指聚毛之端云云，肝上连目系，本经血气大旺，风热攻盛，或赤或白，或往或来，皆于血所使也。宜用退赤散，方在二问下；椒红丸。

椒红丸方

沉香　莪术　诃黎勒去核　椒红微炒，去汗　丁香　高良姜　麻油炒，各五钱　附子炮，去皮　当归酒浸　白术各一两　麝香　肉豆蔻炮，各一钱

上为细末，入麝香令匀，酒煮糊为丸，如桐子大，每服三十丸，酒温下，无时。

第四十七问：目涩者，何也？

答曰：此乃内[②]动脏腑也。或啼哭泣出太过，冷泪不止，液道[③]开而不闭，液道枯干，脏腑邪热传于卫，真气不荣于目，故目涩也。宜[④]用羊肝丸，方在十九问下；三[⑤]黄丸，方在四问下；二处膏，方在十三问下。

---

① 魄：原文作“魂”，据文义及第三十五问“目者，精华之宫，魂魄之所聚”句，当作“魄”。
② 内：原文脱，据《诸病源候论》卷二十八“目病诸候”之“目涩候”条“若悲哀内动脏腑，则液道开而泣下”句校补。
③ 道：原文作“通”，据后文“液道枯干”及《诸病源候论》卷二十八“目病诸候”之“目涩候”条“若悲哀内动脏腑，则液道开而泣下”句，当作“道”。
④ 宜：原文作“依”，据前后文“宜用”句，当作“宜”。
⑤ 三：原文脱，据第四问“三黄丸方”条校补。

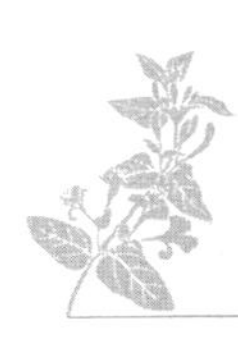

第四十八问：凡大病之后目昏者，何也？

答曰：五脏不调，阴阳之闭塞，血气不牢，神光则落落昏溃，乃血气虚极也。宜用黄芪丸，方在三问下。

第四十九问：阳毒病后目微昏者，何也？

答曰：下元极虚也。五脏为阴，六腑为阳，六经宣利，即脏腑虚弱，脾胃不和，肌肉未复，劳动血气，肝脏虚弱，肝气内虚，以攻双目微昏也。宜用黄芪丸，方在三问下；椒红丸，方在四十六问下；秘方柴胡汤。

秘方柴胡汤方

柴胡　胡黄连　黄连　厚朴　半夏各等分

上为末，每服二钱，水一钟半，煎至一钟，食后服。

第五十问：阴毒病后目微昏者，何也？

答曰：或服毒热药，或针或灸，火气焮痛，风邪冲击，新病后起蚤[①]，肝气大盛，风火相并，故目昏也。宜用三黄丸，方在四问下；菊花散，方在四问下。

第五十一问：遇水目昏者，何也？

答曰：此冷气攻肝。水者先入两足令肿也，而足经足经少阴肾之井穴名曰涌泉，乃肾经所起，水入膀胱，真荣被伤，上攻于肝，水气侵及于足，邪气攻冲，故目昏也。宜用猪苓汤，方在九问下；艾煎丸，方在十问下。

第五十二问：孕妇目昏者，何也？

答曰：此血气之候。妊孕少血气，胎气不荣于肝，肝气不足，故昏也。宜用椒红丸，方在四十六问下；牡丹煎丸，方在四十二问下；羊肝丸，方[②]在七问下。

第五十三问：妇人产后目睛昏者，何也？

答曰：此乃五脏之虚也。妇人妊孕时，当出血一斗三升，肌肉气宽缓，骨节筋脉神其气已虚，五脏不牢，六腑未安，自赖五脏六腑为根，根乏则苗衰，故目昏也。宜用椒红丸，方在四十六问下；菊花散[③]，方在二十九问下；活血煎，方在三问下。

① 蚤：通“早”。

② 方：原文作“才”，据上下文“方在”诸句校改。

③ 菊花散：原位于“方在四十六问下”之前，据第四问“菊花散方”条，此二文当为倒乙，故移“菊花散”于后。

第五十四问：初生小儿未经两月目烂者，何也？

答曰：此胎热也。小儿初生之时，浴汤已冷，秽浊浴之未尽、拭之未干，两月，胞睑之间感于外风，以致赤烂也。宜用连翘散，方在十二问下。

第五十五问：小儿出疮疹，初发于目中者，何也？

答曰：子在母腹中饮其血气，其胎胞秽浊以生，故发疮于目。宜用犀角消毒饮，方在四十三问下；密蒙花散，方在七问下。

第五十六问：小儿眼中生白者，何也？

答曰：此肺壅痰实热，热伤于肝，肝属于木，木者清秀之物也。痰实热气攻冲，灌注瞳仁，瞳仁损动，黑睛白交，散漫于两间为障也。宜用救睛丸，方在十九问下；柴胡汤，方在四十九问下；顺肝散，方在二问下；琥珀膏，方在十九问下。

第五十七问：小儿睛生翳障者，何也？

答曰：脏腑之间，精华之气，小儿纯阳，感于风热，内有热痰，散于肝经，冲攻于目，故以交变生，生于翳障。宜用蝉花散，方在十二问下；菊花散，方在二十九问下。

第五十八问：小儿雀目者，何也？

答曰：小儿蕴积于热，风邪客于肝经，肝血凝滞不散，阴阳不和，荣卫不通，使目夜昏，有如雀目也。宜用三黄丸，方在四问下；复明散。

复明散方

苍术去皮，一两　谷精[1]草一两　地肤子　决明子　黄芩各半两

上㕮咀，每服五钱，入荆芥少许，水一盏，煎至七分，去渣，食后服。

第五十九问：小儿目患青盲者，何也？

答曰：脏腑虚弱也。因伤冷物至极，气不能宣通，赤而不痛，全无障翳，致使白日视物不见也。宜用蟹黄散，方在二十八问下；菊花散，方在二十九问下；犀角消毒饮，方在四十三问下。

第六十问：目中生疮者，何也？

答曰：此风邪客于腠理。风血散传，盖因浴洗之时，拭之未干，秽污侵渍，受风即发如粟米之状，连眶赤烂，遂成疮疾，名宿肤风。宜用省[2]风

① 精：原文作“睛”，据诸本草，当作“精”。
② 省：原文作“雀”，据第三十九问“省风汤方”条，当作“省”，下同。

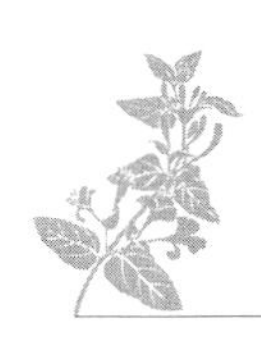

汤，方在三十九问下；局方三白散。

《局方》三白散方

白牵牛二两　桑白皮微炒　木通　陈皮去白，各半两

上为细末，每服三钱，空心煎生姜汤调下。

第六十一问：目患睑生粟者，何也？

答曰：脾肺受邪也。脾者肌肉之府，肺[①]者皮毛之源，邪气相搏，肝经虚弱，风盛即发于两目睑之间，状如粟米之形，遂成此症也。宜用省风汤，方在三十九问下。

第六十二问：目患青盲翳者，何也？

答曰：肝乃木之原，津液之道路，五脏风热甚，发于目睑，如粟米之状，是以如此也。宜用省风汤，方在三十九问下。

第六十三问：患瞑目之疾者，何也？

答曰：瞑者，流也。风邪客于目则昏，精液不足，目眦常散痒，冷泪不绝，遂成瞑目也。宜用当归散，方在十一问下；艾煎丸，方在十问下。

第六十四问：目常脓漏者，何也？

答曰：目者五脏之宗，六腑之华，津液之道，风邪客于两目，冷泪相攻，瞳仁内损，故成此患。宜用救睛丸、琥珀膏，方在十九问下。

第六十五问：妇人目生偏视者，何也？

答曰：此是阴阳之邪气攻冲，发于目内，脏腑偏衰，阴阳不和，或一日二日见。宜用救睛丸，方在十九问下。

第六十六问：目生得大小不均者，何也？

答曰：目者，脏腑之精华，血脉之宗源，风邪客于目，冲于经络，肌肉痞涩，血气凝滞，故使两目大小不匀，遂成此状。宜用消风散，方在第三十九问下。

第六十七问：目患或青或赤者，何也？

答曰：此邪热冲肝，攻于五脏之内，上运于目，使瞳仁溃注，灌经于外，或青或赤，或黄或黑，往来不定故也。宜用羊肝丸，方在七问下；三黄丸，在四问下；三白散，方在六十问下。

---

① 肺：原文作“腑”，据前文“脾肺受邪”“脾者肌肉之府”及《素问·五脏生成》之“肺之合皮也，其荣毛也”句，当作“肺”。

第六十八问：目患或针或割，或取翳障，全痛不止者，何也？

答曰：目者经络之苗，五脏之精华，经络之道路，既而割损，痛不止，出血不定。宜用牡丹煎，方在四十二问下；三白散，方在六十问下。

第六十九问：目中多眵泪者，何也？

答曰：此乃经络蕴热，因食煎煿太过，故目多眵泪也。宜用洗心散，方在二十九问；连翘散，方在十二问下。

第七十问：目中常流泪者，何也？

答曰：乃肝经之虚也。经曰：肝虚则本枯，故流冷泪不止也。宜用洗心散，方在二十九问下；羊肝丸，方在七问下。此外又有二说，一说老人冷泪不止，乃精血俱虚，宜用秘方胡椒丸；一说有头风，目中常流冷泪者，宜用许学士方。一方专治老人冷泪不止：

胡椒丸

用胡椒一味为末，黄蜡溶化为丸，如绿豆大，每服五七丸，食后茶清下。

白术散方（许学士方）

白术　川芎　羌活　细辛　白芷　荆芥　菊花　决明子各五钱

菊花散方

菊花　川芎　细辛　白芷　白术各等分

上为细末，炼蜜为丸，如桐子大，每服三十丸，食后白滚水下。

第七十一问：如目打损被物伤者，何也？

答曰：此乃瘀血流聚，上而攻目，可以散其血脉。宜用郁金散，方在二十六问下；蟹黄散，方在二十八问下；羚羊角散[①]、五退散。

羚羊角散方

羚羊角　甘草　黄连　栀子　川升麻　车前子各十两　龙胆草　决明子各二十两

上为细末，每服三钱，米饮汤调下；若小儿，可服半钱，日进三服。

五蜕散方

蛇蜕　凤凰蜕即鸡卵壳　人蜕即指甲　佛蜕即蚕蜕　蝉蜕各等分，同烧灰，研细，

① 羚羊角散：原文脱，据本问所附方校补。

和匀一处，再研百遍

上为极细末，每服二钱，猪肝蘸吃，不拘时，日进三服。

第七十二问：目中有翳往来不定者，何也？

答曰：此乃是血所病也。盖心能生血，肝能藏血，肝受血则能视物，治目病不可不治血。此五灵脂入肝，最宜用明目灵脂丸。

明目灵脂丸

五灵脂二两　川乌炮，去皮，一两半　没药二两　乳香二两

上为细末，滴水丸如弹子大，每服一丸，生姜酒磨下。

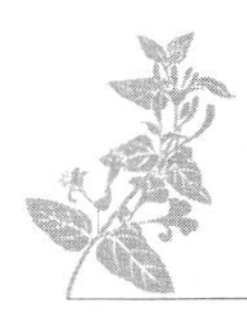

秘传眼科全书

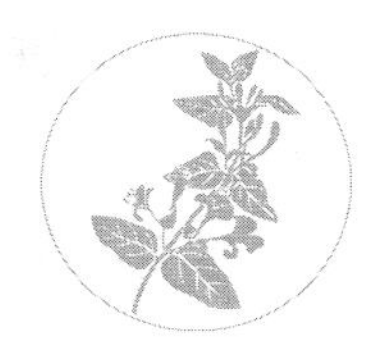

卷之三

内障歌诀上篇

不疼不痒渐昏矇，薄雾轻烟渐渐浓。
或见蝇飞如乱出，或出悬蠓[①]在虚空。
此般样状因何得？肝脏停留热及风。
大叫大啼惊与怒，脑脂流下黑睛中。
初时一眼先昏暗，次第相传与一同。
万般苦楚空憔悴，只缘肝气不相通。
此时服药难期定，纵有良方也没功。
日久既因全黑暗，时名内障障双瞳。
内障二十有四般，医师会者要推穷。
妙药救时须尽效，金针一拨日当空。
虚心将息须防慎，莫遣他时病复从。
针者但行贤哲行，恻隐之心是善缘。
有血莫惊须下手，裹针依旧再开看。
忽然撞起膜重上，服药三旬始见功。
七日解封须见物，花生水动莫多言。
还睛丸子坚心腹，百日分明复旧根。

歌诀中篇

内障二十有四般，后学之人仔细看。
白膜一点如星子，下针方可得安痊。

① 蠓：指蠛蠓，又名醯鸡，虫小似蚊者。列御寇《冲虚至德真经》卷五“汤问第五”篇：“春夏之月有蠓蚋者，因雨而生，见阳而死。”张湛注“蠓蚋”曰：“谓蠛蠓、蚊蚋也，二者小飞虫也。”《冲虚至德经》者，《列子》之别名，唐玄宗天宝初册封列子为冲虚真人，遂改其书曰《冲虚真经》；宋真宗景德四年敕加“至德”二字，改其书曰《冲虚至德真经》。《尔雅》卷下“释虫第十五”：“蠓，蠛蠓。”郭璞注曰：“小虫，似蚋，喜乱飞。”《广韵》卷一“东第一”韵“蠓”条：“蠛蠓，似蚊。”又卷三“董第一”韵“蠓”条：“庄子谓之醯鸡。”

若得针法动圆翳，误损方知疗作难。
冷热须明虚与实，调和四体得身安。
不然怕下金针法，呕吐劳神翳又翻。
开针远近须依诀，针形不可一般般。
病虚胎产并胀孕，下手应知疗得难。
不雨不风兼吉日，清斋七日在针端。
安心定气坚心守，念善亲姻莫杂喧。
患者避风将息睡，休留忧虑要心宽。
针者但能贤哲行，恻隐之心是善缘。
有血莫惊须下手，裹针依旧再开看。
忽然撞起膜重上，服药三旬见朗然。
七日解封须见物，花生水动莫多言。
还睛丸子坚心服，百日光明复旧元。

歌诀下篇

内障金针下了时，医师言语要深知。
严冬紧裹须包缚，夏月应嫌有扇挥。
头眠软枕须安稳，斜卧三朝莫厌迟。
封后忽然微有动，熏风牵动莫他疑。
或针或拨依经诀，痛极任将艾熨之。
口吐豉椒汤辣热，胃安神定始相宜。
起则恐因伤努力，颠翻倒卧莫从伊。
七朝薄粥温温服，振着身闷[①]事不宜。
大小便时须缓缓，毋令自去要扶持。
高声叫唤兼因气，惊动睛轮见雪飞。
收心莫意阴阳事，夫妇恩情暂断离。
一月不须淋洗脸，针痕湿着痛微微。
五七略知睛翳去，服药并除病去基。

① 闷：通“秘”，犹言便秘。《素问·五常政大论》说：“其病癃闷。”启玄子王冰注云：“癃，小便不通；闷，大便干涩不利也。”

眼疾证候总歌

赤眼赤肿脏积毒，赤而有痛肝之实。
赤而昏者肝之虚，大眦赤者肝之实。
小眦赤者心之虚，白眵多者肺之实。
多眵泪出肺之虚，羞明怕日脾之实。
赤脉荡眼肝之实，视物不明脾脏虚。
茫茫黑花肾之实，迎风有泪肾之虚。
白膜遮肺肺克肝，迎风受痒肝邪传。
早晨昏者头风痒，日夜昏者疾之作。
夜间昏者定脑冷，浮翳遮睛肺之热。
夜间痛者阴之毒，日间痛者阳之毒。
包螺突起眼之损，瞳仁倒入血气衰。
目睫倒入五脏损，赤膜遮睛五脏炎。
头晕目前赤星乱，不痒不痛血气衰。
赤而有痛血之实，血侵睛者肝虚热。
久昏物遮卫经实，痛而憎寒卫中虚。
左赤传右阳经旺，右赤传左阴经旺。
左右相传热邪攻，目近视者脏腑劳。
每年发者是天行，拳毛倒睫肺之损。
积年赤者肝受风，两目赤者风毒攻。
眼珠突出脏不和，眼见赤花肝之虚。
目毛倒睫脏腑虚，眼中虚血厥阴旺。
大便后昏脏不和，阳毒病后下元虚。
阴毒病后热气攻，遇水眼昏肾受湿。
孕妇目昏肝不足，产后昏昏血气衰。
小儿赤烂胎风热，小儿斑痘胎受毒。
小儿白障肺壅热，小儿生翳感风热。
小儿雀目肝不和，小儿青盲肾经虚。
小儿生疮胎秽浊，小儿疳眼五脏虚。

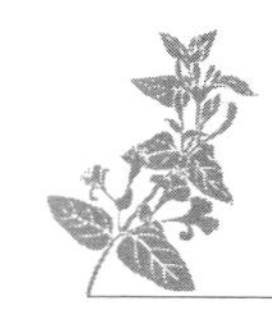

青盲有翳肝风热，睛目之疾肝邪克。
眼内出脓阴气攻，目偏视者脏腑劳。
目眇者血气凝滞，两目昏瞳热冲脑。
或针或割目之损，用药医师细推详。

医师论眼科内外七十二证

内障二十四

圆涩浮沉翳，冰滑散横开，偃月大小云，枣花惊振眼，青乌绿黑风，肝虚目暗病，雷头风金星，高风雀目证，肝虚鸡盲异，白翳黄心眼，黑花续胎风。

外障四十八

大眦赤脉侵，胬肉攀睛障，鸡冠蚬肉形，两睑粘眼者，胞肉胶凝眵，胞肉生疮少，睑生风粟多，天行赤眼毒，大患后生翳，暴赤眼生翳，暴风客热治，疼如神祟[①]怪，痛如针刺因，伤寒热病后，风牵出睑间，风牵㖞斜者，被物撞破之，撞刺生翳膜，毒血灌瞳仁，黑翳如珠样，蟹睛疼痛难，旋螺睛突起，突起睛高同，睑硬睛疼疾，白陷鱼鳞形，冰虾翳深状，玉翳浮满珠，膜入水轮上，钉翳根深难，赤膜下垂长，黄膜上冲遮，逆顺生翳障，漏睛脓血流，飞尘入眼内，拳毛倒睫生，冲风泪出异，肝风积热劳，起坐生花虚，混睛白赤痒，瞳仁干缺病，痒极难任风，鹘眼凝睛硬，辘轳转关藏。小儿通睛惊，小儿疹痘冲，睑中生赘翳，小儿疳眼虚，胎风赤烂眼，久年烂眩风，小儿青盲疾，医家仔细推。

编次内外障共七十余证，其启病之源、治病之法、对症汤散丸药详载编中。

圆翳内障

此圆翳恰如西瓜，团团浮在水面上，占过金井颇大些，初起如薄雾轻

① 祟：原文作“崇”，据文义当作“祟”。

烟，不痒不疼，渐渐昏昧[①]，故曰内障。先患一眼，后则两眼俱昏，此乃劳心焦思之殷，灯窗[②]房饮之过，以致肝、肾二经受伤，脑脂流下[③]，肝风冲上，得成是疾。宜用天字金针，从翳投其针，尾与翳平，从翳上盖下，依诀用针，缓缓取下，其鹅翎对鼻直，其翳方离瞳仁，停针良久，方可出针，眼目立见光明。多有气旺之人，其翳复浮起，须令他睡久，依诀进前针，不可兜出外，若兜出外，恐伤黄仁，伤却黄仁，则伤血轮。宜服补肝散、补肾丸。

补肝散

羚羊角二钱　白茯苓　细辛　人参　羌活　玄参　车前子　黄芩　楮实子　石斛草各五钱　防风一钱

上研细末，每服二钱，米饮调下。

补肾丸

五味子炒　熟地黄酒蒸　枸杞子酒洗　楮实子酒洗　覆盆子酒浸　石斛草　肉苁蓉酒洗　菟丝子酒煮　磁石煅醋淬飞过　车前子各一两　沉香别研　青盐各五钱

上研细末，炼蜜为丸，如梧子大，每服七十丸，空心盐汤送下。

涩翳内障

此翳淡白，颜[④]如脂膏之色，不圆，如薄雾浮金井，近黄仁边罩住，不见三光，阴看[⑤]缓缓而大，阳看[⑥]缓缓而小，瞳仁欲散，此多有四围，近黄仁粘紧。年壮气旺，难拨得下，若系老人气衰者，无不效矣。依诀进针，其针颇向外，方取得膜着，从上谅盖下来，其针之尾转运，切不可兜向外，恐伤黄仁，血动灌溉瞳仁，昏朦不能视物，须服退血退风之剂，渐渐可也。

① 昧：通“眛”，眼睛看不见。东汉许慎《说文解字》第四上“目”部“眛”条云：“目不明也。”

② 灯窗：谓于窗前掌灯苦读，劳之太过，遂成是疾。

③ 脑脂流下：谓邪毒侵脑发热致脑髓流入眼中，遂成内障之疾。唐杜牧《上宰相求湖州第二启》言其弟杜顗患眼疾致“暗无所睹”，“眼医石公集”谓之曰：“是状也，脑积毒热，脂融流下，盖塞瞳子，名曰内障。法以针旁入白睛穴上，斜拨去之，如蜡塞管，蜡去管明，然今未可也。后一周岁，脂当老硬，如白玉色，始可攻之。”（吴在庆《杜牧集系年校注》第 1009 页，中华书局 2008 年）则杜顗所患或即此疾。

④ 颜：原文作“频”，误；据文义当作“颜”。

⑤ 阴看：谓于背光处看。《御纂医宗金鉴》卷七十七“浮翳歌”条注：“浮翳内障之证，初患之时，不痒不疼，从瞳神内映出白色，暗处看则其翳宽大，明处看其翳略小，全无血色相混，缘脑风冲入于眼，脑脂流下，致成内障。”据此，阴为暗处，阳则为明处。

⑥ 阳看：谓于有光处看。

宜人参、蒙花、酒煎散、还精丸。

人参散

人参　白茯苓　石决明炼过　草决明　白蒺藜　麦门冬　蝉蜕　菟丝子　黄芩　地骨皮　牛膝　木贼　远志　青葙子　枳壳　甘草　木通

等分为末，以木贼草、竹叶煎汤调，食后温服。

密蒙花散

密蒙花　石决明　羌活　菊花　白蒺藜　木贼草　枸杞子　青葙子　蔓荆子

等分为末，每服三钱，食后茶调下。

酒煎散

当归　赤芍　防风　防己　荆芥　牛蒡子　甘草

等分为末，每服三四钱，水一盏，酒一盏，煎至七分，食后温服。

还精丸

菟丝子酒煮　川芎　木贼　蒺藜炒，去刺　白芍　熟地黄　甘草　羌活　青葙子　密蒙花　当归　枸杞子　肉苁蓉

上研细末，炼密为丸，如梧子大，每服三十丸，食后白汤送[①]下。

浮翳内障

浮翳者，此乃浮在外，近黄仁金井边。盖因三焦不顺，肝风上冲，肺热气盛，脑脂流下，不痒不痛，临光无神，翳如银色，睛瞳赤色，阴看略大，阳看略小。治法：用天字金针，从翳膜拨上盖下针法，其势须近外方得膜着，缓缓用针收下翳，切忌针尾割着黄仁。但此翳，年老之人气衰，膜柔而软，易于服收；若年壮之人气旺，膜坚而健，难以收服，拨下仍浮，须经三五年下针，方可取效。宜服拨云散、洗肝散、坠翳丸。

拨云散

黄连　黄芩　石决明　川芎　白芍　草决明　麦门冬　菊花　甘草

白水煎，食后服。

① 送：原文似“逆”字，据文义当作“送”。

洗肝散

当归　羌活　栀仁　薄荷　防风　大黄　甘草　加胆草、生地、川芎

上白水煎，食后服。

坠翳丸

石决明　牛胆　青鱼胆　羊胆各五钱　麝香四分

上阴干[①]为末，为丸如梧子大，每服十丸，空心茶送下。

沉翳内障

此沉翳者，其翳沉在里也，四围与黄仁离远，不相粘带，翳膜中之好翳也。盖因肝脏劳热，眼前常见黑花，年久凝结成翳，其色青白，瞳仁若沉在水中。治法：宜用地字金针，一进，其翳如绵之软，拨开裹针[②]，一收就下，停针片刻，便可出针，眼目十分光明，虽二三十年，立见效耳。此翳多年清泪，黄色者是也，不分老幼之人，皆可治之。宜服清肝散、密蒙花散、省风汤、镇肝丸。

清肝散

当归　赤芍　白芍　羌活　柴胡　前胡　知母　防风　荆芥　薄荷　黄芩　川芎　桔梗　甘草　石膏　滑石　加枳壳、黄连

上白水煎，食后热服。

密蒙花散　方载前“涩翳内障”条

省风汤

犀角　玄参　知母　防风　大黄各五钱　黄芩　桔梗各一两　羚羊角二钱五分

上研为末，每服二钱，水二盏，用灯心、竹叶同煎，食后服。

镇肝丸

人参　白茯苓　五味子　石决明　细辛　山药　藁本　车前子　羌活　楮实子　夏枯草　石斛[③]草

上研细末，炼蜜为丸，如梧子大，每服四十丸，清茶送下。

---

① 阴干：同“荫干”，即将药物放置于通风而不受阳光照射处将其慢慢晾干。

② 裹针：谓用翳膜包裹着针，极易拨下。

③ 斛：原文作“解”，误，据文义当作“斛”。

冰翳内障

此冰翳者，如冰雪之状白，其翳中颇有裂痕，阴看略大，阳看略小，无呕吐，无头痛。此翳由肝脏积热，久久成内障，其翳如冰，瞳仁渐大。治法：用地字金针，从翳上依法运针盖谅，此翳多片片下来，不成囧[①]□，一盖一清，如此之状，不用收针，运法停久七日，解封之后，宜服退翳丸百日，光明如旧。若有头疼、鼻頞骨疼，或因呕吐起因，其翳亦如冰雪之状，阴看不大，阳看不小，如此之状，翳不可拨，纵拨不能得下。宜服通肝散、凉肝散、退翳丸。

通肝散

白芍　柴胡　黄芩　细辛　草决明　龙胆草　蔓荆子　青葙子　木贼　蒺藜　防风　玄参

上以白水煎，食后服。

凉肝散

当归　赤芍　龙胆草　羌活　细辛　玄参　草决明　防风　荆芥　薄荷　川芎　青葙子　蒺藜　木贼

白水煎，食后温服。

退翳丸

青葙子　蒺藜　木贼　谷精草　草决明　蝉蜕　密蒙花　牛蒡子　龙胆草　防风　归须　赤芍各一两　夏枯草　陈皮各七钱　夜明砂五钱　犀角二钱　石决明一两

上研细末，炼蜜为丸，如梧子大，每服三十丸，不拘时候，酒送下。

滑翳内障

此滑翳者，其翳如水银珠子光莹，不大不小，阴看云膜则大，阳看云膜则小。初患不痒不痛，先病一目，后乃相牵，渐渐失明。盖因脑脂流下，肝风上冲，则致是疾。治法：宜用地字金针，从翳上缓缓盖下，此翳最滑，

① 囧：原文作“囧”，同“囧”。辽代释行均《龙龛手鉴》卷一“第三十七”部“囧”条：“居永反，光也。”其上“囧”条谓其为“囧”之俗字。明代陈士元《古俗字略》卷三“二十三梗”韵“囧”条：“俱永切，光也。”又谓“囧”“囧”俱“囧”之俗字。据上“片片下来”句及前后文义，“不成囧□”谓金针拨下之翳乃不完整者，“囧□”为“完整、完全”之义，其“囫囵”之误乎？

其针须按翳上，中间若偏外，其翳滚外，起若如此滚，须令患者睡良久，与之茶汤，或能饮酒者，与之三四盏无妨，以壮其胆，然后再进针，收之即下者，停针须良久，随依方服药，再不浮起，多有次日再浮者，开封亦再可收下，三日不宜针。宜服密蒙花散、还精丸。

密蒙花散　还精丸　方共载前“涩翳内障”条

散翳内障

此散翳者，翳膜类脓疥疮形状，有重皮包着，内有浆水似脓，或如清鼻涕。初起因肝经积热，风毒上攻，久而生翳，渐渐失明。治法：宜用天字金针，依诀而进，从上拨下，缓缓然，其膜将离瞳仁，针势若紧，其翳颇有白浆水流下，一半流出金井外，水轮内流眼通白，如此之状，以膏封，令仰睡五七日将养，其浆水还复流入金井内，其眼渐渐光明。宜服四物汤、洗肝散、还精丸、坠翳丸。

四物汤

当归　川芎　白芍　熟地黄　加玄参、谷精草、茺蔚子、生地黄、桑白皮

上清水煎，食后服。

洗肝散

当归　羌活　薄荷　栀仁　大黄　防风　甘草　川芎　加胆草、生地黄

上研为末，每服二钱，白汤调服或煎服。

还精丸　方载前“涩翳内障”条

坠翳丸　方载“浮翳内障”条下

横翳内障

横开翳者，何也？因肝、肾二经受风热毒攻，以致瞳仁渐渐生翳膜，青白色，只一重似纸厚，托在黄仁金井内，金井外无团遍之状，最难动针，针向内则取不着，针向外恐伤黄仁，须天字金针，从上谅下，平平针势，似以水上盖浮萍之状，亦用物碗面横收一重油纸之类是也，此翳开锋多开近些，方得法也。宜柴胡复明汤、省风汤、治眼丸、还精丸、去翳膜丸。

柴胡复明汤

柴胡　黄芩　羌活　独活　白芍　桔梗　川芎　白芷　白茯　苍术米泔水浸　五味子　蔓荆子　甘草　藁本

各等分，清水煎，食后服。

省风汤　方载前“沉翳内障”条

治睛散

当归　白术　白芍　羌活　赤芍　菊花　密蒙花　栀子

白水煎，起碗加蜜少许和服。

还精[1]丸　方载前“涩翳内障”条

去翳膜丸

兔子屎焙干为末，炼蜜为丸，如梧子大，每服二三十丸，米饮下。

偃月翳内障

偃月翳者，此症为肝肾俱劳，致生翳障如偃月白色，不能辨物，恰似初九、初十夜月，半现半埋。其翳上一半向里生，下一半向外生，带[2]黄仁。如此之症，仰看高可见些物，若低头看全不见，阴看大，阳看小。治法：宜用地字金针，一拨就下。停针良久，出针，其翳又浮上，何也？上半边不粘黄仁，下半边粘黄仁不脱，须有颠倒针法，从下拨上，将下也，拨离黄仁，方运针法，依口诀，方可成功。宜服补肝散、修肝散、补肾丸。

补肝散　方载前“圆翳内障”条

修肝散

当归　甘草少　防风　连翘　薄荷　栀子　黄芩　大黄　草决明　蔓荆子　细辛　白芍

上研细末，每服三钱，食后加蜜少许调下，日进三服。

补肾丸　方载前“圆翳内障”条

① 精：原文作“睛”，据前文“涩翳内障”条及本症“宜柴胡复明汤、省风汤、治眼丸、还精丸、去翳膜丸”句，当作“精”。

② 带：犹言粘连。

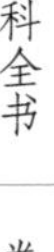

大云翳内障

大云翳者，不痒不痛，渐渐昏蒙，乃七情所伤，肝、肾二经，郁结不散，致成是疾。其翳似小龙眼核大，阴看满眼全然是大，阳看略小，此翳最健有力。宜用天字金针，开其头，针法从上拨下，须离瞳仁，停十分久，方可取针出，不可急而不久，恐又浮起；若浮上，须令他睡倒良久，或睡一时之久，又可进针，缓缓收下。此翳年老之人无妨，可拨；若后生年壮气旺，其翳带白，终难下手，须斋三五个月，然后可动针。宜服冲和养胃汤、补肝散、还精丸。

冲和养胃汤

当归　白茯　柴胡　五味子　白芍　黄芪[①]　羌活　甘草炙　防风　人参　白术　升麻　干葛　干姜

上白水三盏煎至二盏，再入黄连、黄芩，复煎至一盏，食后稍热服。

补肝丸　方载前“圆翳内障”条

还精丸　方载前“涩翳内障”条

小云翳内障

小云翳者，十分小也。此翳多生肥壮之人，或思虑过多，或灯窗勤劳，致伤肝、肾二经，动发之际，不痒不痛，或时昏暗，或见黑花，以成是疾。虽则翳小，其实顽健，何也？非翳小也，乃肝实血旺，金井锁紧，其翳亦随而小。宜用天字金针，从上拨下，缓缓用针，此膜四围粘黄仁，若扯得紧，扯伤黄仁血出，虽翳收，血灌瞳仁，则有些痛，一时不明，须服退血散之药，渐渐澄清，终久光明。切忌口及房事等。宜服密蒙花散、还精丸、坠血丸。

密蒙花散　方载前“涩翳内障”条

还精丸　方载前“涩翳内障”条

坠血丸

归尾　赤芍　生地　牛膝　蒺藜　石决明　五味子　川芎　知母　细

① 芪：原文作“芪”，误，当为“芪”。

辛　香附　红花

上研细末，炼蜜为丸，如梧子大，每服四十丸，白汤送下。

枣花翳内障

枣花翳者，此症头旋脑热，痛痒不休，眼前常见黄黑二花，眼中有翳，参差如枣花。先起之时，瞳仁之间，金井内水中，先有一点碎碎妆[①]成，经二三年间凝结，方成内障，如枣花形状，四围如锯齿。宜用天字金针，从上拨下，多的能碎，屑屑而下，一盖一清，其翳不片段，须拨三五下金针无妨，一时虽见，蒙蒙然若烟雾，视物不真，随服汤、散、丸药，光明复旧。宜服羚羊角散、凉膈散、枸杞菟丝汤、还精丸。

羚羊角饮

羚羊角　防风　人参　知母　白茯　玄参　桔梗各五钱　细辛　车前子　黄芩各二钱　枸杞子　熟地

上研为末，每服五钱，水煎服。

凉膈散

黄芩　栀子　薄荷　甘草　连翘　大黄　黄连　黄柏　朴硝此一味前一帖用，后勿用

上研为末，每服三钱，白汤调，食远服。

枸杞菟丝汤

枸杞子　菟丝子　覆盆子　青葙子　熟地黄　防风　薄荷　玄参　密蒙花　当归　石决明　龙胆草

上水煎，磨石蟹起碗，食后服。

还精丸　方载前“涩翳内障”条

惊振内障

惊振内障者，或因被人打着，或撞着，或从高处跌下低处，致而昏暗，二三年间，一如内障形状，阴看能大，阳看能小，不辨三光。宜用天字金针，从上拨下，立见光明。又有此症，或后生人，患云翳小小，阴看不大，

① 妆：装饰。先有一点碎碎妆成，谓翳初起之时犹如零星碎点装饰之模样。

阳看不小，不见三光，如此之状，切不可拨也。宜服归花汤、当归活血汤、还精丸。

归花汤

当归　密蒙花　黄连　熟地　楮实子　覆盆子　枸杞子　玄参　连翘　石斛草　防风　陈皮　白芍

上清水煎，食后服。

当归活血汤

归须　黄芪　没药　川芎　苍术　熟地　生地　赤芍　蒺藜　红花　香附　牛膝

上等分为细末，清水煎，食后温服。

还精丸　方载前“涩翳内障”条

青风内障

青风内障者，无乃五风变五色，不离头痛而起，亦因酒色过度，内伤肾气，不痒不痛，渐失其明，眼目俱不伤损，故无所见，日积月累，瞳仁开大，渐渐变青色。惟初患之时，依方服药，若神气散尽，不见三光，更无治法。宜服羚羊角汤、归杞汤、十一味还精丸。

羚羊角汤

羚羊角　人参各一钱　玄[1]参　地骨皮　车前子隔纸炒　羌活各五钱　加当归、龙胆草各四钱

上研粗末，每服二钱，水煎，食后服。

归杞汤

当归　枸杞子　楮实子　覆盆子　石斛草　密蒙花　熟地黄　黄连　防风　玄参　连翘　白芍　陈皮

上白水煎，食后服。

十一味还精丸

川芎　白术　防风　木贼　羌活　甘草　蒺藜　密蒙花　青葙子　菟丝子　当归

① 玄：原脱，据《普济方》《医学纲目》《审视瑶函》等书校补。

上研细末，米糊为丸，如梧子大，每服四十丸，日服三次，茶送下。

乌风内障

乌风者，五风变也，此症不痒不痛，其瞳仁不开大，渐渐昏沉，又无翳障，是由气涩使然，瞳仁如黑墨形状。当此之时，急宜服药，若经二三年间，结成翳，青白色，阴看不大，阳看不小，至此之极，不可针拨，亦不可药服，痼疾成矣，虽有良医，不能为也。宜服益肝散、还阴救苦汤、滋肾丸。

益肝散

当归　川芎　白芍　半夏　柴胡　草决明　黄芩　甘草　蒺藜　龙胆草　楮实子

上清水煎，食后服。

还阴救苦汤

归须　黄连　黄芩　黄柏各七钱　细辛二钱　藁本酒洗，四钱　升麻　苍术　甘草　知母　川芎　防风　羌活　桔梗　龙胆草　连翘　生地各五分

各研为末，每服六钱，清水煎，食后服。

滋肾丸

当归　熟地　枸杞　白术　白芍　白茯　牛膝　胆草　覆盆子　肉苁蓉　川芎　玄参各一两　菟丝子酒煮，两半　苍术浸米泔　防己　厚朴　远志　黄柏　知母　青葙子　石决明　蒺藜各七分　香附　密蒙花　磁石炼，醋淬　砂仁各五钱　甘草四钱　人参三钱

上研细末，炼蜜为丸，如梧子大，每服三五十丸，盐汤下，或酒下。

绿风内障

绿风者，乃五风变化之症，因肝气热极，虚劳所致，亦且肾水不滋，肝气日[1]损，日久则变为昏。初时，但觉头额、鼻颊诸处疼极，夜见有花，红黑不定，先患一眼，此乃相牵俱患。此症惟初患之时，宜服羚羊角饮、还精丸之类是也，倘至丧明，瞳仁变绿，不见三光，终无治法，不用服药，

[1] 日：原文作“目”，误；据下“日久”句及前后文义，当作“日”。

不须针拨。然妇人多患是症，何也？心主血，肝纳血，妇人以血为主，血衰不荣于肝，致肝胆热极，变成绿风，难矣。宜服羚羊角散、羚羊角饮、还精丸。

羚羊角散

羚羊角　防风　川芎　羌活　菊花　半夏

上研为末，每服二钱，荆芥汤调下。

羚羊角饮　方载前“枣花内障”条

还精丸　方载前“涩翳内障”条

黑风内障

黑风者，五风变也。初发时，头旋脑痛，眼涩生花，往来昏黑。盖因房事不节，肝脏虚劳，致使头脑诸部骨节皆疼，瞳仁开大，因之失明。当此之时，切宜依方服药救治，若神耗散尽，总为不治之症。宜服密蒙花散、镇肝丸、地黄丸。

密蒙花散　方载前“涩翳内障”条

镇肝丸　方载前“沉翳内障”条

地黄丸

熟地二两　当归　赤芍　藁本　石斛草　夏枯草　楮实子　青葙子　蔓荆子　草决明　白芍　龙胆草　黄芩各一两　远志去心　黄芪各五两

上研细末，炼蜜为丸，如梧子大，每服三十丸，食后日进三服。

肝虚目暗内障

肝虚目暗者，此乃劳力之人多受是疾，或寻思家事，夜卧不安，或酒色过度，或梦遗精，夜观细字，致损肝、肾二经，急宜依方服散丸，若至丧明，则无治法。宜服菊花补肝散、人参散、修肝散、还精丸[①]。

菊花补肝散

甘菊　熟地　白芍　白茯　细辛　防风　柴胡　甘草　柏子仁

上等分，半水半酒煎，食后服。

① 还精丸：原脱，据此条下所配药方补。

人参散 方载前“涩翳内障”条

修肝散 方载前“偃月内障”条

还精丸 方载前“涩翳内障”条

雷头风内障

雷头风者，大抵肝风热毒上冲于脑及面目，头项俱肿。初，头痛如雷，痛难忍，或吐或恶心，故曰“雷头风”。久而毒气入目，当此之际，如若致失明，不见三光，瞳仁渐大，如黄蜡色，日夜如一般同，素无治法。男子少得，妇人多受是疾。宜服泻肝散、蕲艾汤、石膏散。

泻肝散

知母　黄芩　桔梗　大黄　朴硝　乌豆四十九个

上研为末，每服四钱，白水煎，食后服。

蕲艾汤

蕲艾　薄荷　菊花各三钱　细辛五钱　南星　全蝎各一钱半分　麝香一分起碗

上白水煎，食后服。

石膏散

石膏五钱　麻黄一两　干姜七钱五分　何首乌五钱

上研为末，每服二钱，白水煎，食后服。

金星翳内障

金星翳者，类金色，皆因大病后或极头痛起因，须与内障内同列，阴看能大，阳看能小，虽见三光，最难拨也。此症十个之中，纵有一二能光，翳最坚牢。又有一症，瞳仁锁紧，其翳如秤星莹莹金，切不可动针，一动针，黄血来混杂，似水流入金井中，清浊不分，永为痼疾矣。宜服拨云散、试效丸。

拨云散

黄连　黄芩　川芎　白芍　菊花　草决明　麦门冬　甘草

上清水煎，食后服。

试效丸

当归身　生地黄　茺蔚子炒　黄柏盐水炒　柴胡各五钱　熟地八钱　赤芍一

两二钱　川芎　防风　知母盐水炒　羌活各三钱　牡丹皮　寒水石　丹参各二钱　香附童便入盐煮熟，去皮毛，一钱

上研为末，炼蜜为丸，如梧子大，每服五十丸，白汤下，随以食物压之。

高风雀目内障

高风雀目者，乃肝中积热，肾水衰不能制伏肝火，肝火壅盛，致伤于目，黄昏见物，至点灯全不见物，渐渐昏蒙，视物惟见直上之物。依方服药外，又可用夜明砂蘸白猪婆肝，空心食之；或羊肝连胆煮，露一宿，切薄，空心蘸夜明砂食之亦可。此症初患时，若不谙调理，延至日久，变为青盲，终为不治之症。宜服清肝散、光明夜灵散、夜明散、羊肝丸。

清肝散　方载前“沉翳内障”条

光明夜灵散

石决明炼又煮　夜明砂研烂，各二钱　猪肝一两，生用

上药二味和匀，以竹刀切猪肝作两片，将药铺肝上，合定，以麻线缚束，勿令药出外，用米泔水一大碗，入磁罐内煮肝，泔水煮干至一小半，临卧连肝并汁同食之，立效。

夜明散

夜明砂　谷精草　木贼　蝉蜕　蚌粉各一两

上研细末，以猪肝切开，卷掺药末在内，放锅内煮熟，细嚼下效。

羊肝丸

当归酒洗　赤芍　白芍　苍术浸米泔　香附四制　玄参　牛膝　菟丝子酒煮　熟地酒蒸　白茯　柴胡　黄芩各一两　草决明　蔓荆子　茯神　知母　黄柏各七钱　龙胆草　青葙子　枸杞子　石决明煅　麦门冬去心，各半钱

用羊肝为末，炼蜜为丸，梧子大，每服三十丸，温汤下。

肝虚鸡盲内障

肝虚鸡盲者，乃肝之虚也。鸡盲与雀目不同，至酉时黄昏则不见物，至点灯时又见物；雀目者，黄昏见物，点灯时全不见物，故此分为两症。鸡盲者，惟视直下之物；雀目者，惟视直上之物。能视上者，宜补肝散；

能视下者，宜车肝散。鸡盲之症，亦宜白猪婆肝空心蘸夜明砂食之，或用老米煮鸭肝粥，频频食之。宜服补肝散、车肝散。

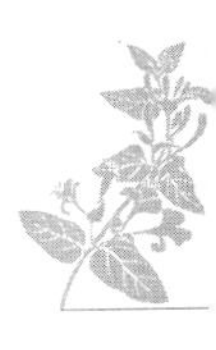

补肝散

大黄酒蒸，久晒　川芎　菊花　防风　大力子炒　荆芥　玄参　蒺藜　细辛　黄芩　栀子　木贼　甘草　草决明炒　苍术　蔓荆子

上为细末，每服二钱，临卧饮汤调或酒调下。

车肝散

细辛　黄芩　防风　茺蔚子　木贼　大黄　车前子

上为末，乌豆七粒同煎，食后服。

白翳黄心内障

白翳黄心者，由劳伤太过，肝胆风热，虚火上攻，有时昏蒙，不能辨物，翳形如梅片，白似银，惟黄一点黑中。初起之时，瞳仁中间先有一点如粟米大，日夕团团[①]，渐渐凑成内障，此翳须二三年间，方可拨得下；若年近恐拨散，不成片而下。此症易识，中间分明一点厚些，四围不共一色而薄也。宜服密蒙花散、坠翳丸。

密蒙花散　方载前“涩翳内障”条

坠翳丸

青葙子　草决明炒　玄参　细辛　防风　赤芍各七钱　车前子　谷精草　熟地黄　密蒙花　龙胆草　黄芩各八钱　白蒺藜炒，去刺　木贼　蝉蜕各五钱，去足　石决明煅，五钱

上研细末，炼蜜为丸，如梧子大，每服三十丸，食后滚汤下或酒下。

黑花翳内障

黑花翳者，此症头旋脑热，眼黑生花，肝胆积热，风上冲脑，凝成翳，如烟色，如锅煤、百草霜[②]之状，隐隐深沉在水之中，不能视物，先患一眼，后乃相牵俱暗。此症多是思虑性躁之人有之，虽少，此症须经三五年

① 团团：谓瞳仁中如粟米大之点不断团聚簇集之貌。

② 锅煤百草霜：指锅底灰及烟囱内之烟灰。明代李时珍《本草纲目》卷七“土”部“百草霜”条云：“灶突墨、灶额墨，此乃灶额及烟炉中墨烟也，其质轻细，故谓之霜。”清代黄宫绣《本草求真·总义》卷五“温血”之“百草霜”条云：“百草霜，即灶突上烟煤及釜里锅煤也，因烧杂草，故名。”

间，不辨三光，阴看能大，阳看能小。依法须用天字金针，从上拨下，其翳连仁，扯得长，黑翳方离瞳仁，瞳仁渐渐回圆，停针良久，方可出针，眼光明矣。宜服治眼散、凉胆丸。

治眼散

当归　白术　白芍　羌活　菊花　赤芍　密蒙花　栀子

上水煎，起碗加冬蜜少许，和服。

凉胆丸

黄连　黄柏　黄芩　防风　荆芥　芦荟　龙胆草　柴胡　地茄子

上研细末，炼蜜为丸，如梧子大，每服三十丸，清茶送下。

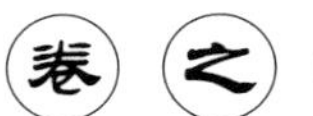

卷之四

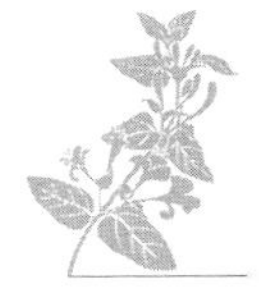

大眦赤脉穿睛外障

赤脉穿睛之症起于大眦者，心之实热也，此心邪之侵肝也。心属火，主血；肝属木，主筋，筋得血灌引，渐至黑睛，慢掩瞳仁，甚则看物如隔纸绢，大抵三焦相火炎上。或劳神心事太过，或夜观书史，或能饮酒，或好食五辛、诸热物，皆致生是疾。治法：宜泻火退热，有老少不同之治。日积月累筋脉大者，用小锋针逐个抽断，毒血流出，赤脉断矣；若是乍发赤脉，不用抽法，只点以清凉丹药，服以四顺散、八正散、当归散、导赤散。

四顺散

当归　大黄　甘草　赤芍各等分

上研为末，白水煎，食后服。

八正散

萹蓄　瞿麦　栀子　大黄　木通　滑石　车前子　甘草

上等分，加竹叶、灯心、葱头同煎，食后服。

当归散

人参　桔梗　白茯　玄参　黄芩　羚羊角　大黄

白水煎，食后服。

导赤散

生地黄　栀子　木通　甘草　灯心　淡竹根

上白水煎，食后服。

小眦赤脉附睛外障

小眦赤脉附睛者，心之虚也，与大眦不同，故分两症治之。大眦赤者，心之实也；小眦赤者，心之虚也。心者，五脏六腑之宗，且属南方，候象火德，又属五行生旺，火生土，火乃土之母，脾土实则心火虚矣。治法：先泻其脾之实，后补其心之虚。多因夜勤灯火，劳伤心经，致心气虚弱，血运不行，积在小眦不散，宜补心之剂服之。因大眦与小眦之症殊，故因引此二者以为后学者识焉。此症宜点药，不宜抽剪，宜服加减大黄当归散、泻脾散、九仙饮、补虚人参茯苓丸。

加减大黄当归散

大黄　当归　甘草　人参　白茯　黄芪　麦门冬　知母　桔梗　黄芩　连翘

白水煎，食后服。

泻脾散　方载后“鸡冠蚬肉外障”条

九仙饮

当归　川芎　赤芍　黄芩　甘草　荆芥　菊花　白芷　木通

白水煎，食后服。

补虚人参茯苓丸

人参　白茯　远志　白僵蚕　甘草　白附　续断

上研细末，炼蜜为丸，如弹子大，每服一丸，细嚼，桔梗汤下。

胬肉攀睛外障

胬肉攀睛者，与大眦赤脉同。然此症脾胃热毒，心、肺二经火邪冲目，致有内眦肉息[①]，渐起攀睛，久而不退。盖脾为仓廪之官，肌肉之府，脾受肝邪，多是七情郁结之人，或夜寻思家事无歇，或饮酒乐欲，致使三焦壅热，或肥壮之人血滞于大眦，胬肉发端之时多痒，因用手擦摩胬肉，渐渐生侵黑睛。日积月累者为实，乍发乍起者为虚。治法：实者以小针为钩，钩起胬肉剪断些，宽三五日剪根痕收满，方可用药吹点，余翳渐渐消，须避风、忌口斋戒；若乍发者，不宜钩剪，只宜服药，点以淡丹药。宜服栀子胜奇汤、龙胆草散、冷风汤、三黄丸。

栀子胜奇汤

栀子　石膏　草决明　防风　荆芥穗　木贼　蒺藜　蝉蜕　羌活　黄芩　蔓荆子　谷精草　密蒙花　菊花　甘草

上研为细末，每服二钱，临卧时热茶调下。

① 肉息：犹息肉，此言眦内所生之赘肉。东汉许慎《说文解字》第四下“肉”部“腥”条云：“星见食豕，令肉中生小息肉也。”段玉裁注云：“息，当作瘜。疒部曰，瘜，寄肉也。”

龙胆草散

龙胆草　甘草　木贼　草决明　菊花各一两　川芎　香附各二两

上研细末，每服二钱，麦门冬、薄荷煎汤，加砂糖一匙同调，临卧服。

冷风汤

防风　黄芪　茺蔚子　桔梗　五味子　细辛　大黄

白水煎，食后服。

三黄丸

黄连　黄芩　大黄各九分

上研为细末，炼蜜为丸，如梧子大，每服三十丸，滚汤下。

鸡冠蚬肉外障

鸡冠蚬肉者，心之热、酒之毒也，脾胃壅滞，肝脏积热，肉翳渐渐而长，黑睛发来高大，形似鸡冠蚬肉，壅蔽大眦，皆因相、胃火郁结，致生红肉，碜涩泪出。治法：初发之时，用小锋针针破，使恶血流出，以输其肉，二三日，又针一次；又法可剪竹叶作卷小筒，弹进鼻孔内，放出血，或用小针亦可，右眼[①]右孔，左眼左孔；或用三黄丸或朴硝丸，如弹子大，夜含化一丸，以沃上焦之火，正为扬汤止沸，莫若去薪。发久肉翳者，可烙三五度，其效甚速，烙可用软皮剪孔，湿按眼眶烙，则不伤四眦；此肉有虚有实，若虚切不可剪，剪则血流汪汪，变为甚害，或壅为桃李之状，难治矣。剂宜服泻脾散、抽风汤。

泻脾散

归须　赤芍　石膏　黄柏　黄连　草决明　苍术　枳壳　柴胡　香附　大黄　朴硝

上水煎一二沸，再加硝黄同煎，半饥服。

抽风汤

防风一两　桔梗　大黄　细辛　黄芩　玄参　车前子各一两五钱　朴硝一两

上为末，每服四钱，水煎服。

① 右眼：原文脱，据上下文义补。

三黄丸

黄连　黄芩　大黄等分　加黄柏、知母俱用盐水炒

两睑粘睛外障

两睑粘睛者，脾胃风虚冷弱，邪气聚于睑，以致胞睑风赤湿烂，肝膈虚热，眵粘四眦，夜睡，上下胞睑胶凝粘紧，血滞不散，久则渐生翳膜。治法：宜用阴一阳三丹药吹点，若发年久，眼皮渐长，虽不是拳毛倒睫，亦可夹些眼皮，使露黑睛，消散血气敛积，有瘀血，可劆可洗。烂痒者，洗以碧天丹；每日清晨，用桑白皮煎汤入盐熏洗，或大寒后不落之桑叶，名为铁扇子，煎洗乃妙，或菊花、菊叶煎汤洗亦可。此乃发歇年久有此症，初发无此症矣。宜省风汤、消风桑白散、乌犀角丸。

省风汤　方载“沉翳内障”条下

消风桑白汤

桑白皮　防风　荆芥　前胡　升麻　僵蚕　蔓荆子　川芎　蝉蜕　羌活　薄荷

上白水煎，食后服。

犀角丸

犀角　桑螵蛸　白菊花　赤芍　玄参　人参　山药　羌活各二两

上为末，炼蜜为丸，如梧子大，每服二十丸，滚汤送下。

胞肉胶凝外障

胞肉胶凝者，与两睑凝睛同治，法亦颇同之，然前症睑之病，此症胞之病。睑热则眵粘，病之浅；胞热则胶凝，病之深，须分作两症治之。脾胃壅热肝膈，风充胞睑内，矗肉壅起烂湿，眵粘胶凝，气血壅滞，不能疏散，积之年久，黑睛生翳，蒙昧不明，羞明怕日。治法：用阴二阳四清凉丹吹点，有瘀血，可劆洗以桑白皮、铁扇子、白菊花、当归、防风、荆芥、木贼、薄荷、盐花之类。胞肉积久，坚硬厚实，翻转烙[①]二三度而实肉自可消。宜服细辛汤、除风汤、三黄丸。

① 烙：原文脱，今据前“鸡冠蚬肉外障”条相关文句校补。

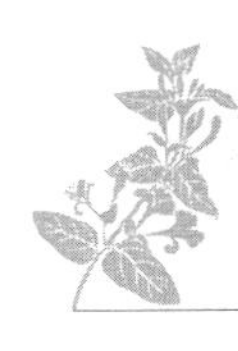

细辛汤

细辛　防风　人参　白茯苓　五味子　车前子　玄参各一两　地骨皮　黄芩　泽泻各一两半　甘草五钱

上用白水煎，食后服。

除风汤

防风　细辛　桔梗　茺蔚子　黄芩　大黄　五味子　薄荷　石膏　黄柏　草决明

上水煎，食后服。

三黄丸　方载前“胬肉攀睛”条下

胞肉生疮外障

胞肉生疮者，与胞肉胶凝、睑生风粟、两睑粘睛之症大同小异，此皆上胞下睑症也。然中间分析，治法各有轻重深浅、劆洗针烙不同。胞肉生疮者，大抵脾胃毒热，胞肉疙瘩；或风粟受而为疮者，血热化脓腐烂腥臊，汁流脓浸溃，黑睛生翳，眼如朱砂颜色。此症虽少，不可不知。治法：用阴二阳十丹药吹点，日用桑白皮煎汤，入枯矾、盐花，翻转眼皮，以鸭翎刷洗有疮处，以血竭、乳香、没香、轻粉、陀僧为末厌之，或有疮处，烙二三下无妨。宜服泻脾汤、清和散、坠肝丸。

泻脾汤　方载“鸡冠蚬肉”条下

清和汤

连翘　防风　荆芥　薄荷　苦参　玄参　升麻　秦艽　瓜蒌根

上加灯心同煎，食后服。

坠肝丸

五味子　石决明　车前子　知母　泽泻　山药各一两　防风一两五钱　龙胆草　青葙子　柴胡　黄芩　草决明　白芍　蔓荆子

上为末，炼蜜为丸，如梧子大，每服三四十丸，清茶送下。

睑生风粟外障

睑生风粟者，睑间积血年久，致生风粟，与眵粘症同，然睑眵粘睛无风粟也，故此分睑生风粟又作一症。盖胞者，上胞；睑者，下睑也。脾胃壅热，致令胞睑之间渐成风粟，如麻、如米，甚如杨梅之状，摩擦瞳仁，黑睛有翳，久久渐昏，流泪不止。治法：翻转睑皮，以风粟逐个用锋针密密针三五度，亦烙之更妙；黑睛有翳者，用阴三阳五丹药吹点，三二夜吹一次，忌口，动风动血之物不宜食。宜服除风汤、退热饮、败毒散。

除风汤

羚羊角　山犀角　防风　知母　黄芩　玄参　荆芥　桔梗　大黄　朴硝　黄连

上为末，用水煎服。

退热饮

五味子　黄连　黄芩　车前子　栀子　石膏　连翘　龙胆草　玄参　防风　黄柏　地骨皮　茺蔚子

上水煎，食后服。

败毒散

大黄　荆芥　牛蒡子　蔓荆子　甘草

上用水煎服。

天行赤眼外障

天行赤眼者，谓天气流行毒气能传染于人，一人害眼，传于一家，不拘大小，皆传一遍，是谓天行赤眼。肿痛沙涩难开，或三五日而愈者，此一候之气，其病安矣。治法：此症不宜劆洗，只用五七岁童子小便煎黄连，露一宿，温洗，日进五遍，以解恶毒之气，更用胡宣二连，明矾、雄黄研细，调姜汁，点二眦，通其恶泪，其痛立止，或酒调散、酒煎散服二三帖无妨。此症只气候瘴毒之染，虽痛之重，终无伤于黑睛瞳仁也。宜服泻肝散、八正散，洗宜洗眼散。

泻肝散

黄连　黄芩　栀子　赤芍　甘菊　木贼　龙胆草　防风　葶苈子　升麻　甘草　陈皮　大黄　朴硝

上水煎，食后服。

八正散　方载前“大眦赤脉穿睛”条下

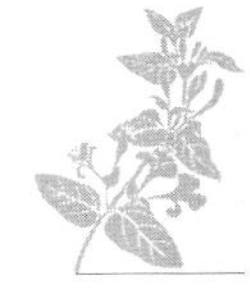

洗眼散

冬青叶　侧柏叶　甘草　细辛　黄芩　防风　荆芥　薄荷

上一帖一两，煎浓熏洗，日洗三次。

大患后生翳外障

大患后生翳者，与天行赤眼实同一症也。何分两症治之？盖天行赤眼只一候，或五七日愈矣，症虽同，无生翳之患；若大患后生翳者，初时陡然而起，肿痛发来甚重，沙涩难忍，憎寒发热，坐卧不安，或通夜行至达旦，羞明怕日，泪出如汤，鼻涕溏流，两眼肿起如桃，日夜呻吟，饮食无味，二七不愈，遂生白翳如黄脓疥疮，占在风轮，其脑牵痛。治法：须用胡宣二连药，照前研细，调姜汁点，用苦桃叶、侧柏叶、艾叶、柳叶熏洗，服四顺、八正、导赤散。虽治疗痊，亦只昏昧二三个月，方得复旧。失调理者，丧明必矣。

细辛汤

细辛　茺蔚子　玄参　黄芩　桔梗　大黄　车前子

上水煎，食后服。

四顺散　方载前“大眦赤脉传睛”条下

八正散　方并同

暴露赤眼生翳外障

暴露赤眼生翳者，此症与天行赤眼同，但天行赤眼能传染于人，暴露赤眼这患于一人而无传染；天行者虽肿痛而无翳，暴露者肿痛而生翳泪出，故此有别。治法：扣其所因，量其老幼虚实，热则清凉之，结则调顺之，此眼纵有瘀血，切不可劆洗，亦不进补药。宜服酒煎散发散，内加麻黄、苍术，或大黄当归散，疏通血气，点以淡药，洗以黄连、当归、防风、荆芥、菊花、侧柏叶、赤芍、薄荷之类；又宜服泻肺汤、镇肝丸。

当归散　方载前“大眦赤脉穿睛”条下

酒煎散

防风　防己　荆芥　甘草　当归　赤芍　牛蒡子

上为末，每服三四钱，水一盏，酒一盏，同煎，食后温服。

泻肺散

桑白皮　栀子　前胡　桔梗　枳壳　玄参　防风　赤芍　黄芩　蔓荆子　石膏　大黄

水煎，食后服。

镇肝丸

细辛　楮实子　夏枯草　石斛草　人参　石决明　山药　羌活　藁本　五味子　车前子　白茯苓

上为末，炼蜜为丸，如梧子大，每服四十丸，清茶下。

暴风客热外障

暴风客热，此症与暴露赤眼同。暴露者，肝、心二经病也，故赤而痛，致黑睛生翳；暴风客热者，肝、肺二经病也，故白仁生虚翳，四围拥绕，朝伏乌睛，凹入白仁，红翳壅起，痛涩难开，故分别暴露与暴风之症。暴者，乍也，骤也，陡然而起。治法：疏通退热、凉膈泻肝，增减酒调之剂发散风热，俗云“眼热忌酒”，孰知酒能行血，药无酒不能行于头目。此眼不可劆洗，不可点凉药。暴客之障，来之速，去之亦速也，非比五脏六腑蕴积发歇之症同，俗谓“伤寒眼”也。宜服泻肝散、凉膈散、三黄汤。

泻肝散　方载前“天行赤眼外障”条下

凉膈散　方载前“枣花内障”条下

三黄汤

黄连五钱　黄芩一两五钱　大黄酒蒸，晒，二两　加栀子、荆芥、防风各五钱

上为细末，用蜜调，不拘时候服。

疼如神祟外障

疼如神祟者，此因心火积郁，血热为病。好恶不常，久久延患，谓之“邪祟”；旧无根基，或日痛而夜愈，或夜痛而日愈，如艾之灸，如针之刺，忽来忽去，无踪无迹，故号曰“神祟”。世岂有神祟为祸而能害眼？盖由阴阳偏胜，动静气血，攻击使然。亦有信巫之人，因祈禳[①]作福而愈者有之，

① 祈禳（ráng）：谓通过祈祷神明求赐福报以消除灾殃。

孰知病势将除，偶因如此而愈，曰“神祟眼”，非也。治法：痛时只宜葱叶熨之，服酒煎散二三帖止痛，点以时药，洗以归尾、白芷、防风、赤芍、川芎、生地黄，止痛散血可也。宜服酒煎散、羚羊角饮、七宝洗心散。

酒煎散 方载“暴露赤眼外障”条下

羚羊角饮 方载“枣花内障”条下

七宝洗心散

归须 赤芍 大黄酒蒸，久晒 荆芥 栀子 甘草 麻黄

上白水煎，食后服。

痛如针刺外障

痛如针刺者，即是神祟症中如艾之灸、如针之刺，二病同，然此症皆因心脏潜伏毒热，风壅在于膈间，目弦、头痛，眼系常急，夜卧涩痛，泪出难开，时时若针刺相似，久则翳膜蔽睛。急宜服泻心汤、八正散之剂，口噙水，嗅以雄黄，止其头痛，点以时药消散血气，洗以侧柏叶、防风、荆芥、薄荷、黄连、生地黄之类。黑睛有星如钉之钉凹进，痛如针刺者，点以淡药可也。宜服泻心散、八正散、洗心散。

泻心散

大黄 黄芩 桔梗 知母 玄参 防风 马兜铃

上水煎，食后服。

八正散 方载“大眦赤脉传睛外障”条下

洗心散

当归 防风 薄荷 荆芥 麻黄 甘草 赤芍 白术 大黄酒蒸，久晒

上等分为末，每服三钱，食后白汤调下。

伤寒热病后外障

伤寒热病后外障，盖由大病新瘥，热毒未除，余热未尽，形体羸瘦，脏腑未实，气血尚虚，阴阳偏胜未复，纵口多食五辛、油腻煎炒一切之物，诸毒蓄积于内，热邪表出于外，攻冲于眼。眼者，五脏六腑之精华，其症各现于五轮。此症发时，赤肿泪出，痛涩难开，瞳仁阔大，黑花缭绕，不能远视，此血虚也。治法：点以时药，散风活血，当归、地黄、菊花、荆

芥、防风、薄荷之类，不宜劆洗，只宜平补脏腑，损其有余，益其不足，是为治法也。此症切须忌口，毒物皆不可食，忌两三个月方可。宜服泻肝散、决明散、熊胆丸。

泻肝散 方载前"天行赤眼外障"条下

决明散

石决明　羌活　草决明　荆芥　栀子　木通　赤芍　麦门冬　地黄根

上白水煎，饭后服。

熊胆丸

熊胆　车前子　泽泻　细辛　石决明　牛胆　茺蔚子　干地黄　龙胆草

上为末，炼蜜为丸，如梧子大，每服三四十丸，白汤下或酒下。

风牵出睑外障

风牵出睑者，脾胃受风，壅毒在胞睑之间，睑受风而皮紧，脾受风则肉壅，此皮紧肉壅，风牵出睑，泪出汪汪，无分四季，此土陷不能堤水也，积于睑，湿烂之状。治法：先用摩风膏刮散皮外风邪，搽以白蔹膏消散风毒，翻转睑皮，烙三五度无妨。此症一年半载，易治；若年久肉坚，难治。若眼有红筋，贯上黑睛，有翳有膜，吹以丹药；痒烂，洗以碧天丹。此症大抵眼弦[①]之病也；此症，大风癞疾之人，面部所牵，多受是疾，难以调治，故名为"风牵出睑"。宜服黄芪汤及搽白蔹膏。

黄芪汤

黄芪　茺蔚子　人参　白茯苓　地骨皮　大黄　甘草

上白水煎，食后服，忌口。

白蔹膏

白蔹　白芨　白芷　白蔹皮　加石决明、牛蒡子

上等分为末，用牛脂熬，将末入内，同熬成膏，早晚以膏搽于睑胞，屡用有效。

① 弦：原文作"眩"，误；据文义当作"弦"，眼弦即眼睑边缘。

风牵㖞斜外障

风牵㖞斜者，虽与风牵出睑同，然㖞斜者脾胃虚，房事不节，脾胃有毒，夜不安，亦或醉饱坐卧，当风贪凉，左右忽受风牵㖞斜，眼中赤痒，时时攧动，其眼血丝四起，瞳仁不开大，视物蒙蒙，甚至半身不遂。治法：急用摩风膏摩擦面部，更以割沙具将所患风牵一边手臂通割，或遍身亦可割，一日一遍；用大磁青碗捣碎入磁石多寡搜面糊为饼，烘热贴面，对鼻一边，左㖞贴右，右㖞贴左，贴至扯口眼端正，其药取起；又可灸颊车、耳门穴，开口取之，太阳、人中、承浆，㖞左灸右，㖞右灸左，近患易治，若患经年难治。宜服羚羊角饮及攻风败毒散，又擦摩风膏。

羚羊角饮 方载前“枣花内障”条下

攻风败毒散

藁本 芫花 羌活 防风 川乌 草乌 山乌豆 骨碎补

上白水煎，食后服。

摩风膏

当归 川芎 白芷 防风 细辛 香附 木香 赤芍 肉桂 骨碎补 没药

上用猪脂、牛脂或鹅脂入黄蜡熬膏用。

被物撞破外障

被物撞破者，并无所患，病有所因者三，此外因也，全然无事，误被撞破，或打着，或磕着，或跌着，伤损胞睑，积血紫青。撞破白仁，伤其硬壳，此不能为害。惟撞破黄仁风轮，血灌瞳仁，与水轮混杂为害，控[①]痛恶肿，忍涩难开。治法：服以酒调散，熨以葱艾，或捣烂生地黄作饼，烘热贴之，一日一换，以散其血；如无生地黄，可用芙蓉根，割去带泥粗皮，用白皮捣烂，烘热贴之亦可；若眼眶青黑，捣萝卜。宜将息避风，忌口动风动血之物，及诸般血肉莫吃。新撞易治，若久撞血滞不散、无疼痛，则

① 控：引也；控痛，谓黄仁风轮与瞳仁水轮相互牵引而痛。东汉许慎《说文解字》第十二上“手”部“控”条云：“引也。”《素问·气穴论》云：“背与心相控而痛。”清代张志聪《黄帝内经素问集注》卷七注曰：“控，引也。背与心相控而痛者，阴阳相引而为痛也。”

难治也。宜服除风汤、当归活血散、压热饮子。

除风汤 方载前“睑生风粟外障”条下

当归活血汤

当归 赤芍 川芎 牛膝 紫苏 生地黄 乌豆 蒲黄 桂心 乳香 没药

上白水煎，酒起碗，食后服。

压热饮子

犀角 大黄 知母 白茯 麦门冬 甘草 人参 生地 归须 赤芍 蒺藜 红花 牛膝 香附

上白水煎，饭后服。

撞刺生翳外障

被物撞刺生翳者，与撞破一理，然刺则被竹木签刺，痕伤损血灌溉，遂生血翳，碜涩泪出，红筋满目，此翳外伤，与患生翳不同。患眼者，五脏六腑之毒发出，有根病也；刺伤者，外伤也，与内无预，治法：与前症同，但一七之后，痕变成翳，可用轻丹少吹点，忌淫欲嗔怒，须避风将息。若失调治，溃痛发肿，伤于风轮，血流入井中，清浊相间，酿成大患，致于伤睛，或至瞎，进无治法也。宜服退翳散、茺蔚子散、退热散。

退翳散

人参 玄参 白茯 黄芪 五味子 羌活 细辛 车前子

上白水煎，食后服。

茺蔚子散

茺蔚子 防风 川芎 玄参 桔梗 桑白 知母 藁本 白芷 细辛 如热甚，加硝黄

上白水煎，食后服。

退热饮 方载前“睑生风粟外障”条下

血灌瞳仁外障

血灌瞳仁者，因毒血灌入金井瞳仁水内也，犹如洪水流入井中之状，清浊相混，时时痛涩，红光满目，视物蒙蒙，如隔纱绢看物，若烟雾中。

然先患一眼，后乃相牵俱患。此症有三，肝病血热，日积月累，灌入瞳仁，血凝入水，关乎肝、肾二经病也，此血难退；撞破之血鲜而热，灌之虽甚，退之亦速；又有开金针失手，拨着黄仁，亦有血灌瞳仁。举此三症，治法颇同。宜服大黄当归散、没药散、坠血明目丸，前被物撞破及撞刺生翳并血灌瞳仁，皆可服此三药，其效甚大；或生地黄、芙蓉根捣烂，烘热帖，三症通可用；或葱艾熨法，俱可用。医理可方可圆，不可拘。宜服大黄当归散、麦门冬汤、没药散、坠血明目丸。

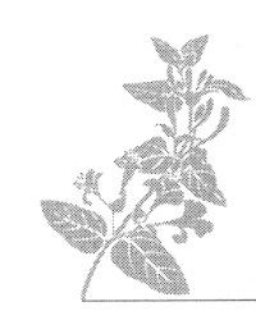

大黄当归散

当归　川芎各一两　大黄　黄芩　赤芍　杏仁各五钱

上为末，每服三钱，加薄荷七叶同煎，空心温服。

麦门冬汤

麦门冬去心　细辛　枯芩酒洗　桔梗　玄参各八分　大黄　朴硝各五分

上水煎，朴硝化清，食后温服。

没药散

没药　血竭　大黄　朴硝

上为末，茶调或酒亦可。

坠血明目散

石决明　川芎　五味子　知母　山药　细辛　人参　归须　赤芍　生地　牛膝　蒺藜

上为末，炼蜜为丸，如梧子大，每服四十丸，酒下。

黑翳如珠外障

黑翳如珠者，肝肾俱劳，七情郁结之人，毒气攻冲，热极泪出，难开疼痛，甚至水轮突起，黑翳如豆如珠，大小不定，撑起眼胞，碜涩碍人，眼睛难以运动，寝食不安，先患一眼，后乃相牵俱损。治法：用小锋针，逐个横穿，破其黑翳，中有恶水，流出即平，势若拾芥，瞬息安痊，眼即能开。设若不谙此疗，服凉剂，点药凉，安能取效？小儿如此患者，多是疳眼，其翳起来突，或如小香菇之状，不宜针，其治法载在后“小儿疳伤眼外障”条下。若前论针破翳根处，宜用淡丹药吹点，消磨翳根。宜服羚羊角饮、酒调洗肝散、补肾丸。

羚羊角饮 方载前“枣花内障”条下

酒调洗肝散

桔梗 玄参 知母 栀子 大黄 朴硝

上为末，每服二钱，温老酒调下。

补肾丸 方载“偃月翳内障”条下

蟹睛疼痛外障

蟹睛疼痛者，与黑翳同症，起于瞳仁。然黑翳者，肝肾之病，五脏热毒所攻，致令乌睛上黑翳突起如豆如珠。蟹睛者，其翳起，占瞳仁，翳根小而苗大，此乃胆膈之病，膈中壅毒，胆气伏热，赤涩泪出，疼痛难开，怕日羞明，其翳将发，尖高如蟹眼形状。治法同前症，用小锋针针出恶水，流尽即平，吹点以淡丹药，消其翳根，但所服不同前症，宜泻肝补肾之剂服之。宜服泻肝散、退热饮、酒调洗肝散、滋肾丸。

泻肝散 方载前“天行赤眼外障”条下

酒调洗肝散 方载前“黑翳如珠外障”条下

退热饮 方载前“睑生风粟外障”条下

旋螺突起外障

旋螺突起者，热积于肝胆，毒壅于膈间，冲攻睛珠，疼痛中央，瞳仁渐渐变青白色，忽然突起，血丝缠绕，此乃风轮、水轮二家并热，旋起突状如螺尾，遂号“旋螺突症”。治法：宜用阴二阳四丹药吹点，或调鳝鱼血点突处。又方用白凤[①]屎如糠稀的，夜卧时以鸭翎抽搽抹于突处，夜夜如是，以毒攻毒，毒物点去而效验矣。若年久，须用针对瞳仁中央针入半分，放出恶水，此乃取平之效，须用药封保养，避风，忌口，十数日可也。宜服泻肝散、退热饮、搜风汤、补肾丸。

泻肝散 方载前“天行赤眼外障”条下

退热饮 方载前“睑生风粟外障”条下

① 白凤：或即乌骨白鸭。明代李时珍《本草纲目》卷四十七“禽之一”部“水禽类”下“鹜”条释名云：“鸭、舒凫、家凫。”又集解曰：“又有白而乌骨者，药食更佳。”又附方有“白凤膏”，即取“黑嘴白鸭”之血制成，则是白凤即谓白鸭也。

搜风汤

防风　白芷　细辛　羌活　赤芍　茺蔚子　薄荷　五味子　菊花　荆芥　玄参　大黄　朴硝

上白水煎，食后服。

补肾丸　方载前“圆翳内障”条下

突起睛高外障

突起睛高者，险峻利害之症也，比前旋螺突大不侔[①]矣，皆因[②]五脏毒风所蕴。热极而上冲眼者，内属五脏，外现五轮，五脏之气毒攻五轮，瞳仁突起，麻木疼痛，汪汪泪出，病势汹涌，卒暴之变莫测，非精于龙树之奥旨，不能措手全功。谚云：“眼不医不瞎。”正此谓也。苟非其人，殆有甚焉，非徒无益，而反害之。治法：扬汤止沸，莫若去薪，急投酒调散、酒煎散，退五脏之毒热，捣葱艾熨五轮之突起，消除疼痛，洗以白芷、细辛、当归、苍术、麻黄、防风、羌活，未可便点药，宜忌口荤腥，将息避风。治若稍迟，或脓，或腔，或突出一寸高者，至共之际，须锋针，针出恶水，痛方止，睛高虽平，亦无光之效也。宜酒调散、酒煎散、蝉花散服之。

酒调散

槐花炒　蛤粉　防风　山栀　牛蒡子各二两

上为末，每服二钱，食后酒调下。

酒煎散　方载前“暴露赤眼外障”条下

蝉花散

羌活　独活　桑白皮　黄芩　谷精草　川芎　细辛　石膏　荆芥　蒺藜　蔓荆子　车前子　牛蒡子　桂枝

上白水煎，食后服。

① 侔：原文作“眸”，据上下文义当为“齐等”之“侔”字。
② 因：原文作“固”，据文义改。

硬睑硬睛外障

硬睑硬睛者，胞睑睛珠俱木[1]，痛涩难开，肝膈间积热，肝脏风壅，气血凝滞，睛睑坚硬，血旺气虚。肥腻之人或饮酒，大肠坚积，多受是症。先患一眼，后乃相牵俱损，渐生翳膜。治法：初发者宜用摩风膏，摩去风邪，散运血气，或煎生地黄、当归须、赤芍、川芎、防风、白芷、羌活熏洗，一日三度，宜泻肝膈之热，点以时药；若积年久肿，有瘀血，宜劆洗黑睛，有翳有膜，可吹可点。但此眼初患者多，久患者少。宜服泻肝散、当归活血汤、洗肝散。

泻肝散 方载前“天行赤眼外障”条

当归活血汤 方载前“被物撞破外障”条

洗肝散

当归　川芎　栀子　防风　羌活　薄荷　甘草　大黄　滑石　眼有血流加朴硝，胞肿加桑白皮

上为细末，每服二钱，温汤泡下。

白陷鱼鳞外障

白陷鱼鳞者，肝、肺二经积热，充壅攻上，致黑睛遂生白翳，如鱼鳞铺砌之状，或如枣花，中有白陷，发歇不时，或发或聚，疼痛泪出。然妇人多生此疾，何也？苦乐不由己出，七情郁结不舒，毒壅于肝。肝者，血之室也，妇人以血为主，血伤则肝风，黑仁、风轮多生是翳，甚至白陷钉入黄仁，引血相援，渐成大患。额脑兼痛，用摩顶膏摩擦，封贴于额顶痛处；用阴二阳四丹吹点，或用青盐、黄泥固济，包，煨熟研末，以鸭翎蘸点于鱼鳞中，每日一次，亦能除此翳。宜服知母饮、酒调散、摩顶膏。

① 木：木然，谓胞睑睛珠坚硬无法活动貌。

知母饮

知母　茺蔚子　防风　赤芍　青葙子　黄芩　大黄酒蒸过　桔梗　桑白皮　蒺藜　细辛　或加朴硝

上水煎，半饥温服。

酒调散

当归　川芎　赤芍　黄芩　栀子　木通　防风　龙胆草　大黄

研为细末，老酒调下。

摩顶膏

子鹅脂　牛脂　木香各一两　盐花一两五钱　朱砂一钱　龙脑一分

上以四味为末，用鹅、牛脂熬滚，入前药末，熬成膏，若软入黄蜡多少，要用手蘸①，摩擦头额诸痛处，或开纸贴痛处亦可。

冰虾翳深外障

冰虾翳深者，黑睛上翳如冰虾形状，因而名曰“冰虾”也。大抵与白陷鱼鳞同症，亦因肺经有热，肝经受风，致令黑睛生白翳，形如冰虾之状，微微小小，占在眼之风轮，黑睛含糊，渍眵填粘于翳之低处，开时赤涩泪出，眵满朦蔽瞳仁，一动如鼻涕，或黄或白，看则如膜遮障一般，蘸却又生，日久至损眼，发歇来往。治法：用阴二阳四丹，一夜吹一次，稍退宜点，清晨用菊花、侧柏、冬青叶、黄连、归须、桑白皮之类煎汤，日洗二三度，服药除根。宜服茺蔚子散、人参汤、清凉散。

茺蔚子散　方载前“撞刺生翳外障”条

人参汤

人参　白茯　桔梗　五味　大黄　车前子　玄参　黄芩　知母　桑白皮

上白水煎，食后服。

清凉散

蔓荆子　薄荷　防风　荆芥　栀子　苦竹叶　甘草　青葙子　细辛　桔梗　前胡

上白水煎，食后服。

---

①　蘸：原文作“醮”，据文义当作“蘸”。

玉翳浮满外障

玉翳浮满者，风冲入脑，积热肝膈，发歇疼痛，失于调理，日久累积，血凝不散，结成白翳，遮满瞳仁如玉，五色相似，故立名“玉翳浮满”。如此之状，有退、有进、有红、有泪，发歇不定。治法：用阴三阳二丹药吹点，眼泪带药汪汪流出，如此之状，其翳必能渐渐收卷，浑如磨镜，尘垢去尽，明必复矣。若发年久，无进无退，不红不痛，纵有丹药之验、刀针之利，终无措手之处，宜坠翳、洗肝、拨云之剂服之。宜服坠翳散、洗肝散、拨云散。

坠翳散

车前子　青葙子　蒺藜　木贼　蝉蜕　石决明　草决明　黄芩　玄参　防风　细辛　大黄

上白水煎，食后服。

洗肝散　方载前“硬睑硬睛外障”条下

拨云散

黄连　黄芩　白芍　菊花　石决明　草决明　麦门冬　甘草　川芎　连翘　青葙子　藁本　如痛加蔓荆子，身热加龙胆草

用灯心、薄荷同煎，食后服。

膜入水轮外障

膜入水轮者，肝脏积热，邪在肺经，此金克木之候也。故黄仁上作时生疮，白色，过后又发，日往月来，致膜渐入水轮，此翳之有根也，如木之得土，变化异常，遂生疮不退，日积月累，久而成患，谓之“膜入水轮”，流汁流脓，痛涩难开，患左传右，患右传左。治法：宜萌蘖之时，熨以葱艾，吹以丹药，服以汤散，无有不效。若伤日久，不疼不痛，不泪不红，如钉入木，如玉有瑕，如玳瑁之有黑点，此黄仁与水轮变白定矣，纵岐黄、龙树再世，亦不能为。宜服退热饮、拨云散、镇心丸。

退热饮　方载前“睑生风粟外障”条

拨云散　方载前“玉翳浮满外障”条

镇心丸

羚羊角　人参　白茯　远志　山药　款冬花　防风　玄参　柴胡　知母　麦门冬　熟地黄

上为末，炼蜜为丸，如梧子大，每服三四十丸，空心酒送下。

钉翳根深外障

钉翳根深者，与膜入水轮同，此乃劳伤肝、心二经，或性燥急促之人、啼哭舍情之妇，情欲强制，郁伤于肝、心，赤涩难开，痛牵头脑，泪出羞明怕日，钉入翳深，接引黄仁，根深血缓，终不可移。治法：宜用除热饮、去风散血之剂，或痛甚服酒调散一二帖，头疼熨以葱艾，洗以防风、川芎、菊花、归尾、白芷、麻黄、羌活、荆芥之类，量翳大小轻重，吹以丹药，须将息避风，大忌淫欲嗔怒。若不疼不痛，亦为不治之症。宜服除热饮、治睛散、镇肝丸。

除热饮

黄连　黄柏　黄芩　玄参　防风　知母　连翘　龙胆草　柴胡　蔓荆子　桔梗　茺蔚子　热甚加大黄、朴硝

上白水煎，食后服。

治睛散　方载前“横开翳内障”条

酒调散　方载前“白陷鱼鳞外障”条

镇肝丸　方载前“沉翳内障”条

赤膜下垂外障

赤膜下垂者，三焦炎上，胞属胃阳明经，壅热血运，至此泥滞不行，不时眼涩泪出，故生赤膜下垂，渐渐而长，直覆睛珠，摩引瞳仁，翳如红霞之色。治法：不宜钩割，须用阴三阳四丹药，一夜吹一次、点一次，渐渐消磨。若翳浮、厚、色淡、有泪者，吹之易退翳；实如红霞，薄而无泪，吹之难退。宜用泻火退血之药服之，方能取效。大抵此翳与“逆顺生翳”理同。宜服羚羊角饮、大黄当归散、酒调散、坠翳丸。

羚羊角饮　方载前“枣花内障”条

大黄当归散　方载前“血灌瞳仁外障”条

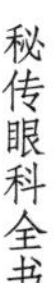

酒调散 方载前“白陷鱼鳞外障”条

坠翳丸 方载前“白翳黄心内障”条

黄膜上冲外障

黄膜上冲者，此脾胃风热气滞，膏脂塞，血运不能流通，故生是翳，发歇无时，痛涩泪出，渐生黄膜上冲，发则膜舒，退则膜卷，胞皮下垂，羞明怕日，虽举不振，黄膜渐长，遮满瞳仁，甚至满目皆黄，难辨人物。治法：虽不是拳毛倒睫之症，亦可夹去些眼皮睫毛，使露黑睛，黄膜气舒，发歇年久者可夹，乍发者不宜夹。治法：宜通脾泻胃、拨云、八正之剂，点以对交之丹，片脑少许。如有泪，退之速；无泪，退之迟。宜忌口斋戒，使衰其血，易于调治也。又有一症，黄膜下垂与上冲大抵治同。宜服通脾泻胃散、拨云散、八正散。

通脾泻胃散

麦门冬 茺蔚子 防风 大黄 知母各一两 天门冬 黄芩 石膏 黄柏 草决明 甘草 热甚加朴硝

上白水煎，食后服。

拨云散 方载前“玉翳浮满外障”条

逆顺生翳外障

逆顺生翳者，与赤膜下垂、黄膜上冲之症颇同，但逆顺者，五脏虚劳，风热冲于肝膈，上胞阳明经壅热，血气凝滞，故生赤膜上[①]垂下，为之垂帘翳，此为顺；下睑太阴脾经毒壅，故翳膜下生向上，为之逆翳。治法：宜泻脾胃之剂，大抵去翳之药，有轻重增减，宜忌口诸毒。宜服知母饮、泻肝散、车前散、补虚人参丸。

知母饮

知母 茺蔚子 车前子 桔梗 大黄 黄芩 五味

上白水煎，食后服。

泻肝散 方载前“天行赤眼外障”条

① 上：原文作“下”，据下文“翳膜下生向上，为之逆翳”句，则“垂帘翳”为“顺翳”，当是“赤膜上垂下”，即翳膜由上向下生长。

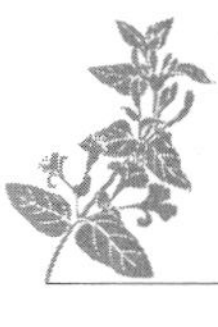

车前散

车前子　草决明　密蒙花　白蒺藜　龙胆草　羌活　菊花　黄芩　甘草　黄柏　前胡　细辛

上研细末，每服二钱，食后米饮调下。

补虚人参丸

人参三两　白茯　熟地　山药各一两　防风　桔梗各一两　木香三两　细辛五两　桂心二两　石斛草　黄柏　厚朴各一两　草决明八两　菟丝子一两　覆盆子八两　牛膝　玄参　当归　川芎各一两

上研细末，炼蜜为丸，如梧子大，每服三十丸，空心酒下或白汤下。

漏睛脓血外障

漏睛脓血者，有甚于钉翳并膜入水轮二症之利害，此症未发之时，其头先昏闷，四肢如劳，五脏多积风热壅毒，致冲于黑睛、黄仁，生出毒疮，灌溉水轮，瘀血溃烂，流清流脓。治法：宜葱艾入白芷锅中炒热，以绵裹，熨眼胞上，屡换热的，散其恶血，消其败脓，止其恶痛，生地黄捣烂，煨熨有疮处更炒；或用阴二阳四丹药，对有疮处吹；或单用枯矾、轻粉、血蝎、乳香研细，对疮处吹点；亦可熏洗，用桑白、盐花、明矾熏洗，忌食动风动血物。服宜治风黄芪汤、没药散、竹叶泻肝散、明目丸。

治风黄芪汤

黄芪　防风　远志　人参　白茯　地骨皮　知母　大黄　熟地黄　麦门冬

上白水煎，食后稍热服。

没药散　方载前“血灌瞳仁外障”条

竹叶泻肝散

淡竹叶　柴胡　栀子　甘草炙　羌活　升麻　赤芍　草决明　白茯　泽泻各五分　车前子　黄芩　黄连　大黄酒蒸，各七分

上白水煎，食后热服。

坠血明目丸　方载前“血灌瞳仁外障”条

飞尘入眼外障

飞尘入眼者，此症全然无事，误被物、或飞尘、或飞丝入眼，此外伤也，只因尘物粘在胞睑之间，粘定不出，痛涩难开，碜涩泪出，以致障膜。初患之时，治法用丝绵缠针，翻转上下胞睑，抽拨出尘物即可。若初时不谙此疗，日久必生翳膜，遮满瞳仁，须用丹药吹点，胞睑内仔细翻转，看有物粘处，必定有血积成块，或肉有疙瘩，此是病之发踪处，宜用小锋针抽拨，或针出毒血，血出则除根。宜服退翳车前散、糖煎散、补肝丸。

退翳车前散

车前子　五味子　赤芍　细辛　玄参　白茯　人参　大黄酒蒸，晒　桔梗

等分，白水煎，食后服。

糖煎散

当归　赤芍　川芎　防风　防己　甘草　荆芥　龙胆草　山乌豆　大黄

研为末，每服四钱，砂糖一块，白水同煎服。

补肝丸

人参三钱　白茯　熟地　山药　远志　知母　泽泻　防风各一钱　楮实子酒洗　菟丝子酒煮　蒺藜炒，去刺　当归酒洗，以上各一两　石菖蒲　夏枯草　石斛草各八钱　覆盆子酒洗　蔓荆子　龙胆草　细辛　川芎各七钱

上研细末，炼蜜为丸，如梧子大，每服三十丸，空心白汤下或酒下。

拳毛倒睫外障

拳毛倒睫者，此肺经受损，肺者五脏之华盖，生一身之皮毛，肺损则皮聚而毛落也。有因劳倦思虑太过，大抵致令肝家受热，膈内风虚，痛涩不时泪出，脾气下陷，怕日羞明，乍好乍恶，以手摩引，致令睫毛倒入刺眼，碍涩瞳仁，渐生翳膜，敧头侧视，不能正观。治法：须用竹夹夹起眼皮睫毛，使生外向，其疾瘳矣。睛中有翳，用清凉丹或八宝膏吹点，翳即消落，其夹须依口诀，务宜紧，夹不可以湿水，溃有疤痕若胞下疮处，用光粉调香油，逐早擦抹，久则肉色一般，眼目光明如旧。宜服细辛汤、防

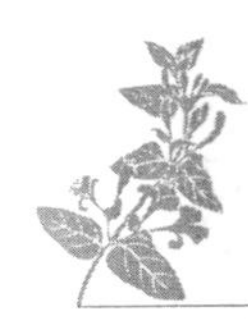

风饮、明日流气饮、补肾丸。

细辛汤

细辛　防风　知母　茺蔚子　大黄　桔梗　羚羊角　玄参

为末，水煎，食后服。

防风饮

人参　当归　黄芪　甘草各八分　防风　黄柏各五分　蔓荆子　细辛各三分

用白水煎，食后温服，须避风忌口。

明目流气饮

大黄酒蒸，晒　川芎　葶苈子炒　菊花　防风　荆芥　玄参　蒺藜炒，去刺　细辛　黄芩　栀子　草决明炒　木贼　甘草　苍术　蔓荆子

上研细末，每服二钱，临卧时，饮汤调下或酒调下。

补肾丸　方载前“偃月内障”条

充风泪出外障

充风泪出者，治非一也，有肾水虚，不生肝木，木生风，风摇而木动，此是肝虚而风入眼，故泪出则不能收，其水荡溴，故曰“迎风而泪出”也。然泪非一端，有冷有热。肿痛赤涩者，此热泪也；若迎风泪出汪汪，冬月多，夏月少，拭却还生翳，日久，不分春夏秋冬，皆有冷泪也。治法：热泪者，点药去之；冷泪者，用乳香川乌丸川乌一个、草乌二个去皮，明矾一钱，白酒曲一团，共为末，猔猪胆一个，用汁为丸，如黍米大，每夜卧用一丸，放于眼大眦头，泪出即止，或灸止之。又有肺脏久冷，大眦有孔，名为“泪堂”，此泪虽久，泪则冷，眼愈昏暗矣。宜细辛饮、平肝散、暖风汤、荆枯汤、暖肝丸。

细辛饮

细辛　防风　茺蔚子　藁本　知母　黄芩　川芎　五味子　熟地　白茯　地骨皮　菊花　木贼各一两

上研为末，每服二钱，清茶调下。

平肝散

归须　赤芍　川芎　白芷　防风　荆芥　羌活　蔓荆子　柴胡　蝉蜕各五分　龙胆草　生地各八分　甘草二分　夏枯草一钱

白水煎，起碗加酒一盏，食后服。

暖风汤

细辛　五味子　防风　茺蔚子　藁本　知母　黄芩　川芎　龙胆草　木贼　蔓荆子　苍术　夏枯草　香附

白水煎，食后服。

荆枯汤

蔓荆子　夏枯草　苍术　香附　甘菊　羌活　密蒙花　玄参　当归　防风　木贼　细辛　陈皮

上各等分，水煎，食后服。

暖肝丸

细辛　藁本　知母　川芎　夏枯草　楮实子　菟丝子　防风　当归酒洗　黄芩　石斛草　草决明　龙胆草　白芍　枸杞　玄参各一两　五味子　蔓荆子　黄柏各七两　牛膝　熟地黄　茺蔚子　白茯各一两　川芎五两

上研细末，炼蜜为丸，如梧子大，每服四十丸，食后白汤下。

肝风积热外障

肝风积热者，肝家劳苦，七情郁结，二三年间，来来往往，一发一歇，遂生翳，或聚或散，赤涩泪出，此疾多是夜勤灯火，或观书，或雕画或造器，细巧之人，久累肝家，积热成风，肝若受风，必有脑痛，不觉渐渐昏蒙。治法：有翳者，吹以丹药，内服洗肝、省风之剂，除肝家之风热，其熏洗照依疼痛肿涩眼之药，方载前症条下。宜忌口保养。

洗肝散

当归　羌活　薄荷　栀子仁　大黄　防风　甘草　川芎　家传加龙胆草、生地黄

上研为末，每服三钱，白汤调服或煎服。

省风汤　方载前“沉翳障内障”条

起坐生花外障

起坐生花者，此症是内障条移在外障中，误也。此症由肝血衰，胆、肾二经虚也，六阳不举，久坐伤血，起则头晕，眼前常见花发数般，或赤、

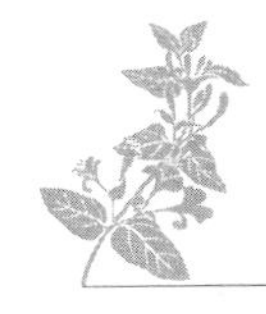

或黑、或白，撩乱，昏暗不明，良久乃定，瞳仁开大不清，不痒不痛，无眵无泪，皆因肝肾虚败，气不充周，以致视如无见，此真气血不足、水木不荣者也。治法：宜补肝肾，或明目固本丸。不治，恐久变为青盲内障，或变为五风难治之症，则无及矣。宜服固本丸、补肝散、补肾丸。

固本丸

人参　生地黄　天门冬　麦门冬

上研细末，炼蜜为丸，如梧子大，每服三十丸，空心盐汤下。

补肝丸　方载前“偃月内障”条

补肾丸　方载前“圆翳内障”条

肝风目暗外障

肝风目暗者，乃是肝肾虚劳，肝气不足，血虚故也。不时疼痛，举发无时，痛则如眼珠坠，颇有赤涩泪出，看物依稀，前见花发数般，或黄或黑或白，见一物如见形状，此实有相兼之病，若不谙疗，诚恐损眼。治法：非徒治外，当先治内。内则服蒺藜散、补肝丸；外则用阴二阳八丹药调乳汁点，二三夜点一次，片脑少许，加洗以生地黄、菊花、赤芍、侧柏叶、秦皮、白芷、川芎。须忌口五辛诸热物。宜服白蒺藜散、补肝散、滋肾丸。

白蒺藜散

白蒺藜炒　蔓荆子　茺蔚子　苍术米泔浸　菊花各二两　草决明　石决明　升麻　甘草

上研为末，食后酒调温服。

补肝散　方载前“圆翳内障”条

滋肾丸　方载前“乌风内障”条

瞳仁干缺外障

瞳仁干缺者，亦系内障，与外障无预，此因头疼而起，故列外障条中。按此症多因肾虚肝热，致令瞳仁干缺，亦因夜卧不安，肝藏魂，肺藏魄，魂魄不安，神情不定而少睡，劳伤于肝，致金井而不圆，上下东西而锯齿偏缺参差矣，则渐细小，视物蒙蒙，难辨人物，相牵俱损。治法：宜补胆、补肾之剂，用猪肝煮熟，露宿，清晨切薄，蘸夜明砂细嚼，此药有通明益胆之功。瞳仁小者，肝之实也；瞳仁大者，肝之虚也。此症或失于医治，久久瞳多锁紧，如小针眼大，内结有云翳，或黄，或白，或青，阴看不大，阳看不小，遂成瞽矣。宜服补胆汤、清肝散、还精丸、补肾丸。

补胆汤

黄芩　黄芪　天麻　玄参　地骨皮　泽泻　知母　薄荷　麦门冬　茺蔚子

白水煎，食后服。

清肝散

川芎　赤芍　白芍　黄芩　防风　荆芥　薄荷　知母　柴胡　前胡　甘草　山栀　桔梗　羌活各五分　滑石　石膏　大黄　朴硝各八分　加枳壳、黄连

上白水煎，食后服。

还睛丸　方载前“涩翳内障”条

补肾丸　方载前“圆翳内障”条

痒极难忍外障

痒极难任者，肝经受邪，胆经虚热，风邪攻冲，含糊热极，肝受风，风摇木动，其痒发焉。故诸痒属虚，虚则痒；诸痛属实，实则痛。黑睛痒者，服乌蛇汤、补胆丸。有大小眦痒者，有眼眩痛者。若大小眦、眼眶之痒，点以八宝膏，或煨姜摩擦，泪通痒止。或湿痒，用碧天丹洗，清晨以盐汤洗，或桑白皮、防风、荆芥煎汤洗。宜乌蛇汤、祛风一字散、补胆丸，点洗八宝膏、碧天丹。

乌蛇汤

乌蛇　藁本　川芎　防风　赤芍　羌活

上研为末，白水煎，食后服。

祛风一字散

防风　荆芥　柴胡　草乌　羌活

上研细末，每服二钱，薄荷汤调下。

补胆丸

人参　柴胡　白茯　桔梗　前胡　马兜铃　细辛　玄参　枸杞　熟地

牛膝　当归　赤芍　川芎

上研为细末，炼蜜为丸，如梧子大，每服五十丸，食后酒送下。

八宝膏　方载后“点眼丹膏”条下

碧天丹　方载后“洗眼要药”条下

鹘眼凝睛外障

鹘眼凝睛者，此骤然所感，非久患之症，因五脏皆受热毒，攻五轮振起坚硬，不能转运，血气凝滞，睁非一而鹘鸟之眼，凝视不运之貌，难辨人物，因形而名曰“鹘鸟凝睛”。治法：先以香油调姜汁，于额、睑部摩擦，或顶上用摩风膏摩擦更妙，服以酒煎散，以被盖出汗，眼即活动。此症多是小儿急慢惊风之症，大人少有此疾。宜服酒煎散、泻胆汤、搜风汤、退热饮。

酒煎散　方载前“暴露赤眼生翳外障”条

泻胆汤

防风　茺蔚子　黄芩　玄参　桔梗　朴硝

上白水煎，食后服。

搜风汤　方载前“旋螺突起外障”条

退热饮　方载前“睑生风粟外障”条

摩风膏　方载前“风牵㖞斜外障”条

辘轳转关外障

辘轳转关者，与鹘眼凝睛症同。鹘眼凝睛者，睛凝不运之貌；辘轳转关者，黄仁受风变黑而缩，中央瞳仁展开而大，胆肾之水散焉。盖瞳仁大小随黄仁之展缩，黄仁展则瞳仁小，黄仁缩则瞳仁大。人不知，以为瞳仁能大小者，非也。此乃肝经受风而不展，辘轳则圜圆也，随肝轮而缩，觉见瞳大而不收，号曰“辘轳瞳仁展开”。风冲入脑，眼带吊起，此症小儿急慢惊风多受之，治法如前，用姜汁调摩风膏摩擦，药用蚌蛤频频灌下，乳母忌口；但大人此患难有。宜服泻肝散、麦门冬汤、滋肾丸。

泻肝散　方载前“天行赤眼外障”条

麦门冬汤　方载前“血灌瞳仁外障”条

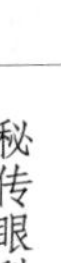

滋肾丸 方载前“乌风内障”条

小儿通睛外障

小儿通睛者，与鹘眼凝睛、辘轳转关[①]，三症一同。然此症误被物打着头额，或跌着，心胆皆惊，风邪皆壅，至眼通睛。黄仁、水轮皆黑，似无黄仁，此黄仁与瞳仁通混不分，号曰“通睛”。亦用摩擦发散其风邪，服牛黄丸，不须点丹药，只宜服药。然前症鹘眼与辘轳，此用牛黄丸、通顶石楠[②]散，亦可服也。宜服牛黄丸、通顶石楠散。

牛黄丸

牛黄一钱 白附子 全蝎 川芎 赤石脂 白芷 藿香各五钱 朱砂三钱 肉桂二钱 麝香四分

上研细末，炼蜜为丸，如大黄豆大，每服二三丸，临卧薄荷汤调下。

通顶石楠散

石楠 藜芦 瓜蒂

上研细末，每服一钱，米汤两度灌之，去风疾。

小儿疹痘外障

小儿疹痘，名为百岁疮，不论大人、小儿，须患一度疹痘，痘之眼症有两般。痘疮症者，初上皮肤之际，眼闭不开，睛上生有痘疮，占在黑睛者易治，急取益母草煎汤熏洗，一日三度，更以丹药调鳝鱼血点之，忌口及夜啼哭，乳母亦宜忌口，须疹痘痊，其眼渐开，眼中之痘，亦随而痊矣。又有一症，疹痘之后，疮疤落尽，肌体肥壮，眼内忽然红涩，此乃余毒郁于肝，发出此症，十分为害，急用车前草擂蜜水，频频吃下，泻却肝经毒热，洗以益母草，点以鳝鱼血调药，治稍迟，毒气郁结于肝，不能舒泻，发于眼目，伤于瞳仁，无治法也。宜服凉膈散、密蒙花散、秦皮汤。

凉膈散 方载前“枣花内障”条

① 关：原文作“开”，据前症当作“关”，疑以“开”繁体字形“開”与“关”繁体字形“關”形近致误。

② 楠：原文作“南”，误；据本症所附方当作“楠”。

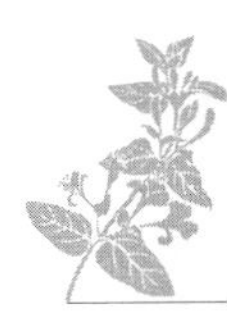

密蒙花散

密蒙花一钱五分　青葙子一钱　草决明炒　车前子炒，各五分

上研细末，用羊肝一片破开，采药末在内，仍合之，湿纸数重包裹煨熟，空心与食之。

秦皮汤

秦皮　秦艽　细辛　防风　甘草各五钱

上白水煎，洗眼，使痘不入眼。

一小儿痘疹未出之先，用银朱或胭脂浸水，点眼及心窠、喉咙、头下，免致痘疹侵之。

一小儿疹痘之后，有目肿者，用草药金弹子、雪里开磨水与饮，或磨米泔水。

一小儿目内有痘翳者，用初生鸡蛋调乳，点眼妙。

小儿眼生翳赘外障

小儿眼生翳者，脾胃实热而发出，以致睑生肉赘，如粟如麻，或有血块，又是胆中受毒，或因乳母好食热物，皆能令儿患眼。治法：谅儿大小、疾之远近轻重，一周半载者，其药须令母饮，或用蚌壳灌下小儿饮；若二三岁者，此是胎毒也，又离母之后患眼者，此是小儿自受之症，与母无预，此药须令小儿自饮，忌食香腻、炒煎、糖果之类，不独患眼所忌，如不忌，多生别疾，变为疳伤，亦能害目，甚至不治之症，其疳眼别有条款。此乃小儿生翳症也，黑睛如麻大，或如萝卜花，与疳眼大不侔。宜服导赤散、拨云散、除风汤。

导赤散　方载前“大眦赤脉穿睛外障”条

拨云散　方载前“玉翳浮满外障”条

除风汤　方载前“睑生风粟外障”条

小儿疳伤眼外障

小儿疳伤眼者，此富贵之家小儿多生是疾，盖由父母爱之所致也。小儿如草萌蘖，怎受风霜之欺？且小儿五脏六腑未实，血气柔弱，怎禁油腻、煎炒、诸般荤[①]腥？或一周半载，纵糖果之物及鹅、鸭、鸡、猪、羊、牛等肉，或食馋了又哺以乳，或乳方饱又与以饭，此出于父母之情，富贵之家有此症，贫贱之家岂有是患。何也？一食诸物不消化，伤于脾胃，致腹胀，午后发热，至半夜方退，日久头发稀疏，转作泄泻成疳，频频口渴，致伤肝胆，眼之白仁鲜红，羞明怕日，渐生翳膜，遮满黑珠，或突起如黑豆、如香菇之状。治法：先治内而后治外，用鸡蛋入轻粉一二分、使君子二个半、葱儿茎，用湿纸包煨与食，空心连食五七蛋止；又宜煮羊肝，露一宿，蘸夜明砂食，或猪肝亦可切。宜忌口荤腥。其白膜，用阴一阳七丹药调乳点，煎胡宣二连服后，用侧柏叶煎汤熏洗。若疳伤肝胆，眼珠突出，或瞎，进为不治之症；不直瞎，甚至丧命。若声哑口干，脚手俱肿，十死八九，可不慎哉！宜服二草散、五疳丸、三黄丸。

二草散

龙胆草　甘草　当归各一钱　细辛五分

上研细末，每服一钱，水一盏，煎五分，入白砂糖三匙，食后温服。

五疳丸　专治小儿疳眼，面瘦色黄，羞明怕日，食乳不消。

绿矾成块，净洗　密陀僧服过　夜明砂各二两

共研细末，蒸枣肉捣烂，入末为丸，如黍米大，每服三四十丸，量儿大小，空心米汤送下。

三黄丸　方载前“胬肉攀睛外障”条

每日服三次为佳。

胎风赤烂外障

胎风赤烂者，其症有三：初生时血露入眼，洗不干净，而生是疾，遂至赤烂；又有在母腹中，其母不知忌口，多食壅毒之物、酒面、五辛之类，至产三四个月，两眼双赤，眵粘四眦，红赤湿烂，此即是胎毒所致，盖小儿在母腹中，饮母血，血毒于儿，生出则发此症；又有乳母壮盛之人，抱儿、供儿之际，口未哺乳头，乳汁胀满，洒然射出，冲入儿眼，亦能生出湿烂，若冲射面，亦或疵湿疮痒。大抵此三证，同号曰“胎风赤烂”，但血

① 荤：原文作“晕”，据文义当作“荤”，疑因“晕”与“荤”之繁体“葷”形近致误。

露不干与乳汁冲射，宜碧天丹洗；胎毒致者，须母服三黄丸，忌口，及黄芪饮，其小儿亦用三黄煎汤熏洗，点以时药，或煎黄连、侧柏叶熏洗。宜服黄芪饮、正料消风散、三黄丸，洗宜汤泡散。

黄芪饮

黄芪　车前子　细辛　黄芩　五味子

上白水煎，食后服。

正料消风散

川芎　白茯　甘草　防风　荆芥　羌活　僵蚕　蝉蜕　厚朴　人参　合香

上白水煎服。

三黄丸　方载前“胬肉攀睛外障”条下

汤泡散

当归　赤芍　黄连　杏仁　薄荷　防风　铜绿

上用水煎，沸汤泡洗眼，效。

久年烂弦[①]风外障

久年烂弦风者，因脾胃壅热，久受风湿，更加食诸般物，日积月累，致成风烂，胞睑之内变生风症，动作发痒，用手拂拭，甚则连眼眶皆烂，无分春夏秋冬皆如是，泪出满腮，有不可近人之状。治法：翻转胞睑，劆洗瘀血二三度，用小锋针针出瘀血亦可；若用摩引，有红翳红筋，宜用老酸醋煮炉甘石，淬七次，加以丹药，量轻重，搽点眼弦，或吹入眼内无妨。宜忌口，动风动血之物切勿食。宜服蝉花无比散、神效明目汤，洗宜碧天丹、金钱汤。

蝉花无比散

蝉蜕去土　蛇蜕炒，各五钱　羌活　石决明盐水煮　当归　川芎各一两　苍术　防风　赤芍　白茯　甘草各一辆五钱　白蒺藜炒，去刺，四两

上研细末，每服三钱，食后米泔水调服。

① 弦：原文作“眩”，据上下文义此症病在胞睑四周边缘，当作“弦”。

神效明目汤

黄连　黄芩　干葛各五分　蔓荆子　防风　甘草各四分　细辛三分

上水煎，加葱一茎同煎，临卧稍热服。

碧天丹　方载后“洗眼要药”条下

金钱汤　亦载后“洗眼要药”条下

俱用清晨或晚，以绢帕淋洗。

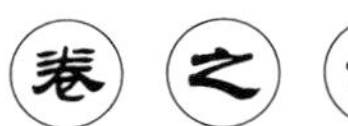

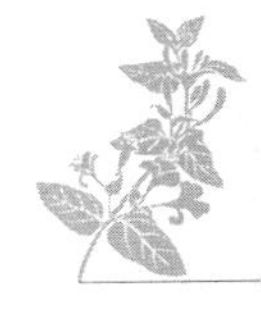

诸证汤散丸药类

洗肝散　治眉棱角、眼眶骨痛不可忍者。

当归　薄荷　羌活　栀仁　大黄　防风　甘草　川芎　加胆草、生地

水煎，食后服。

二陈汤

陈皮　半夏　白茯　甘草　连翘　防风　黄芩　苍术　皂角刺酒炒

选奇方　治眉棱角痛甚者。

防风　羌活　黄芩　甘草各一钱

水煎，食后温服。

防风羌活汤　治眉棱角痛而风寒痰湿者。

防风　羌活　细辛　黄芩　白芷　南星　半夏　白术　藁本　甘草

上等分为末，每服四钱，水煎，温服。

黄芩白芷散　治眉棱风热痛。

黄芩酒炒二钱　白芷一钱

研.为细末，食后临卧，清茶调下。

眉棱角痛论

丹溪曰："眉棱角痛属风热与痰，类痛风，作风痰治。"或云："眉角痛者有二。眼属肝，有肝虚而痛，才见光明则眉角痛甚，宜服生地黄丸；有眉棱痛，目不能开，日静夜剧者，宜服道痰丸之类，入芎茶、二陈汤吞，或青州白丸子，亦效。"①

愚按，眉棱角痛者，多是肝火上炎，怒气甚者有此疾；其谓风症，亦火之所致热甚生风是也。大抵抑肝火，有风痰则兼治之。

① 眉棱角……亦效：语出元朱震亨《丹溪心法》卷四"眉眶痛六十九"条，原文作："痛有二证。眼属肝，有肝虚而痛，才见光明则眶骨痛甚，宜生熟地黄丸；又有眉棱骨痛，眼不可开，昼静夜剧，宜道痰汤，或芎辛汤入芽茶，或二陈汤吞青州白丸子，良。"

二乌散

川乌　草乌俱用童便浸炒去毒　细辛　羌活　黄芩　甘草

等分为细末，每服二钱，清茶调下。

洗心散　治心经积热，四眦赤痛，古方。

当归　赤芍　麻黄　大黄　白术　薄荷　甘草　荆芥穗

水煎服。

防风通圣散　治时行暴热，风肿火眼，肿痛难开，或头面俱肿。

防风　大黄　赤芍　薄荷　川芎　甘草　朴硝　栀子　连翘　桔梗　黄芩　白术　麻黄　荆芥　滑石　石膏　归须

上用水煎，食后服。

明目清凉饮　治一切热目痛泪羞明。

归须　赤芍　川芎　蔓荆子　黄连　连翘　防风　荆芥　生地　柴胡　胆草各六分　桔梗　蝉蜕　薄荷　甘草各三分

上水煎，食后临卧服。

万应蝉花散　治一切目疾，眵多怕日，上焦有邪热。

蝉蜕　蛇蜕各三钱　归须　赤芍　川芎　防风　羌活　苍术　甘草炙　白茯各一两　石决明煅，五钱

上研细末，每服二钱，食后临卧，米饮调下。

当归养荣汤　治睛珠痛甚，血少枯涩。

当归　赤芍　川芎　白芷　熟地　防风　羌活

水煎，食后服。

《本事》菊花散　治肝肾风毒上冲眼痛。

菊花　牛蒡子炒　防风各二两　白蒺藜　甘草各一两

上研细末，每服一十钱，食后临卧，热汤调下。

桑白皮散　治风气壅塞，热毒攻睛，自肿胀日夜疼痛。

桑白　杏仁去皮尖　玄参　枳壳　防风　升麻　赤芍　旋覆花　甘菊　黄芩　甘草　葶苈

上等分为末，每服五钱，同姜三片，水煎食后温服。

四物龙胆汤　治目痛暴作云翳，痛不可忍者。

当归　川芎　白芍　生地各一钱　防己　防风　胆草　羌活各七分

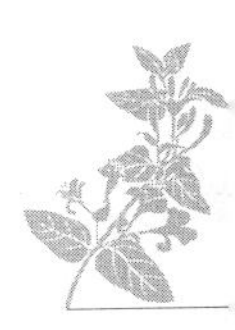

上水煎，食后温服。

当归龙胆汤　治眼中白翳。

当归　胆草酒洗　赤芍　黄芩酒炒　黄柏酒炒，各八分　黄芪　甘草　黄连各五分　柴胡　防风　羌活　五味子　升麻　石膏各三分

上水煎起，碗用酒一杯，热服。

开明散　治风毒攻眼，矇涩膜胀通用。

川芎　防风　羌活　蒺藜　天麻　白茯　蝉蜕各五分　苍术童便浸一宿　细辛　荆芥　茺蔚子　甘草各三分　甘菊一钱

研为细末，每服二钱，用盐一粒，食后沸汤调下。

泻白汤　治风热、翳膜血筋一切肺热外障。

归须　赤芍　生地　黄芩　栀子各等分

加桑白　菊花　青葙子　防风　蒺藜　连翘　木贼

上研为末，每服三钱，水煎服。

前胡犀角汤　治伤寒热病后，两目昏暗或生浮翳。

前胡　犀角屑　防风　蔓荆子　栀子仁　麦门冬去心　生地酒洗　青葙子隔纸炒　羌活　菊花　草决明　车前子　细辛　黄芪　甘草炙，各五分

上水煎，食后服。

甘菊汤　治内外障翳一切眼疾。

甘菊　旋覆花　石决明　升麻　川芎　大黄酒蒸　木贼　车前子　黄连　黄芩　青葙子　草决明炒　石膏　栀子　防风　荆芥穗　羌活　地骨皮　甘草

上为末，每服三钱，入蜜少许同煎，食后临卧温服。

清神益气汤　治脾胃虚弱之人误服洗肝散，或服寒凉过多而目愈病者。

人参　白术　白茯各一钱　甘草炙　麦门冬　五味各五分　苍术　陈皮　升麻　赤芍　防风　黄柏　青皮各六分

用姜三片，水煎，食后服。

助阳活血汤　治睫无力，常欲睡、闭或痛昏。

黄芪蜜炙　甘草水浸，炙　当归酒洗　蔓荆子炒　升麻酒洗　防风各五分　白芷四分　柴胡七分

上水煎，食后稍热，服。

石膏羌活散 治久患双目不睹光明、远近内外气障风昏、倒睫拳毛，一切眼病。

石膏 羌活 木贼 密蒙花 苍术 细辛 川芎 荆芥 甘菊 黄芩 藁本 甘草 白芷 干菜子 麻子

上研细末，每服一钱，食后临卧用蜜汤调下，或清汤亦可。日进三服，二十日后大有神功。

蛤粉散 治小儿雀目，至夜不见物。

蛤粉 石决明 夜明砂 甘草

上等分为细末，小儿三岁者每服五钱，煮猪肝汁，晨后调服。

又雀目方 治大人小儿通用。

苍术为末，一两

用羊肝一具，以竹刀切开，搽末在，麻线缚定，再将粟米泔水一大碗煮熟，令患眼人对瓶口熏之，药气略温即以肝及汁食三五次，即效。

《简要》补肝散 治肝虚目痛、眼泪不止、怕日羞明目珠痛、眉棱角痛及头半边肿痛。

夏枯草七钱 甘草二钱 香附一两，童便浸透洗净，打碎，日干

上研细末，每服一钱，滚汤调下。

排风汤 治两睑粘睛。

天麻 桔梗 防风 赤芍 五味子 陈皮 升麻 桑白

用水煎，食后服。

乌豆汤 治拳毛倒睫。

乌豆 黄连 甘草 密蒙花 大黄 朴硝

上用顺取，东流水煎服。

上痛光明方

青葙子 密蒙花 龙胆草 甘菊花 地骨皮 一寸金 金鸡舌 天荞麦 藤鸡辰

上水煎，食后服。

泻肺汤 治白仁赤肿。

桑白 大黄 黄芩 白牵牛 黑牵牛 甘草

上水煎，食后服。

桑白散　治肺经热，白仁肿胀。

桑白　杏仁　玄参　防风　升麻　赤芍　葶苈

用水煎，食后服。

济肝散　治眼泪常出。

羌活　细辛　菊花　蒺藜

上研细末，麦门冬煎汤调下。

九仙丹　治眼通红久不退。

归须　赤芍　川芎　黄芩　木通　白芷　荆芥　菊花　甘草

上水煎，食后服。

七宝散　治大小眦赤瞳痛、生肉翳者。

归须　赤芍　栀子　荆芥　麻黄　大黄　甘草

水煎，食后服。

泻肺散

桑白　葶苈子　玄参　旋覆花　地骨皮　桔梗　知母　黄柏　黄芩　菊花　朴硝

上水煎，食后服。

泻肝散

郁李仁　荆芥　甘草　栀子

上水煎，食后服。

除翳扫云散

当归　防风　栀子　薄荷　川芎各二两　大黄三两　甘草　羌活各一两七钱　木贼　玄精粉各五钱

上研细末，热汤调下。

谷精草　专治翳落后用。

谷精草　防风　甘草

上研细末，米饮调下。

退血散　治眼睛疼痛肿者。

归须　赤芍　木贼　细辛　龙脑

上研细末，每服四钱，温汤调下。

苍术散　治风目。

苍术　僵蚕　蝉蜕　川芎　防风　荆芥　蔓荆子　白芷　夏枯草　甘草

上研细末，清茶调下。

拨云遮翳丸　消膜。

当归　川芎　羌活　青葙子　车前子　石决明　地骨皮　黄连　蒺藜　知母　枳壳各一两　蔓荆子　石南藤　谷精草　密蒙花　荆芥　薄荷各七钱　木贼　菊花　风蒌子　乌药各六钱　甘草　川椒各四钱　蝉蜕　石燕　石蟹各三钱

上研细末，炼蜜为丸，如梧子大，每服四十丸，食后滚汤下。

退翳复明丸

人参五钱　枸杞子　防风　蒺藜炒，去潮　菟丝子酒煮　赤芍各一两五钱　青葙子　石斛草　木贼　密蒙花　石决明煅　熟地黄　白芍　玄参各一两　蝉蜕　薄荷各七钱　草决明炒　甘菊各五钱　夜明砂三钱　羚羊角　犀角各二两

上研细末，炼蜜为丸，如梧子大，每服四十丸，食后白汤下。

羊肝丸　治肝虚风热、冷泪赤涩，内外障眼。

黄连三两　当归酒洗　熟地酒蒸　枸杞子　菊花明　石决明煅　龙胆草　防风　牛膝　麦门冬　羌活　黄柏　柴胡各一两　人参五钱　青盐七钱　肉桂三钱　羯羊肝一具焙干

上研细末，炼蜜为丸，如梧子大，每服五十丸，或汤或酒下。

石斛夜光丸　治神水散大、昏如雾露、眼前常见黑花、睹一成二、久则光不收敛及内障神水淡白绿色。

人参五钱　枸杞子　菟丝子酒煮　当归酒洗，各一两五钱　熟地酒蒸　石斛草　夜明砂洗　川芎　青葙子　枳壳　白茯　生地黄　蒺藜　麦门冬　肉苁蓉酒洗　草决明炒　天门冬　防风　黄连　牛藤各一两　干山药　杏仁各七钱　家菊　五味子　甘草各五钱　犀角　羚羊角各三钱

上研细末，炼蜜为丸，如梧子大，每服四五十丸，酒饮下或汤下。

加减三花五子丸　治五脏风热上攻，肝虚头痛，眼见飞花或生翳障，并皆治之。

菊花　密蒙花　旋覆花　荆芥　夏枯草　升麻　木贼各七钱　枸杞子　菟丝子　归须酒洗　青葙子　黄芩　连翘　白茯去皮　石斛草　羌活　藁本

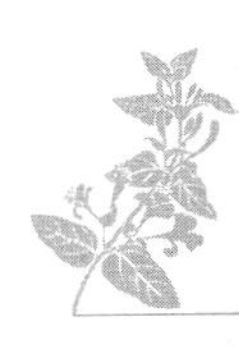

黄柏　知母盐水炒　防风　白芷各一两　草决明炒　石决明煅　蔓荆子　地肤子各八钱　甘草六钱

上研细末，炼蜜为丸，如梧子大，每服四十丸，盐汤下或酒下。

地肤子丸　治青盲不见物。

地肤子炒　白蒺藜炒，去刺　青葙子　茺蔚子　防风　菟丝子酒浸一宿，生用　车前子酒浸炒，各二两　大黄炒　萤虫去足　细辛　黄连各一两

上研细末，炼蜜为丸，如梧子大，每二十丸，温酒送下。

夜光柳红丸　治诸般风毒，眼生翳膜。

人参五钱　当归酒洗　川芎　防风　荆芥　薄荷　细辛　白芷　苍术米泔浸，日干　南星　石膏　藁本　蒲黄　藿香　甘松　全蝎酒洗　川乌火泡　草乌姜汤泡，去皮尖，各一两　何首乌五钱　羌活一两五钱　雄黄一两为衣

上研细末，炼蜜为丸，如梧子大，雄黄为衣，每二十丸，清茶下。

清凉丸　治小儿斑疮入眼宜服。

人参　白茯各五钱　防风　黄芩　茺蔚子　大黄　玄参各一两

上研细末，炼蜜为丸，梧子大，二十丸，空心清茶送下。

三黄泻心丸　治肝热。

黄连　黄芩　黄柏炙过，各二两　加大黄三两

上研细末，米糊为丸梧子大，每二三十丸，淡竹叶煎汤下。

小补阴丸

黄柏　知母各八钱　加夜明砂五钱一两为衣；如平，不须加砂

上研细末，流水为丸，梧子大，每三十丸，清茶下。

凉胆丸　治眼昏花。

黄连　黄柏　地肤子　龙胆草　防风　荆芥　僵蚕

上研细末，炼蜜为丸，如绿豆大，每六十丸薄荷汤下。

椒黄丸　治上盛下虚内外障翳疼痛羞明，胬肉侵睛，冷热泪下。

川椒　熟地黄各一两

上研细末，炼蜜为丸，梧子大，每三十丸，温米泔水送下。

乳香川岛丸　治一切冷泪。

乳香一钱　川岛去皮　草乌去皮　白矾一钱　白酒曲一块

上研细末，用雄猪胆什和丸如粟米大，每用一丸，夜卧时放于大眦，

止泪神妙。

点眼丸膏类

清凉丹　甘石制过，六钱　硼砂五分　朱砂三分　麝香　冰片各一分

上研极细末听用。

止泪丹　甘石一钱　硼砂五分　铜绿一分半　麝香八厘　冰片一分

上研极细末听用。

散血丹

甘石一钱　朱砂　硼砂　辰砂各五分　麝香五厘

上研极细末听用。

止痒丹

甘石一钱　铜绿五分　青盐二分　硇砂制过，一分

上研极细末用。

开膜丹

硇砂五分　硼砂　青盐各一分

上研极细末用。

去膜丹　点厚膜立效。

甘石一十两制　珍珠一钱　珊瑚　蕤仁各二钱　冰片三分　朱砂一钱五分　麝香　硇砂各二分，制　硼砂一钱　胆矾　青盐　铜绿各五分　海螵蛸八分　黄丹五钱制过

上研极细末听用。

去翳膜丹

甘石五钱　熊胆一十钱入在石中，干　珍珠六分　朱砂一钱　硼砂　石燕　石蟹用清水飞过，各五分　铜绿七分

上研极细末听用。

八宝丹　点时起翳，立效。

甘石一钱　石燕　石蟹各一分　朱砂六分　硼砂四分　熊胆　珍珠　蕤仁各三分　琥珀　麝香各二分

上研极细末听用。

止痛丹

甘石一钱　儿茶五分　血竭一分　麝香　冰片各一分

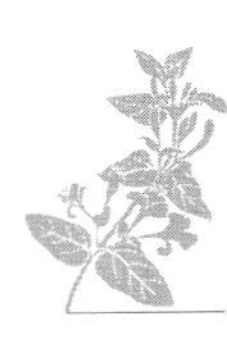

上研极细末听用。

紫金锭子 点翳膜，风热俱效。

甘石一钱，制 珍珠 玛瑙 辰砂 朱砂各二分 冰片一分 轻粉五厘

上研极细末，用制甘石药水，留清的调锭子，收贮候用；或重翳，多和后天开丹同用。

天开丹

甘石一钱 熊胆五分，用黄连薄荷汤，浸开，入甘石内，日干 朱砂 硼砂 没药炙，各三分 珍珠 胆矾 青盐 硇砂制过，各一分 乳香炙过二分

上研极细末，收藏听用。但此丹其效最速，不可轻举，须相症加减。如翳膜重厚者，独用此丹；稍轻者，当和前紫金锭子同用。故膜初生而轻，则少用天开，多和锭子；或时久而重，则多用天开，少用锭子。临期应变，自量加减，至神至效。

白龙丹 点赤目后生翳膜。

芒硝一钱 朱砂 麝香 冰片各一分

上芒硝用白硝若许，放于硝银窝内，用新瓦盖口，炭火溶化倾于碗中，凝成拣。白玉色者取起听用，并别药同研细末。

立消丹 点浮翳、宿翳、雾膜遮睛、痛眼。

食盐雪白者少许

置净器中，生研如尘，以灯心渗盐轻手指定翳上，点二三吹，即不痛。

去老膜丹

硇砂五分，上下瓦合定，泥合文武火，煅枯 巴豆去油，二十厘，用甘草水煮过 龙骨煅过 白丁香飞过，各三分

共研细末听用。

阴丹 点翳膜眼。

甘石一钱 珍珠 琥珀 玛瑙 硼砂 熊胆 乳香 没药 青盐 胆矾 冰片 麝香各一分 食盐五厘

共研细末候用。

阳丹 点翳膜眼。

甘石一钱 珍珠 玛瑙 琥珀 熊胆 雄黄 乳香 没药各五厘 麝香 冰片各一分

共研细末听用。

光明丹 点眼光明。

甘石一钱 珍珠 玛瑙 雄黄 麝香 米片

上研极细末听用。

八宝蕤仁膏 点一切翳膜及风眼。

甘石 熊胆 铜绿 石燕 石蟹各一钱 朱砂二钱 珍珠 蕤仁各八分 珊瑚七分 琥珀六分 麝香五分 冰片二分 黄丹制过，三分 冬蜜八两 黄连四两 薄荷二两

上十三味共研细末，用连荷二味煎汤，熬蜜龙眼肉色，取起候冷，加前药末为膏听用。

磨翳灵光膏 点一切障翳。

甘石二钱 硼砂一钱五分 珍珠 熊胆 黄丹各一钱 石膏 石蟹 蕤仁各五分 朱砂二分 乳香 没药 雄黄各三分 白冬蜜六两 黄连三两 薄荷一两五钱

上研细末，用连荷煎汤熬密。成龙眼肉色取起，候冷加前药末为膏。

碧云膏 点云翳。

铜青五分 轻粉 麝香各一分 黄丹一钱

上研细末，炼蜜一两，加前药末，为膏。

长眷膏 点撞碎生翳膜，眼亦除翳膜。

生地黄汁 薄荷汁 冬青子汁

上三味，汁熬浓，加蜜一两，同熬成膏。

胜金膏 治拳毛倒睫。

阿胶明者三五片 冰片五厘 麝香五厘

上将阿胶用水煎浓成膏，候冷下片麝，取起以罐盛之。每时时用手蘸膏抹，倒睫睑上为妙。

曾青膏 治烂眩风。

铜绿 百药煎等分

上二味入锅内煅，研为细末，用蜜调成膏。临卧少许抹在眼眩上，以薄纸贴之，来日即效。

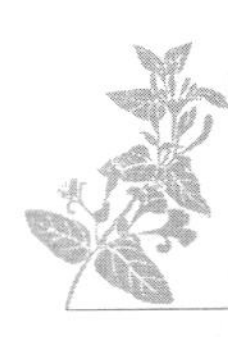

敷贴肿眼方

芙蓉叶研末，二分　细茶研末，一分

上煎，细茶调二味为膏，以纸托住贴于眼一宿，其肿立退。

又方

用猪腿精肉一片，以大黄磨浓水浸肉，温暖贴眼肿处，立退。

又方

用胡苞叶捣烂温暖作饼，贴眼，其翳立退。

摩顶膏　治眼眶疼或太阳疼及眉骨痛，可摩可贴。

木香　子鹅脂　牛脂各一两　盐花一钱五分　朱砂一钱　龙脑三分

上四味研为细末，用鹅牛脂熬滚，入末同熬成膏。若软，再加黄蜡多寡，用手蘸，摩擦头额诸痛处或作饼贴痛处，俱效。

搐鼻退翳方

单用草药，一名茅里金钗，以根捣烂搐鼻，眼翳立消。

又方

用草名鹅不食，打烂搐鼻，其翳立退。

搐鼻通关散　凡点眼，先用此搐鼻为妙。

杨梅皮　踯躅花根　薄荷叶　白芷　粉草　细辛各等分　牙皂　麝香五两

上研为末作丸，搐鼻或吹入鼻孔。能洗泪清上。

雄黄散　治头风痛不可忍者。

雄黄　全蝎　薄荷　川芎　乳香　没药　牙硝

共研细末，吹入鼻孔，立效。

缚手退翳方

苦胆菜　地薄荷

二味捣烂，温暖，将手合掌向上，以患眼合手，天府处敷药、缚住。其患立消。

又方

草名蛇苞，又名五爪龙，捣烂缚手天府穴，或缚手脉门，患立退。

又方

鹅不食草亦可缚天府穴，患立消。

洗眼丹药类

洗眼要药

梧子　秦皮　桑叶　槐枝　艾叶　冬青叶

梧子，味苦，性温。研末泡汤，洗眼去风，止泪、收烂眩风、退翳。

秦皮，煎汤洗眼，去风毒、除翳膜、收烂眩风、冷泪。

桑叶，煎汤洗眼，去风热、止泪、除昏、止痛明目。

槐枝，煎汤洗眼、去风、止泪明目。

艾叶，煎汤洗眼，或用气熏，能去风，收烂眩风，止冷泪。

冬青叶，煎汤洗眼，去风热，收眩风，止冷泪。

又方　不拘疼痛，外障皆可洗。

新鲜菊花或甘菊，煎汤。

又方　可洗红肿。

桑白　木贼　防风　归须　黄连　侧柏叶　生地

共煎汤，滤清洗眼，立效。

又方

黄连　黄柏　侧柏　归须　赤芍　防风　荆芥　木贼　菊花

同煎，滤清洗眼，效。

又方

黄连　黄柏　归须　滴滴金

同煎，水洗。

当归饮　治涩痛痒羞明怕日。

当归　黄连　生地　熟地　郁金　杏仁　栀子　黄柏　赤芍

分作二服，水煎，热洗。

鹏雪膏　专洗翳膜。

大黄　黄连　秦皮　滑石

上各等分为末，每服一钱，汤泡澄清，洗眼明朗。

又方　熏洗热眼。

当归　赤芍　生地　凌霄花　黄柏　黄连　红花　谷精草

研末，煎汤熏眼，后微冷倾出，洗眼。

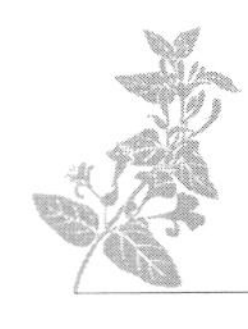

又方　专洗风眼。

用薄荷煎汤同淡淡者姜汁少许，洗眼为妙。

又方

经冬桑叶煎汤，及桑树烧灰泡汁，洗眼，开日期于后。

正月初八　二月初十　三月初五　四月初八

五月初八　六月初七　七月初七　八月初三

九月初十　十月初九　十一月初十　十二月二十二

又方

朴硝六钱煎汤，澄清，温洗，开日期于后。

正月初一　二月初八　三月初四　四月初五

五月初五　六月初四　七月初五　八月初一

九月十三　十月十三　十一月十六　十二月初五

制药品类

制炉甘石法

甘石三两，用黄连二两，薄荷、黄柏、归须各一两，赤芍、荆芥、生地、蒺藜各五钱，同煎汤，滤清，以大碗盛住。将甘石放于银窠内，用瓦盖定，以炭火炼。如法好，取起，倾于前药汤内，若未溶者，再炼数次，淬于汤内，取浮细者，澄底，日干取用。

制黄丹法

黄丹一两、用黄连一两、薄荷五钱、同煎汤，滤清，以黄丹飞过，取浮者，再澄底，取起，日干听用。

制硇砂法

用铜锑盛住，以三黄汤煮干。

制铜绿法

铜绿一两，用蜜浓调，涂于磁碗上，以艾作条，烧烟熏之数次，黑色为度。取起听用，或乳汁浸，焙干亦可用。

一草亭目科全书

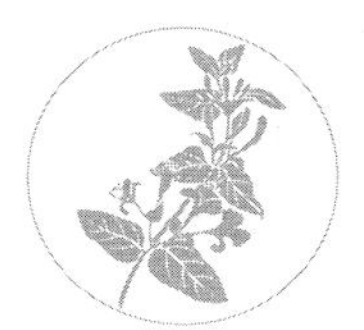

外障

暴发时眼，疼痛难开，时眼传染，羞明怕日，白珠生疮，粟沙隐涩，胞睑肿烂，拳毛倒睫，胬肉攀睛，赤筋贯瞳，翳膜遮睛，垂帘翳障，冲风出泪，漏睛脓出，伤寒流毒，乌珠下陷，乌珠突出，偷针时发，胞肉生胶，风牵㖞斜，鹊目凝睛，撞破生翳，血灌瞳仁，飞尘伤目，时发有根，睑硬肿胀，瞳仁胀痛，时发痒滞，小眦赤涩，大眦赤涩，冰轮翳，梅花翳，旋螺翳，浮翳，实翳，湿翳，干翳，钉头翳，白翳，红翳，青翳，黄翳，黑翳，时发时散翳，里急外弛，跌扑损伤。

外障治法

世谓眼病属火，然非外受风邪，眼必不病。因腠理为风邪所束，内火不得外泄，夹肝木而上奔眼窍，血随火行，故患赤眼。及时调治，自获全愈；倘日久不治，及治而无效，为粗工所误，遂成外障等症。外障者，风凝、热积、血滞也。法当除风散热、活血明目，须用加减金液汤主之，外点玉华丹自愈；如患翳膜遮睛者，用仙传紫金膏点之，此膏能开瞽，或武当、人龙[①]、此君亦妙。

金液汤 治外障等症。

软前胡一钱　白桔梗八分　直防风一钱　川独活三分　京芍药一钱　肥知母五分　荆芥穗五分　苏薄荷六分　蔓荆子七分，炒研　北柴胡炒，一钱　片黄芩炒，一钱

咀片，水煎，热服。

如受风寒重者，初二剂加羌活五分、小川芎二分、白芷稍二分，后服仍去。

如泪多者，加北细辛二分、家园菊五分。

如肿胀者，加葶苈子三分。

如痛甚者，加厚黄柏三分。

如红甚者，加连翘三分、桑白皮四分、牡丹皮六分、红花三分。

如翳膜者，加木贼四分、白蒺藜八分。

如翳障弩肉者，加石决明煅，一钱。

如昏瞢[②]者，加密蒙花八分、家白菊五分。

如大眦红者，加栀子仁炒黑，七分。

如小眦红者，加酸枣仁炒，一钱、远志肉甘草煎水浸软，去骨炒，一钱、麦冬去心，一钱、家白菊三分、生地一钱、当归尾三分、熟地一钱。

如初发赤眼，服药六七剂可愈，且无后患外用点药。

如屡发者，风邪积热，入在经络，遇寒即发，服金液汤十余剂后，或

① 人龙：蛔虫之别称，见明李时珍《本草纲目》卷四十二“虫之四”部“湿生类”下“蛔虫”条释名。
② 昏瞢：义同“昏蒙”，亦作“昏矇”，谓目昏暗看不清之状。

作散、或作丸服，调理三十四日，外用玉华丹，日点一次，自愈。

如体虚者，须用加减地黄丸，空心服，饭后用金液散，此法最妙。

如服金液汤，须饭后热服，每日止服一剂，不可骤进，恐伤胃气，服至六七日，自愈。

如外障等症，多是有余，不可妄投补药，恐助邪为害不浅。

如内热甚者，大便闭结兼以体旺年少之人，加大黄一二钱，通后仍除大黄，此症北京最多，汤用五龙。

五龙汤　治暴赤肿痛，如北地体旺者，宜服。

陈麻黄　荆芥穗　白桔梗　牛蒡子　庄大黄

咀片，各一钱三分，作一剂，生姜五钱、葱头二两为引，服后肿消红退，仍用金液汤三四剂，外点玉华丹。

玉华丹　治眼患外障红肿、羞涩、昏瞢、翳膜等症。

炉甘石二两，取白而轻如云片及羊脑髓样者　川黄连一两，去芦切碎，水一盅浸半日，隔汤煮汁　童便一盅，取童男半岁无病者同连汁和作一碗

将炉甘石置倾银罐内，炭火煅成碧色取起，以连汁、童便淬之，如此煅淬七次，加朱砂三钱，同研为末，水飞去脚[①]，候干又研，极细如尘，收贮听用，名曰丹头。另制珍珠，将珠钱许置豆腐内，碗盛蒸一时久，研极细，收贮听用。

丹头一钱加珠末二分，旋研冰片三分和匀，入小磁罐封固。凡一切外障眼，以银簪或象牙簪沾药，点两眦内，闭一饭久，仍以簪拨出药屑，每日早饭后点一次，或夜点亦可。

仙传紫金膏

真黄丹五两，研细水飞，候干，用厚绵纸盛放锅内炒熟取起，置地上冷，又炒又冷，如此九次，去尽铅气，又研如尘，听用　川黄连去芦净，二两，切碎　石燕一雌一雄，大者如槟榔，与石蟹等分，捣末水飞，听用　石蟹不拘一个二个，与石燕雌雄等分，捣末水飞　诃子

① 脚：犹言下脚、脚滓、滓脚，此言药材加工后余下的渣滓。明·朱橚《普济方》卷八十三“眼目门”之“琥珀金丝膏”条云：“上前七味，用水三升，同浸一伏时，于银石器内慢火熬至一升，退火放冷，用绢袋作五七次绞，取药汁滓脚不用，于不透风处放一伏时，澄下脚滓，又复去之。”又卷三百七十三“婴孩惊风门”下“一切惊风”之“珍珠丸”条云：“用北寒水石硬者，细研如粉，以雪水浸三宿，又研，以水澄下脚为度。”明代李时珍《本草纲目》卷十一“石之五”部“卤石类”下“食盐”条言其修治法云：“凡盐，人多以矾消灰石之类杂之，入药须以水化，澄去脚滓，煎炼白色，乃良。”

十二个　真熊胆三钱或五钱，多则效速；试法以尘撒水面，取熊胆粒许，滴水上，其尘分开，方真；此眼药神品　冬白蜜滤净，八两

先将诃子用井水三碗，煎至碗半，以蟹、燕为细末，水飞过，调和药汁同蜜，银锅慢火煎三五沸后，入丹再煎，取柳条或桃槐条不住手顺搅，用水一盆在旁。如沸起，即抬锅放水盆上，待药有丝为度，入熊胆，再旋百余旋，勿令鸡犬、生人、妇人见之。此方专治男妇一切眼疾，双目不见十余年者，竟能还明，但用两蛤许，每日点五七九次，不用双点，初点七日，停三二日，又点七日，用灯草展其翳膜，眼自明矣。不过三七日，神效。忌一切油腻、辛辣之物。

七宝膏　去诸翳障。

珍珠三钱　琥珀三钱　水晶三钱　龙齿一钱　石决明　熊胆各三钱　龙脑旋加五分

上捣碎研细，水五升，砂锅内煎至一升，去粗，用银锅熬至一盏，入净白蜜五钱，和为膏，每夜卧后点之，早不可点。

武当秘授仙方

武当山上一仙方，泄漏天机不可当，巴豆蕤仁和制石，硇砂龙骨白丁香，不论远年翳膜障，管教一点便开光。

制石二钱　巴豆去壳，一钱　蕤仁一钱，二味全煎，水去渣，以水入制石内，候干，听用　硇砂用田螺一个，水漂二日，泥净开口时，以硇砂三四分入内，候化水，以银铫[①]煎干，收贮，每用二厘　龙骨火煅为极细末，一分　白丁香取两头尖者，端午取用甘草汤浸一宿，晒干研细贮，旋加少许点翳膜弩肉

人龙散　治红肿翳膜。

人龙一条，取壮大色白者，以线系首尾，放长流水洗净，将磁瓦尖破开，滴白浆入制石内，点目亦妙。

一去弩肉，用杏仁百粒，捣烂取汁，调制硇砂点，或又用白丁香亦可。

此君丹　治翳。

淡竹壳不拘多少，用布拭去毛，烧灰存性，每药一钱，加麝香三五厘，同擂细末，点在翳上，亦妙。

① 铫（diào）：指铫子，形似壶而有柄，可用以煎药、烧水。

凡治外障眼，切不可用刀针钩割，恐伤眼血，后成痼疾，不可治疗。经曰：“眼得血而能视。”则血何可损也。但用金液、玉华等方，自愈。

一人飞丝入眼，用盐一粒，在口噙化，其丝自出，或用香草子一粒入眼，其子在眼走动，展丝拨出，自愈。

一人嘴眼歪斜，服去风药数剂，脉平又服温补，外用鳝鱼血磨白芨涂面一边，立见其貌端正矣。

刘禹锡方 治一切眼患。

川黄连末、蕤仁去皮研各等分，枣一枚，开头少许，去核，以药填满，仍将枣头合上绵裹，用银锅煎水一碗，至小半，滤起，待冷洗眼，立效。枣用大而端正者。

嗅鼻碧云散 治一切外障等症，如开锅盖法，常使邪毒不闭，令有出路。然力少而锐，嗅之随效。宜常嗅以聚其力。

鹅不食草二钱 青黛 川芎各一钱

上为细末，先噙水满口，每用如米许，嗅入鼻内，以泪出为度。

内障

绿水灌瞳，蝇影飞越，瞳仁阔大，胞轮红，瞳仁尖小，亡血过多昏暗，瞳仁返背，能远视不能近视，瞳仁缺陷，能近视不能远视，瞳仁破损，妇人胎风[①]，瞳仁空散，倒经血出，坐起生花，小儿痘翳，青盲翳障，小儿疳伤，冷泪时出，黑雾蔽空，眩晕转睛，鹊目夜发，乌风时发，不能久视。

① 胎风：病名。《圣济总录》卷第一百七十二“小儿门”篇：“论曰子在胞胎，禀受不足，肝心经虚，及其始生，乳养无法，触冒外邪，或因断脐。疮痂未敛，风邪一入，则令脏腑虚弱，经络不通，蕴结为热，盖风善行而数变，入于荣卫气血间，则令儿壮热吐，精神不宁，睡卧饶惊，手足抽掣，故名胎风，纵而弗治，则成痫疾。”即新生儿之丹毒。

内障治法

内障受病，多在瞳仁，不红不肿，人不经意，日久不治，便成痼疾。瞳仁属肾，又通胆腑；人身最灵者惟此瞳神，而人身最重者惟此肾经，所谓乙癸同乡之义也。夫人有阴虚者，有阳虚者。阴虚则水不滋木，少火夹肝木而上炎，肝通眼窍，眼斯病矣。盖肾经如太极图也，水火具焉。右肾属阳水，左肾属阴水，命门少火居中。少火者阳也，以一阳陷于二阴之中，成乎坎[①]之象，故易谓天一生水也。水火和平，百骸通畅，然脾土非少火不生，肝木非肾水不养，脾气足自生肺金，肝气充自培心火，则肾为五脏之源，所谓先天真气，生身立命，正在此也。故无水者，壮水之主以镇阳光；无火者，益火之源以消阴翳。非独治目，诸症可例推矣。此水火乃无形之水火，即先天真阴真阳也，阴虚补阴，阳虚补阳，脉候参之，庶几勿失。若水火有亏，瞳神受病，遂为内障等症。内障者，血少、神劳、肾虚也，法当养血补阴，安神明目，须用加减地黄丸主之空心服，兼进五宝丹饭后服，自获奇效；或千金磁朱丹与石斛夜光丸连服，及后选用。

六味地黄丸 壮水之主；左尺微弱，补水以配火。

怀地黄酒洗，蒸晒九次，又酒煮烂捣膏，八两 怀山药四两，炒 山萸肉去核，四两，洗蒸晒，慢火炒 白茯苓去皮膜净，蒸过晒干，三两 牡丹皮去骨，三两 光泽泻去毛，三两

俱为末，同地黄膏捣匀，加炼蜜为丸，如桐子大，每日空心用滚水吞三钱，即以美膳压下，直至肾经，且无泥膈[②]之事。

加当归、五味子、生地黄、柴胡，名益阴肾气丸另有等分。

加枸杞、白菊。

八味地黄丸 益火之源；右尺火衰，补火以固本。

六味加制附子一两 肉桂一两

愚以附、桂性烈，用还少丹代之，尤妙。

还少丹 滋补肾水，温养少火，诸虚百损，男妇咸宜，久服却病延年。

---

① 坎：谓坎卦，卦象为水。

② 泥膈：中医谓地黄泥膈，会妨碍脾胃，从而不利于人之饮食。

怀地黄四两，酒润，蒸晒九次，竹刀切片，酒煮捣膏　甘枸杞四两，人乳蒸二次，乘热同地黄捣　肉苁蓉二两，酒洗，去浮甲蒸过，同地黄捣　川巴戟酒浸，去骨晒干，二两，炒研　川续断二两，酒炒　川牛膝二两，酒炒　川杜仲二两，姜汁炒断丝　山萸肉去核净，二两，酒洗蒸过，晒干，焙　远志肉水洗去骨，晒干，二两，炒　石菖蒲用小而节密者，去毛，二两，炒　楮实子拣净，二两，炒　小茴香二两，炒　白茯苓去皮木膜，水淘净，蒸过晒干，二两　怀山药二两，蒸炒

各制就和匀，用枣肉二百枚捣和，加炼蜜为丸，如梧子大，每日早晚滚汤好酒任服，每服五七十丸。此丸久服健筋骨，利关窍，充精血，美颜色，有大滋益，养生至宝。

昔仙人秘授一妇人服之，果得高寿，且如童颜。因子不服，须鬓皓然，筋力痿软，时当怒责，一官遥见，拘问女何打父。妇曰："是吾子也，不服吾药故打之。"取方叹赏，名打老儿丸。原系孙真人自龙宫得来，凡肾经补药，俱可渐加。

加味逍遥散　治郁怒伤肝，眼目赤涩昏暗，妇人多有血虚发热、口干自汗、月经不调、腹痛等症。

大当归酒洗　白芍药酒炒　白茯苓去皮　白术土炒　北柴胡炒　牡丹皮各一钱　苏薄荷三分　甘草三分　川黄连三分，用吴茱萸煎水拌炒

上咀片，水煎；古方有栀仁赵氏恐其伤胃气，因去之。

归脾汤　治思虑伤脾，不能摄血，或健忘怔忡，惊悸盗汗，寤而不寐，或心脾作痛，嗜卧少食，大便不调，或肢体重痛，月经不调，赤白带下等症。

人参　白术　茯苓　枣仁　远志　归身　黄芪各一钱　木香　甘草各三分

水煎，加龙眼肉三个为引。

心藏神而主血，脾藏意而统血，思虑则俱伤，而血不归经，故有前症，治以此方，使气血和畅，平肝实脾，血之散于外者悉归中州[1]，而听太阴所摄矣。

天王补心丹　治心血不足，神志不宁，津液枯竭，健忘怔忡，大便不利，口舌生疮等症。

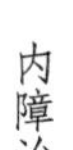

① 中州：中医以五方应五行，又以五行应五脏六腑，五方中央属土，五行土应脾胃，故以中州言脾胃。

人参去芦　玄参炒　丹参炒　天冬去心　麦冬去心，各一两　五味子烘，五钱，如不用亦可　柏子仁炒　酸枣仁炒　远志肉甘草煎水浸，去骨炒　白茯神去皮木　当归身酒洗烘，各二两　白桔梗烘，五钱　生地酒洗，姜汁炒研，忌铁器，四两

上为末，炼蜜丸如椒目大，白滚汤吞服愚意去五味、地黄。

五宝丹　主开瞽复明，瞳神缺者能圆，陷者能起，突者为平，真至宝也。

夜明砂水洗极净晒干，醋炒　晚蚕沙拣去土子极净，醋炒　凤凰蜕[1]去壳，止用白衣，洗净，微火焙干，焦[2]者不用　老母鸭肝水泡切片，新瓦焙干，忌铁器　嫩鸡公肝制如鸭肝

各为极细末，各等分和匀，每日早晚用酒调服三钱，至七日见效，重者再服一料自愈。

千金磁朱丹　治神水宽大渐散，昏如雾中行，渐空中有黑花，又渐睹物成二体，久则光不收，及内障神水淡绿色、淡白色者。

磁石吸针者佳，二两　辰砂一两　神曲四两

共三味，先以磁石置巨火中煅，醋淬七次，晒干，另研极细，水飞候干，二两；辰砂另研极细，水飞候干，一两；生神曲末三两，与前药和匀，更以神曲末一两，水和作并煮浮为度，搜入前药内，炼蜜为丸，如梧子大，每服二十加至三十丸，饭汤送下，空心服。

上方以磁石辛酸寒，镇坠肾经为君，令神水不外移也；辰砂微甘寒，镇坠心经为臣。肝其母，此子能令母实也，肝实则目明。神曲辛温甘，化脾胃中宿食为佐，生用者发其生气，熟用者敛其暴气也。服药后，俯视不见，仰视渐睹星月者，此其效也。亦治心火乘金、水衰反制之病，久病累发者，服之则永不更作。空心服，午前更以石斛夜光丸主之。

石斛夜光丸　治症前同。

天冬去心焙　拣参各二两　菟丝子酒煮制研，七钱五分　五味子炒，五钱　麦冬去心焙，一两　杏仁泡去皮尖，七钱五分　白茯苓去皮，二两　枸杞子七钱五分　川牛膝七钱五分　生地一两　熟地一两　家白菊七钱五分　白蒺藜五钱　金石斛五钱

① 凤凰蜕：孵出小鸡的鸡蛋壳。明代李时珍《本草纲目》卷四十八“禽之二”部“原禽类”下“鸡”条之“抱出卵壳”云：“时珍曰：俗名混沌池、凤凰蜕，用抱出者，取其蜕脱之义也。”

② 焦：原文作“隹”，据文义疑作“焦”。

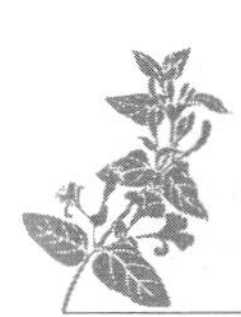

肉苁蓉五钱，酒洗去浮甲　真川芎五钱　甘草炒，五钱　陈枳壳去瓤面炒，五钱　怀山药七钱五分　青葙子五钱　直防风五钱　川黄连炒，五钱　草决明七钱五分　羚羊角镑末，五钱　乌犀角镑，五钱

上二十五味制末，炼蜜为丸，如梧子大，每服三五十丸，温酒盐汤任下。

上方滋补药也，补上治下，利以缓，利以久，不利以速也。故君以天冬、人参、菟丝之通肾安神、强阴填精也，臣以五味、麦冬、杏仁、苓、杞、膝、黄之敛气除湿、凉血补血也，佐以菊花、蒺藜、石斛、苁蓉、川芎、甘草、枳壳、山药、青葙之疗风治虚、益气祛毒也，使以防风、黄连、草明、羚羊、乌犀之散滞泻热、解结明目也。阴弱不能配阳之病，并宜服之，此从则顺之治法也。

熊胆丸　观音治眼方，载《藏经》。一人患目翳障遮睛，诸医不效，自念惟佛可救，于是礼佛甚谨，夜梦皂衣人告曰："汝要目明，当服熊胆丸，具在《藏经》。"后依方修治服之，旬日目明，眸子了然，即治人目疾多愈。

真熊胆一分　川黄连　密蒙花　川羌活　汉防风各一两五钱　龙胆草　蛇蜕　地骨皮　木贼草　仙灵脾各一两　瞿麦　旋覆花　白菊花各五钱　蕤仁三钱五分　麒麟竭一钱　蔓荆子一合

俱为细末，以羯[①]羊肝一具，煮其半，焙干入药，取其半生者，去筋膜，研烂入药，杵而丸之，梧子大，饭后米汤下三十丸。诸品修制，惟木贼去节、蕤仁用肉、蔓荆子水淘、蛇蜕炙去。

乌龙丸　吕仙翁治眼方。一人性喜云水[②]，见必邀款小阁，供奉纯阳像，奉事甚谨。一日有客，方巾布袍入，共语曰："汝目昏多泪，当服乌龙丸可愈。"于是依方制药服，至月余目复明矣。夜能视物，年至九旬，耳聪目明，精力如壮。

生地　熟地惟出自怀庆、河内县者效　川花椒去目及闭口者不用

三味各等分为末，炼蜜为丸，如梧子大，空心盐米汤吞三十丸，竟可常服。

---

① 羯（jié）：羊之骟者，泛指公羊。《说文解字》第四上"羊"部"羯"："羊羖犗也。"羖（gǔ），言公羊；犗（jiè），牛之骟者。

② 云水：谓僧道，取其云游四方，踪迹不定如行云流水之义；据后"纯阳像"，则此专指道士。

报恩丸　一官治罪囚，出活之，后囚因病死矣。官患目疾，为内障所苦，丧明年余，适夜半独坐叹息，闻阶下窸窣之声，官问为谁，答曰：“是昔蒙活囚，今来报恩。”乃告一方。

川黄连一两　白羊肝一具，去筋膜，忌铁器

以连末和肝于沙盆内，研令极细，为丸如梧子大，每服三十丸，以滚水下，连作五剂。言讫忽不见，于是修服，数日复明。凡目疾皆可治，忌猪肉、冷水、雄鸡。

孝感丸　一人父没，奉母周游四方，事母尽孝。淳熙中寓秦州，因患赤眼食蟹，遂成内障，诸医无效。素解暗诵般若经，出丐市里，所得钱持归奉母，凡历五载。忽夜梦一僧，长眉大鼻，手托一钵，钵中有水，令掬以洗眼，复告之曰：“汝此去当服羊肝丸也。”意其为佛，拜乞其方，僧遂以授之。

夜明砂净洗　当归酒洗　木贼去节　蝉蜕去足，各一两

共研为末，用黑羊肝四两，水煮烂，捣如泥，入药拌和，又捣丸如梧子大，食后滚水下五十丸。服之百日复明，与其母还乡，母亡弃家，遂入道矣。

三奇丸　治内障等症。

熟地黄九制如前法　麦门冬去心　车前子去壳

各等分为末，炼蜜为丸，如梧子大，食前服，用滚水下五十丸。

一子丹　葛仙翁治赤眼翳膜等症。

大诃子一枚

以蜜磨，点目中。

二百花草膏　蜂采百花，羊食百草。

用羯羊胆灌入好蜜搅匀，线紧缚蒸过，悬风处候干，入瓶点目。

一人患目，服黄柏、知母之类，更加便血，何也？曰：“此脾虚不能统血，肝虚不能藏血也，当用补中益气汤，吞六味地黄丸。”果愈。

补中益气汤　治劳倦伤脾、中气不足等症。

黄芪一钱五分，蜜炙　人参去芦　甘草　归身酒洗　白术土炒，各一钱　陈皮去白，五分　升麻　柴胡各三分

上咀片，姜枣水煎服。

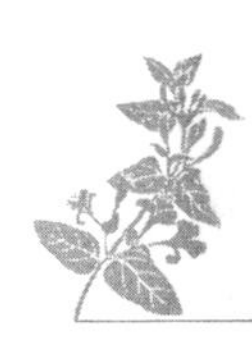

一富家子忽病视正物皆以为斜，凡物必更移令斜，自以为正。其父求医，一医留其子，盛设畅饮至醉，乃扶坐轿中，使人抬之，高下其手，常令倾侧，展转久之，方令登榻而卧，达旦酒醒，遣之归家。前日斜视之物，皆理正矣。父母跃然而喜，往谢问方何神效如此也，医曰："令郎无病，是醉中常闪倒肝一叶，搭于肺上，不能下，故视正为斜。今复醉饮则肺胀，展转之间，肝亦随下矣，药安治之。"

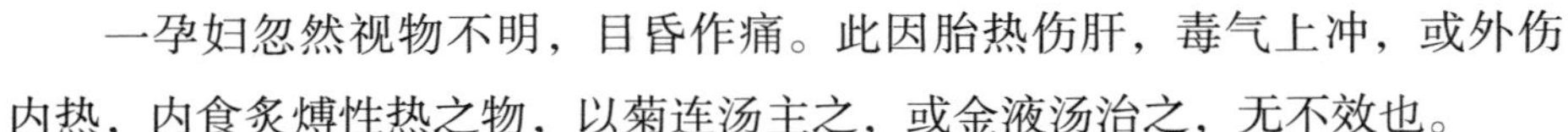

一孕妇忽然视物不明，目昏作痛。此因胎热伤肝，毒气上冲，或外伤内热，内食炙煿性热之物，以菊连汤主之，或金液汤治之，无不效也。

菊连汤　治妇人胎风眼。

防风一钱　荆芥穗五分　家白菊五分　蝉蜕五分　连翘六分　枯黄芩炒，七分　川黄连酒炒，三分　栀子仁炒黑，六分　牛蒡子炒研，五分　大当归酒洗，八分　真川芎五分　白芍酒炒，八分　怀地黄生用，一钱

上咀片，生姜一片、灯心一丸为引，热服。

一乳妇因悸而病，既愈，目张不得瞑，医曰："煮郁李酒饮之，使醉即愈。"所以然者，目系内连肝胆，恐则气结，胆冲不下，郁李能去结，酒入胆，结去胆下，目能瞑矣。以一醉饮主之。

一醉饮

郁李仁泡去皮，三钱

酒一瓶煮熟，饮之果验。

一妇人年四十余，两目昏昧，咳嗽头痛，粗工罔效。一医诊脉皆细弱，脾部尤近弦弱，曰脾虚也。东垣云：五脏六腑，皆禀受脾土，上贯于目。脾虚则五脏精气皆失所司，不能归明于目矣。邪逢其身之虚，随眼系入于脑，则脑鸣而疼心者，君火也，宜静。相火代行其令，劳役运动则妄行，侮其所胜，故咳嗽也。不理脾养血而以苦寒治眼，是谓治标不治本也①。证脉既详，方从意立，医者意也，故曰"如意饮"。

① 五脏六腑……本也：东垣之语出自明代张介宾《景岳全书》卷二十七必集"杂证谟"之"眼目"下"述古"条，原文曰："五脏六腑之精气皆禀受于脾，上贯于目。脾者诸阴之首也，目者血脉之宗也，故脾虚则五脏之精气皆失所司，不能归明于目矣。心者，君火也，主人之神，宜静而安，相火代行其令。相火者，胞络也，主百脉皆荣于目。既劳役运动，势乃妄行，又因邪气所并而损血脉，故诸病生焉。凡医者不理脾胃，及养血安神，治标不治本，是不明正理也。"

如意饮

人参一钱五分　黄芪一钱五分　麦冬去心　贝母各一钱　归身八分　陈皮五分　川芎五分　黄芩四分　家菊五分　麦芽四分　甘草三分

上煎服二剂，前症悉除。

一妇人患烂缘风眼，用覆盆子叶，旋采以手揉碎，入口中咀嚼，而留汁滓于小竹筒内听用，取皂纱蒙眼，用笔画双眸于纱上，然后滴药汁渍眼下缘，转盼间虫出纱外，有数十计，其状如丝，色赤而长。复用前法滴上缘，又得虫数十，兼服消风清热活血之剂，遂全愈矣。

覆盆子叶，能去眼弦烂虫。

覆盆子，能治目暗不见物、冷泪浸淫及青盲等症。

覆盆子草，多取晒干，用时捣令极烂，薄绵裹之，以人乳浸之，如人行八九里久，用点目中，即仰面而卧，不过三四日，视物如童，但忌面酒油，盖治目妙品也。

一人患赤目肿痛，脾胃虚弱，饮食难进，诊其脉，肝盛脾弱。如服凉药以治肝，则损脾，饮食愈难进；服暖药以益脾，则肝愈盛而加病。何以治之？乃于温平药中，倍加肉桂，不得用茶常啜，恐伤脾也。盖肉桂杀肝而益脾，故一治而两得之。传曰："木得桂而槁也。"

一人久患目盲，有白翳遮睛，服药罔效，盖此眼缘热药过多，乃生外障，视物不明，彼皆以为肝损肾虚，补其肝肾则眼愈盲，治以救苦丹，一月目明。

救苦丹

公猪胆一个，微火用银铫内煎成膏，候冷，入冰片末二三厘，点入眼中，渐觉翳轻。又将猪胆白膜皮晒干，合作小绳如钗，火烧灰存性，点翳，甚者亦能治之。

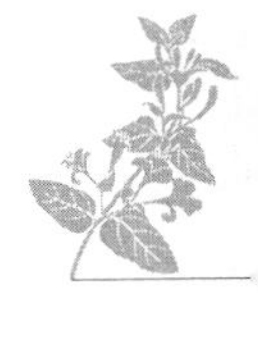

小儿痘毒眼治法

痘毒入眼，有赤痛肿而不能开者，有翳障遮蔽而不能视者。自古方书所论及俗说所传，皆以为痘疮入眼，而不知此非有形之疮，乃无形之毒也。其遮睛之翳，有似痘疮，而实非也。盖有形之疮，发于咽喉者有之，发于口舌者有之，然皆外疮起胀时，内疮亦盛；外疮收靥[①]时，内疮亦消。惟入眼之毒，必作于收靥之时，或还元之后，与咽喉口舌之痘迥异。此以知其非有形之疮也。盖眼者，五脏血气之精华也，痘毒之郁滞于肌肤者，为痈为疖，而其留滞于精华者，则发为眼患矣，毒已留于气血精华之分，则其受病也深。故患此者，当乘时调治，收功于数十剂之后，切不可鲁莽躁率，责效于数剂之间。何也？痘后之人，元气已弱，受毒又深，而其毒火发露在表，又在至高之位，若骤用寒凉峻攻其里，而疏利其下，则既伤其元气，又拂逆其病势，未有不至于丧明者，且或生他症而为大患者多矣。须用清毒拨翳汤，从容调治，使其毒气渐退，而元气不损，此万不失一之术也，切戒熏洗。若日久不治，亦致失明。患此症者甚多，彼不知治法，又何怪乎？

清毒拨翳汤

防风五分　荆芥穗四分　苏薄荷四分　前胡七分　蔓荆子四分　京芍药六分　桔梗五分　北柴胡炒，七分　片黄芩炒，五分　连翘四分　肥知母炒，五分　牛蒡子炒研，五分　白菊三分　密蒙花四分　白蒺藜炒，去刺，七分　木贼三分　丹皮四分

水煎热服。

如红甚，加红花三分、桑白皮蜜水炒，四分。

如泪多，加北细辛二分。

如翳膜遮睛，加石决明煅研，八分。

如内热甚，加川黄连炒，三分；如甚者，可兼用后数方。

紫龙丹　治小儿痘毒眼，外用吹耳。

---

① 收靥：谓痘毒将尽，而痘疹的疱块收敛结痂，此乃痘疮将愈的证候。

黄丹五分　真轻粉[1]五分

俱为末，研匀，如患左目吹右耳，患右目吹左耳，每日吹二次，每用厘许。

密蒙花散　治症前同。

密蒙花酒洗晒干，五钱　蝉蜕去足土，五钱　谷精草五钱　望月沙洗净晒干，一两，即兔粪

俱为细末，每用豮[2]猪肝一两，以竹刀披开，将药一钱和在内，用碗盛蒸熟服，亦效。

谷精草散　治症同前。

谷精草一两　生蛤粉二两

俱为细末，每用豮猪肝一两，去净筋膜，以竹刀切片和药一钱，蒸熟服，效。

以上二方用母鸡肝亦可。

① 真轻粉：指水银。

② 豮（fén）：义同“豶”，谓猪之骟者，泛指公猪。

小儿疳疾眼治法

小儿肠胃柔脆，早不可饥，晚不可饱，衣服随时，自不生病。因饮食失宜，过饥过饱，食后便睡，日晚加餐，寒热不调，外感或少，内伤实多。元气阻滞，渐致虚弱，遂艰运化，酿而成疳。又贪饮食，肌肉愈瘦，肠胀下利，日久而不治。疳虫伤肝，目则病矣。或闭或翳，变生诸症，从而夭折，可不悲哉。医不及，治非良法，始知不独丧明，须用秘授玉龙丹主之。

玉龙丹　治小儿疳积伤眼。

苏雄黄为末，水飞过候干，三钱　寒水石煅为末，九钱

上二味和匀，每日用鸡肝一具，竹刀切片，去净筋膜并胆，同药一钱，入酒一盏，碗盛蒸食，五日见效，竟能开瞽。

治小儿雀目法

世传雀目者何也？曰："每至日晚，二目不见物，又号鸡宿眼[①]。"经谓"眼得血而能视"，肝血有亏，热入血室故也。血主阴，晚亦属阴，以类相从，治不得法，亦能为害。须用照月饮主之，或决明夜灵更妙。

照月饮　治雀目立效。

真雄黄为末，水飞候干

用生鸡剖取热肝，擂极烂，和黄五厘，温酒调服。

决明夜灵散　治雀目，大人亦有此症，并治。

石决明火煅为末　夜明砂洗净为末　公猪肝每用一两，羊肝更妙

以竹刀切开肝，作二片，将药各二钱，铺在肝上合定，为线缚之，入沙罐内，米泔水煮熟，临睡时，连肝药汁俱服。

① 鸡宿眼：指夜盲症。

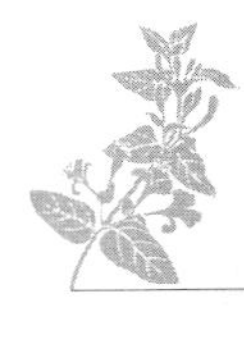

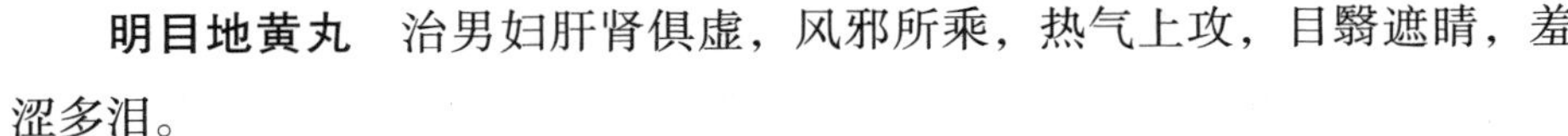

附：薛氏选方

明目地黄丸　治男妇肝肾俱虚，风邪所乘，热气上攻，目翳遮睛，羞涩多泪。

牛膝酒浸，三两　石斛　枳壳炒　杏仁去皮尖　防风各四两　生熟地黄各一斤

上为末，炼蜜为丸，如梧子大，每服三五十丸，食前盐汤下。

按：此方可治内外二障，但体弱及年老者，甚宜服之。

加减驻景丸　治肝肾气虚，两目昏暗，视物不明。

熟地黄八两　当归五两　楮实一两　川椒一两　五味二两　枸杞二两　菟丝子八两　车前子二两

各制末，炼蜜丸梧子大，每服三五十丸，食前温酒下。

按：此方治内障，滋养神水，目自明矣。

地芝丸　治目不能远视能近视，渐至近亦昏蒙。

生地焙干　天冬去心，各四两　枳壳炒，二两　甘菊花二两

上为末，蜜丸梧子大，茶清送下百丸。

按：阴虚不能远视，此方补阴药也，故主之。

定志丸　治目不能近视反能远视者。

白茯苓　人参各三两　远志肉　石菖蒲各二两

上为末，蜜丸梧子大，以朱砂为衣，每服七丸至二三十丸，温米汤下，食后日三服。

按：阳乏不能视近，此方补阳药也，故主之。但此症年老有之，空心当服还少丹及一切补肾之药。

菊睛丸　治肝肾不足，眼目昏暗，常见黑花多泪。

枸杞四两　肉苁蓉一两　巴戟天一两　甘菊花四两

上为末，蜜丸如梧子大，每服五十丸，盐汤温酒任服。

按：此方专补命门少火，此火能生水，取天乙生水之意，盖水滋肝木，肝通眼窍，是以神水足而神膏养，神光自发，瞳神可保无恙矣。明目何疑，可加熟地八两。

五秀重明丸　治翳膜遮睛，隐涩昏花，常服清利头目。

甘菊开头，五百朵　荆芥穗五百穗　楮实子五百粒　木贼去节，五百茎　川椒五百粒，去子

为末，蜜丸弹子大，每服一丸，细嚼徐徐咽下。

按：此方俱轻清上行之品，治标可也，宜暂用之。

瑞竹四神丸　治肾经虚损，眼目昏花。

甘枸杞一斤，取色赤滋润者作四分，用酒一杯润之　一分川椒一两同炒　一分小茴一两同炒　一分芝麻一合同炒　一分独炒

各炒过，将椒等筛净，加熟地四两、白茯苓二两、甘菊花二两，共为末，蜜丸梧子大，每服五七十丸，空心温酒送下。

按：此方中年以后，每日当服，不独可保目明，而却病广嗣延年，其功甚大。

天麻丸　治小儿肝疳、风疳、眼疳。

青黛　黄连　天麻　川芎　芦荟　五灵脂　夜明砂炒，各一钱　龙胆草酒拌炒焦　嫩防风直的　蝉蜕各钱半　全蝎　麝香少许　干蟾头二钱，炙焦

上为末，公猪胆汁浸糕，丸如麻子，每服十丸，薄荷汤下。

按：此方疳伤五脏，各有现形。唯伤肝者，木因风动，遂患为目症，品味周至，诚良剂也。然予全书内玉龙丹效甚。

济生桑白皮散　治肺气塞壅，毒气上攻眼目，白睛肿胀，日夜疼痛。

玄参　桑白皮　枳壳炒　杏仁炒　旋覆花　防风　京芍　黄芩　甘菊　甘草　甜葶苈炒　柴胡炒

上各一两，为细末，治风热之症及外障，睛珠肿胀疼痛者用滚水调一钱，饭后服。

密蒙花散　治风毒攻目，昏暗眵泪，并暴赤肿。

羌活一两　白蒺藜炒　木贼　密蒙花　石决明煅，各一两　甘家菊二两

又共为末，每服二钱，茶清食后调下。

按：此方治风毒，凡翳障眼宜服。

蝉花散　治肝经蕴热，毒气上攻，眼目赤肿，多泪羞明，一切风热昏翳。

谷精草一钱　甘菊六分　蝉蜕五分　羌活五分　甘草三分　蒺藜炒，一钱　草决明一钱　防风七分　山栀炒，七分　川芎三分　蒙花七分　木贼五分　荆芥穗三

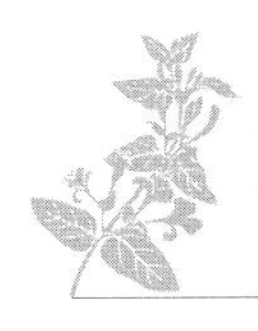

分　黄芩五分　蔓荆子炒，五分

以上为末，每服二钱，食后茶清调下。

按：蝉花散治外障蕴热等症固宜，但症有不同，或新起久患，或气血虚实，量人加减，详在《全书》。

洗心散　治风壅壮热，头目昏痛，热气上冲，口苦唇焦，咽喉肿痛，心神烦躁，多渴，五心烦热，小便赤涩，大便秘滞。

大黄煨　甘草　当归　芍药　麻黄　荆芥各六钱　白术五钱

上为末，每服二三钱，生姜、薄荷煎服。

洗肝散　治风毒上攻，暴作赤目，肿痛难开，眵泪。

薄荷　当归　羌活　防风　山栀　甘草　大黄　川芎

各二两为末，每服二钱，食后滚水调下。

按：前二方，人多用之，故存备参考。或问曰：洗心、洗肝二散治目何如？答曰：方以洗名，其克伐可知。盖为体壮气实者感冒风寒，外束腠理，内火不得消散，实热上炎，奔入眼窍，暴赤肿疼，大便涩滞，姑以此暂用解散，否则不敢滥试也。人体不同，又乌可执泥乎？

扶桑至宝丹

嫩桑叶不拘多少摘取，长流水洗净，候干为末，每斤细末用黑芝麻四两，煎汁一碗，炼蜜同为丸梧子大，每日空心滚水吞服三钱或五钱，其效益弘多，不能备述。

明目丸前辈刘广思传

真甘枸杞八两　川当归四两　大生地四两　大熟地四两　家菊花一两　甘草五钱　真阿胶珠五钱　南川芎二两　白茯苓二两　拣麦冬肉三两　薄荷一两　藁本一两　川黄柏二两　肥知母三两　夏枯草一斤　杭白芍三两　如目中有云翳，加木贼四两，青葙子四两

又附

治膨胀仙方

用葫芦一个，注烧酒于内，外用锡镟注无灰黄酒，重汤煮两昼夜，待酒干，又注于内，干去一半，便可取用，锡镟内黄酒如干亦可，常添服烧酒完，其病自愈。

治疟疾神方

白茯苓三钱　真川贝母三钱　半夏八分　砂仁八分

上用生姜一片，煎一碗，露一宿，临发时温服。

又方

将巴豆一枚用绵袋勒在脑门中间，微麻疼，起，一泡即愈。

方名索引

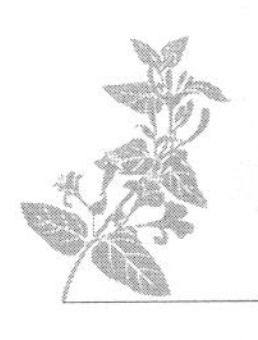

一画

二画

三画

四画

五画

六画

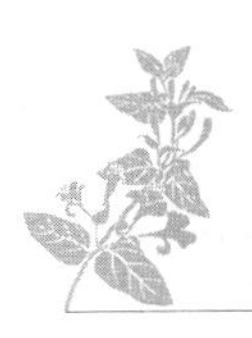

七画

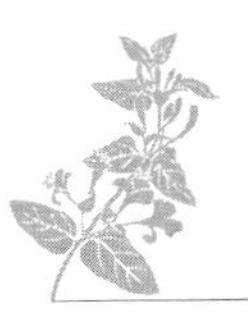

八画

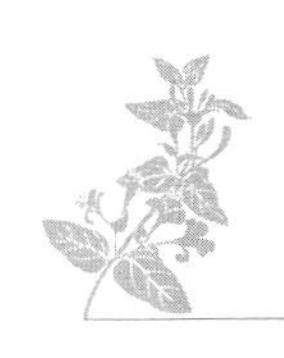

九画

十画

十一画

十二画

十三画

十四画

十五画

十六画及以上

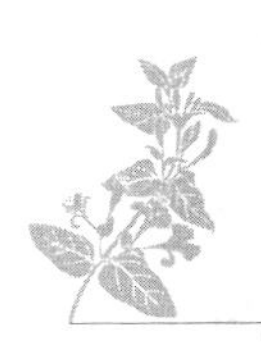